U0030041

Eat for Life:
The Breakthrough Nutrient-Rich Program for Longevity,
Disease Reversal, and Sustained Weight Loss

傅爾曼醫師
高營養密度飲食全書

有效減重　逆轉疾病　遠離失智與癌症　長壽慢老

喬爾·傅爾曼Joel Fuhrman, M. D.——著　皮海蒂——譯

推薦語

　　傅爾曼醫師是美國知名的營養學家，他的綜合營養密度指數的概念指導了很多人透過高營養密度的植物性飲食重獲健康。傅爾曼醫師告訴我們應該吃什麼，同樣重要的是，要明白不該吃什麼，拒絕高熱量低營養的垃圾食品和傷害性的食物。

—— 徐嘉

暢銷書《非藥而癒》作者

美國約翰霍普金斯大學醫學院生理學博士

美國責任醫師協會（PCRM）營養科普專員

前言
植物營養飲食法
（The Nutritarian Diet）

我們該如何稱呼一個旨在延緩老化並讓人類壽命最大化的飲食？哪一種食物組合最能在日後的生活中預防癌症和失智症？儘管存在著種種困惑，但是否有一種飲食型態能夠準確且全面地滿足每一種邁向長壽的營養特點，並可以作為現代健康飲食的黃金標準？

如果有，就不能以是否受歡迎來評斷這種飲食。它不能藉由是否符合大眾訴求來評斷，也不能基於有限的知識、糟糕的科學或食物偏好來評斷。它只能由不具先入為主的飲食偏見或食物偏好的有識之士準確地判斷。這些人用公正的科學思維來檢視支持型科學（supportive science），以檢查是否有大量證據支持該結論。

經過數十年嚴格且科學性的研究，可以得出這樣的結論：**植物營養飲食法（Nutritarian diet）是營養領域中最卓越的方法。**

我創造了「植物營養（Nutritarian）」一詞，來標誌和識別這種富含營養的飲食方式，並讓它與其他飲食法有所區隔，不僅聚焦在維生素和礦物質，還關注數千種其他的植物生化素（即在植物中發現的有益化學物質），這些營養對於優化免疫功能至關重要，這種飲食方式對延長健康跨度（意指我們可以預期的健康年限）和壽命產生深遠影響。

現今，全世界有成千上萬的人自稱為「植物營養飲食者

（Nutritarians）」，因為他們吃的是高營養、富含植物的飲食，以期促進健康和更美好的生活。簡單來說，「植物營養飲食者」在他們飲食的每一單位卡路里中，爭取更多微量營養素（對健康至關重要的所有維生素、礦物質和抗氧化物）。「植物營養飲食者」透過他們所選擇的食物來攝取多種微量營養素，因為他們知道食物具有強大的疾病預防和治療作用。

每一單位卡路里中含有最高微量營養素的食物是蔬菜，因此為了獲得良好的健康及抵抗疾病，攝取足夠且多樣的蔬菜是必要的。

植物營養飲食者根據營養質量來選擇食物，以最佳化他們的健康。對於一個人所吃的東西所含的營養質量的評估，也應包含那些已證明能有效提高免疫力的食物。植物營養飲食法的內涵，除了包括擁有最強抗癌證據的食物，也包括了以能確保並提高其營養有益活性的方式來製備這些食物。某些食物的每卡路里微營養素密度可能不是非常高，但它們可能仍含有特別有效的植物生化素，科學研究已證明這些植物生化素可以預防癌症。煮過的蘑菇就是個完美的例子：與其他食物相比，它所含的維生素和礦物質並不太高，然而，它們獨特的化合物對癌症具有強大的保護作用，使其成為植物營養飲食中不可或缺的一部分。如同你將看到的，這種方法就是了解哪種食物最有助於支持我們的身心，並將那些食物帶到我們每天的餐盤中。

很多人認為，根據遺傳與個體的獨特性，有著各種「最佳」的飲食。換言之，他們認為每個人都有基於特定基因組成所對應的不同理

想飲食，但是，相較於我所認為的：「植物營養飲食對人類來說是能延長生命最有力的飲食型態」這個論點，這是否能準確表達現代營養科學的共識？本書以具同情、理解和見識的方式檢視了讀者可獲得的所有最新科學研究和飲食理論。它能幫助那些對營養科學、健康和長壽感興趣的人澄清他們對營養的想法，並能串連最關鍵且最重要的元素來修正自己的選擇。此外，分歧的訊息、錯誤的資訊和迷思，構成了諸多關於食物和飲食的公開辯論，而本書提供了豐富的知識，能引導在這些資訊裡掙扎的人們。

我畢生致力於探究這些問題，因此我可以很明確地說，所有證據都指出，植物營養飲食是維持良好健康和長壽的最有效方法。這正是其設計的目的。然而，並不是說我們不應針對遺傳、健康狀況和食物不耐等因素來進行小幅的調整，只要這些為了適應個體差異的調整與本書闡述的關於人類壽命的基礎科學原理一致，這些改變就可以很適切且不會破壞這種飲食模式的有效性。

舉例來說，無論你是否是個純素者（vegan；不吃動物性食品），或因為某個生物學上的理由而將一些動物性食品納入你的飲食而使自己更健康，這兩種方法都是由塑造人的健康命運的相同生物學和營養因素所支配。當為了符合自身的限制而調整食物選項時，愈是能堅持食用具有優良微量營養素之飲食組合的基本原則，就愈能預期能減緩老化過程和預防癌症。

唯有透過去了解人類營養的一切關鍵概念，才能促使人們有能力每天都選擇健康的食物；本書就是幫助你做到這一點的指南。

你就是解方

我擔任家庭醫師已有超過30年的時間，我可以告訴你，藥物和醫生無法給你優異的健康或讓你免受疾病的折磨。幾乎每位醫生都知道這一點。最有效的健康照護就是適當的自我照護。閱讀本書，實踐植物營養飲食計畫，並掌握其技巧，將提供你最佳的自我照護，也就是優異的營養。

我這裡所謂「優異的營養」，能在3至6個月內預防甚至逆轉大多數的健康問題。這是一個大膽的宣言，但事實上，它受到科學研究和文獻的支持，顯示了我們在現代世界中面臨的大多數健康問題和醫學悲劇都是對營養的無知所造成的結果。我們的標準美國飲食（standard American diet, SAD）造就了一個病態的國家——一個大多數人到了50歲時就要服用藥物的國家。**你的身體是由你所吃的食物所組成，當你食用SAD，你就會罹患大多數美國人所患的疾病。**

- 幾乎有40%的美國人死於心臟病發和中風。
  你可以不必成為他們的一份子。

- 2千8百萬的美國人因骨關節炎而劇烈疼痛。
  你可以不必成為他們的一份子。

- 3千5百萬的美國人有慢性頭痛。
  你可以不必成為他們的一份子。

- 超過1千萬的美國人有糖尿病或處於糖尿病前期。
  你可以不必成為他們的一份子。

- 85歲以上的人有三分之一患了失智症。
  你可以不必成為他們的一份子。

■ 38%的美國人被診斷出癌症。

你可以不必成為他們的一份子。

你根本就不需要生病。

我們認為在我們差不多40歲多時失去年輕時的活力、體重增加15至20公斤、在40多歲或50多歲時罹患慢性病，並在日後幾十年依賴他人生活是正常的。但這一切都不應被視為正常，這些預期是因不健康的生活及誤導訊息的結果，我們應該期待在我們90多歲時還能享受活力滿滿的生活。這似乎是個不切實際的期望，因為多數人一輩子都在吃不健康的飲食。他們並不知道我們的身體是受我們的飲食所影響，而我們在晚年時若不健康，是因為年輕時選擇了不好的食物。

我看顧過超過15,000名病人；他們多數人第一次來看我時都是快快不樂、病懨懨、體重過重、且試過每一種飲食風潮但從未成功。然而在遵從為了優異健康及減重的植物營養飲食教育計畫後，他們不僅甩掉了一直夢想要減掉的體重，而且還能輕易地維持這個成果。最重要的，他們最終都能不再服用藥物，因為他們再也不需要了。當你學會了植物營養的飲食計畫，你將能夠：

■ 遠離心臟病或中風

■ 避免在日後失智

■ 大大降低得癌症的機會

■ 預防並治療消化疾病，例如胃食道逆流、消化不良、便秘和痔瘡

■ 預防且通常能解決性功能障礙、高血壓及其他循環受損等疾病

■ 逆轉並解決自體免疫疾病，如乾癬、紅斑狼瘡和類風濕性關節炎

■ 預防並逆轉糖尿病（第2型）及高膽固醇，最終能夠停藥

■ 減緩老化速度、更長壽，以及在往後的歲月中維持年輕活力、智慧和生產力

有些人可能會質疑我怎麼能做出這種激進的主張，但這些陳述都有醫學科學及數千位臨床病患病史的支持。由飲食造成的疾病，很容易能在患有慢性病但遵循植物營養飲食計畫的人身上，看到相對短時間就逆轉的結果。但是，請不要急著決定開始這套計畫。首先你必須透過閱讀來自我教育，當你已準備好要達到卓越的健康時，我敢向你保證，你失敗的機率極低。

眾多讀者的親身見證

我在2003年出版了一本暢銷書《傅爾曼醫生教你真正吃出健康：提升自癒力，輕鬆減重的高密度營養飲食法》（*Eat to Live*），並在2011年改版。人們經常使用這個詞來描述此一富含微量營養素的飲食型態。令我感到驚喜的是，超過15年來，我持續收到大量的電子郵件和信件，向我表達他們的感謝，並描述發生在他們健康上所發生的神奇改變，而這都歸功於讀了這本書。

我根據科學文獻所揭示的健康和長壽的黃金標準，寫下《傅爾曼醫生教你真正吃出健康》這本書。我沒料想到它會如此受歡迎，我以為書上關於飲食和營養的忠告對大多數人來說太嚴苛了，書裡那些強大的訊息大概無法獲得認同。但我希望有一本書能呈現出這種卓越飲食的利基，並將這種知識公諸於世。幸運的是，這些年來多數靠著口碑相傳，數百萬人已讀過《傅爾曼醫生教你真正吃出健康》並重獲健康，後來它成為全國的暢銷書，並連續90週登上《紐約

時報》的暢銷書排行榜。我很幸運能夠繼續寫暢銷書，包括《吃出超級免疫力：抵抗病毒、流感、癌症侵襲，後疫情時代的不生病指南》（*Super Immunity*）、《這樣吃！糖尿病消失了！：美國糖尿病友用「營養」及「減重」成功恢復健康，停用胰島素！》（*The End of Diabetes*）、《終極減肥聖經：瞭解節食風潮背後的偽科學，抵擋惡性飢餓，不再復胖》（*The End of Dieting*）以及《*The End of Heart Disease*》（編註：未有中文版，書名直譯為《終結心臟病》），這些書對全球的讀者產生了令人難以置信的人生改變。

贏得對抗疾病的戰爭

透過我們在本書中所討論的營養科學進展，我們很可能可以預防超過90%的所有癌症、超過95%的心臟病及中風，問題在於很多美國人不喜歡這種解決方式。有太多人仍舊在尋找一種神奇藥丸能讓他們繼續抽菸卻不得肺癌，或繼續吃冰淇淋、炸薯條、汽水和披薩卻不得乳癌或攝護腺癌。生活並不是童話，在健康照護上並沒有魔術。真實世界是很無情的，當我們的身體被有害的東西損壞，就會出現問題。

但好消息是，我們現在知道該如何保護自己，而且有能力逆轉疾病並挽救生命。對於那些願意敞開心胸並改變習慣的人來說，終生擁有卓越的健康是可以實現的。我所談的並不是令人餓得要命的節食，或者難以維持的可怕飲食計畫。這個植物營養飲食法將全世界最有風味、最可口、最天然的食材放入你的身體裡。你可能要花點時間習慣它，但我向你保證，它帶來的好處將遠超過任何與改變飲食相關的問題。

看到我的工作帶來奇蹟般的轉變，強化了我的決心和熱情，想讓這樣的知識盡可能廣泛地傳播出去。這件事太重要了，不容忽視。即使我鑽研並使用這種飲食方式作為治療方法已超過30年，但看到眾多人的生命因此被改變，還是令我感到激動。數以千計的人們在毫無困難之下減掉了可觀的體重——有時甚至超過50公斤，而且不會復胖。更重要的，數千人從疾病中康復，像是糖尿病、心臟疾病（高血壓、心絞痛、心肌症）、偏頭痛、自體免疫疾病（乾癬、狼瘡、類風濕性關節炎、多發性硬化症、修格連氏症候群〔乾燥症候群〕、混合性結締組織病）、纖維肌痛症、過敏、氣喘、痤瘡、逆流性食道炎、腎功能衰竭等，不一而足。我甚至看到慢性阻塞性肺疾病（COPD）的顯著改善，這種疾病最常發生在吸菸者身上。我也見證了這種方法對於從癌症復原的有效性。這些結果以及成功的故事令人震驚，很多內容都會在本書裡說明。

我很幸運能夠將此充滿希望和療癒的訊息傳達給數以百萬的人。我非常感謝有這樣的機會，能傳遞卓越營養的療癒力量，並激勵人們更好地照顧自己的寶貴健康。

我總共寫了10本關於健康及營養的書。**我寫這本書的目的，是要將我所有書裡最關鍵且最重要的特點收錄在一本書裡，讓這些原則更易於了解且落實在你的生活中**。我也分享了最新且最重要的科學發現以及我學到的新課題，包括人們在進行飲食改變時會遭遇的阻礙。

所有的答案都在這裡。你將會看到，無論是生病還是健康，胖或瘦，年輕或年老的人，都能從這個飲食計畫中受益。它創造了一個讓我們的身體健康發展的必要環境，並體驗了現代世界的奇蹟結局：無心臟病、中風、失智甚至癌症等疾病的長壽。

一本必讀的書

人們經常問我：「如果我只閱讀一本書，就能對你的計畫和見解有最詳實的理解，那我該讀哪一本？」答案就是：這一本。沒有一種飲食計畫對於能延緩衰老、預防疾病和延長壽命的原則和食物，提供這麼多的科學支持（超過一千種經過嚴格審查的科學參考文獻）。

但在這裡還有另一個關鍵的元素，那就是植物營養飲食計畫的療效，能逆轉包括不僅止是肥胖、高血壓、高膽固醇及阻塞性冠心病，還包括氣喘、偏頭痛及諸如狼瘡、類風濕性關節炎、硬皮症、乾癬和發炎性腸道疾病等自體免疫疾病。它甚至能夠逆轉早期癌症。對於在化療期間採取此計畫以及患有晚期癌症的人，我也看到了效益。我告訴人們永遠都有希望。看到當我們提供一個合適的營養環境以最大化身體的自癒力，而身體為了治療自己所發揮的一切效益，有時候連我都感到驚訝。

這套方法在逆轉疾病方面的治療效果如何？過去的30多年來，我的經驗是，這種飲食型態對於使人們從通常認為無法逆轉的疾病中完全康復方面，有神奇的效果。大量科學研究證實了我的發現。我的目標是，當人們帶著信心採取這個計畫時，這本書能提供一切他們需要的資訊，讓他們能針對自身的特殊情況做修正，並確保他們能在他們每一天中最大程度地提升生活的質與量。

如果你認為採取健康飲食意味著自己必須放棄飲食的樂趣，那我很樂意跟你保證這並非事實。沒錯，你必須花一點時間學習新的烹飪及準備食物的方法，而且沒錯，要花點時間改變飲食偏好，讓味蕾對於含鹽和糖量較低的食物變得敏感，但如果你堅持這套計畫，你會發

現你的味蕾和嗅覺實際上變強且做了調整，讓你較偏好健康的食物。你將在這本書上發現令人難以置信的菜單和食譜，你很快就會發現，你不只會喜歡這種飲食方式，你會寧願採取這種方式。

預備一個全新的你

本書裡的資訊將改變你的一生。你追求健康的決定開啟了你能進行的最重要旅程之一。我畢生的工作及專長包括了過去30年來超過2萬個針對人類營養的科學研究進行了全面且深入的檢視，而我已將這些科學轉化成建議，以助你改變健康命運。現在我可以肯定地說，這本書是你開始進行營養轉變的起點。我已經看到這項植物營養飲食計畫對成千上萬患有各種疾病和健康問題的個人產生了影響。最重要的是：它真的有效。由於現代營養科學的進步，從大部分慢性退化性疾病中完全康復已成為可能。

沒有比聽應用這些知識並落實在每日生活的人們所傳達的更能清楚描述這種飲食方式的力量。在本書中，你將會發現來自各地人們的真實故事，他們透過遵循這種飲食計畫改變了自己的生活。他們來自不同的背景，年齡不同，開始這趟旅程的原因也不同，但現在他們有一個共同點：卓越的健康。

當你讀了他們的成功故事，你將深入了解當你為你的健康做出承諾並正確飲食的好處。卓越的營養釋放了隱藏在我們體內的神奇健康潛力，當我們接觸營養的東西，這些潛力就能蓬勃發展，而這個事實是衛生主管機關和醫學專家極少考慮的。

當你提供最佳的營養環境給身體，它就是一部神奇的自我療癒機器。本書呈現的資訊提供了你為自己創造該環境的最有效方式。如果

你有高血壓、高膽固醇、糖尿病、心臟病、消化不良、頭痛、氣喘、疲勞、身體疼痛或痛楚，或者你想預防這些疾病，那麼這個計畫就是為此而生的。你可以降低且最終消除對處方藥的需求。植物營養飲食法能讓你避免血管成形術、冠狀動脈繞道手術，以及其他侵入性的醫療程序。透過採用這種飲食方式，你能確保自己不會有心臟病、中風或失智。這些普遍的狀況和疾病並不是遺傳、不可避免或老化的結果；它們主要是飲食不適當的結果。

很多人對此計畫感到有興趣，因為他們想要減肥。透過採用植物營養飲食計畫，你將減掉你期望的體重，即使過去你節食失敗。我強烈感受到這是有史以來最有效的減重計畫，只要想想有多少人因而減掉了體重。根據一項在2015年發布的研究，本書所呈現的營養計畫是最有效的減重方式，尤其當你必須減掉大量體重時。這些受試者被追蹤了3年，比我發現的其他研究受試者減掉更多體重而且維持減重的成果。[1]支持這些結果的是2015年另一項針對超過13萬名成年人的研究，該研究發現，增加綠色葉菜攝取量的人，4年下來比那些不吃這些健康蔬菜的人減掉更多體重。[2]愈來愈多新的醫學研究證明了，富含高營養的植物性食物飲食具有抑制食慾的效果，且對於長期控制體重是最有效的。[3]當然，這是最健康的減重方式。

● **支持的證據**

植物營養飲食法顯示比其他飲食更能長期減重。
植物營養飲食法顯示比其他飲食更能降低膽固醇。[4]
植物營養飲食法顯示比其他飲食更能降低血壓。[5]
植物營養飲食法顯示比其他飲食更能逆轉糖尿病。[6]
植物營養飲食法比其他飲食更能降低飢餓和對食物的渴望。[7]

我發現，當人們提升他們飲食中微量營養素的質量，他們的飢餓感會減輕，對過量飲食的渴望也降低了。我將這個發現發表在科學文獻中，這篇文章可以在網路上找到。[8]本書一個重要的部分是針對這個科學發現做說明，因為它是這個植物營養飲食計畫長期減肥成功的必要條件。

如果你的體重只是暫時減輕，是沒有效益的，唯有永久堅持健康飲食才能有效長期控制體重，因為它能改變並消除對食物的渴望及飢餓感，讓過重的人吃較少的卡路里也能感到舒服。在此你將學會許多能降低食慾、減緩熱量吸收以及干擾脂肪儲存及脂肪儲存荷爾蒙的天然食物。這些食物擁有強大的抗癌作用，並能帶來合宜的體重。

我的許多患者在最初6週就減掉了10公斤，而這僅僅是個開始。然而，這本書與典型的飲食書完全不同，因為當你僅把焦點放在減肥時，結果很少是永久的。

採取植物營養飲食方式，你不需計算卡路里、測量份量或定期量體重。你可以吃你想要的食物量，隨著時間過去，你會對較少的卡路里感到滿足。這是一種你會學會永遠享受的飲食型態。這本書提供你邏輯、科學化的訊息，說明飲食和健康之間的關聯。讓這些事實改變你對食物的看法。透過利用第9章的植物營養餐點計畫和美味食譜，將這些訊息落實在你的生活中。

當你採用這種飲食型態，你會發現實行的時間愈長，你就會愈來愈能真正享受並偏愛這種方式。這本書會指引你切換到更佳的健康狀態。如果你需要減重，你能自然且神奇地甩掉體重，然而這只是吃得健康的副作用。

這個植物營養飲食計畫對於那些獲得深入知識並了解支持它的科學和邏輯的人們來說非常有用，而這些知識需要花點時間和精力來學習。然而，一旦你學會了這些訊息且將它付諸實踐，你將成為一位營養專家。達到你理想體重的關鍵掌握在你手中，也在你的心中。

　　減輕體重很重要，但這不應是你的主要目標。相反的，你的主要目標應該是獲得持久且卓越的健康。達到並維持理想體重只是全新、健康的你的一部分。人可能擁有健康體重但卻不健康。**身為植物營養飲食者，達到健康體重是愉悅且自動生成的副產品，它在最大化你的健康的過程上會自然地發生。**

　　將本書中的訊息應用到你的生活中，將幫助你達到長期成功。它將創造出全新、健康的行為，最終能不費吹灰之力。它的效果如此之好，讓你在掌控你的健康命運時不須再擔心體重。

現在正是改變的時刻

　　數百萬人讀了我的書，很多人都自認為是「植物營養飲食者」。如果你第一次接觸到攝取高營養密度食物的概念，你可能甚至不知道營養密度是什麼意思，而植物生化素又是什麼。我不想稱呼你為「受害者」，但這就是我們的情況。我們被用什麼方式養育，長大後就成為什麼樣子。幾乎我們所有人都習慣了標準美國飲食（SAD），包括肉類、油炸食品、乳製品、白麵粉、大量糖，以及其他不健康的食物。就像典型的受害者一樣，我們愛上了那些會殺死我們的東西，在這裡指的就是，食物。

此外，對於那些把食物當成情感慰藉的人，這不僅導致對食物的渴望，也導致成癮。如果你習慣性地轉向食物尋求慰藉，當聽到你是食物上癮者時可能很難受，但你有可能因為這個說法如此正確而鬆了一口氣。它說明了為何你陷於節食的溜溜球效應中，為何你無法停止與食物的戰爭。每一次你試著停止你這種進食方式，卻總是失敗，這種上癮必須被嚴肅對待，因為食物上癮就像其他上癮症一樣，是非常危險而且可能致命的。然而，如果你正在讀這本書，那麼現在改變還不晚。我可以教你如何擺脫破壞你健康的食物成癮。

我要恭禧你買了這本書，因為你現在處於領先狀態。你對於你的飲食和健康之間的關係感興趣，你現在已經成功跨過了最大的障礙之一。你甚至可能已經嘗試與周遭的人不同且更健康的飲食。達到驚人結果的祕訣在於你願意拋棄舊的信念，以迎向新的美好現實。我要告訴你這個簡單的概念：如果你採取植物營養飲食計畫，你將達到你的理想體重，延緩老化的時鐘，預防且甚至逆轉疾病，而這一切都會在同時間發生。當實踐此計畫時，你將會發現曾未想像過的飲食享受。這一切始於心智的狀態，而閱讀本書意味著你已經準備好了！

你的學習意願決定你是否能成功。如果你感到懷疑，那也沒關係，只要持續保持好奇心即可。充分利用本書的方法是從頭到尾完整地閱讀。我建議你先暫緩做決定，最好等到多學一點，如此一來你會有足夠的學識來決定你是否同意，以及原因何在。試著別讓過去學到的東西蒙蔽了你在這裡的學習；近年來，營養科學已有了巨大的改變。

經過多年研究科學文獻中的數千篇文章之後，我設計了這套科學的營養計畫，見證了世界各地的醫師採用了這個最有效的營養干預法，並在患者身上及科學研究中觀察並測試這些方法。

大量的證據都指向同一方向：該計畫有效，且對那些了解它是最佳計畫的人來說，效果最好。閱讀、畫重點、實踐這些建議，並提問。學習和理解這個計畫的人通常會發現他們達到了顯著的成果。

成為植物營養飲食者

依你自己的步調進行。我建議你先掌握每一章的內容，再進入下一章。這個計畫的目標是教你吃得健康、享受它，並學習愛上健康的飲食方式，摒棄會導致疾病的方式。在每一章後面的「快速摘要」能幫你確保自己了解重點。

當你學會更多並且照這個方式飲食，你的味蕾將逐漸自我調整，變得更強且更靈敏。當你變得更健康，你會停止對不健康食物的心理依賴。實施植物營養飲食的一個方法，是逐漸增加你飲食裡的微量營養素，讓你的味蕾能夠適應改變。因此，你可以選擇：直接跳到最高程度的卓越營養並忍受不適，或者先做較小的改變。當你提升對健康食物的理解和喜好，你就可以選擇以自己的步調向前邁進。

一段時間後，當你增加攝取高營養密度的食物並用更好的選擇來取代不健康的食物，你將能重新設定你的口味偏好和食慾。一旦這種情況成真，你將會驚訝於遵循這種飲食方式並永久保持理想體重而無需節食，竟變得如此容易。

為了幫助你看到自己的進步，我提供了營養商數計分（Nutrient IQ Scores）。這些數字是你量化各種食物營養成分的一種方式，可以幫助你了解每天應該選擇多吃哪些食物。

不同的飲食世界

　　我知道當投身在一個看起很有希望的飲食卻以失敗收場，有多麼令人沮喪。你會責怪自己，形成罪惡感和懲罰的惡性循環，透過自我挫敗行為（self-defeating behavior）表達出來。多數歷經這個循環的人都已經放棄了達到他們理想體重的想法。「這似乎是不可能的」，而他們過去的失敗只會強化這種信念。

　　但在這裡卻不是這種情形。平凡的期望只會產生普通的結果，因此你現在必須提高你的期望。實際去測試這個計畫，依照指示進行，我有信心你將獲得與過去不同的結果。

　　很多人發現，當健康改善時，他們對未來的希望、熱忱及創造力也會出現。你甚至可能會更喜歡有機食品，它對我們的健康可說是神奇的禮物。想想那些努力將它們帶到我們生活中的人；種植純淨、不受汙染、也不汙染環境的食物；保護土壤品質及潔淨水源以產出這些我們享受的禮物。支持耕種有機植物也能更好地支持地球和住在上面的人們。在我看來，食物不是支出，而是一種投資，以品質最佳的食物滋養你的身體是你對你的人生、你的未來及你的幸福最棒的投資。

　　在整本書中我會提及一些因採用植物營養飲食而發生健康轉變的真實個案，這些人、這些故事既具有激勵性又具有指導意義。它們讓科學有了生命，很容易看出這些人對學會這個訊息的熱切和感激之情。這些故事對於改變飲食方式的過程很重要。我很興奮能與你一起經歷這趟非凡的改變人生的旅程，讓我們開始吧！

長壽的科學

　　無論你的健康目標是什麼（逆轉疾病、長壽、減肥或只是想要感覺更強壯且更有活力），本書的資訊都將使你獲得並維持你一直在追尋的結果。如果你是為了有效減肥並維持減肥成果而閱讀這本書，你仍必須為了健康和長壽而進食，而不是只為了達到最佳體重。此植物營養飲計畫的有效之處在於，它不僅帶來短期利益，而是透過全面性的生活型態改變，完全改善你的健康。

　　許多飲食理論、減肥噱頭和一時的熱潮來來去去，但除非它們具有長期的利益，換言之，除非它們能促進整體的健康和長壽，否則這些飲食法都不應被長期應用。在你的餘生中，摒除所有碳水化合物或只喝蔬果昔並不健康，甚至是不可能的。一套飲食計畫必須從它的長期效益來做評估，而不是只有短期的體重減輕或者其他短期的目的。

　　瘋狂的飲食計畫所在多有，很多的確能在短期內騙過人體的自然機制而發揮作用。唯一的問題是，隨著時間的流逝，這些計畫會縮短你的壽命。如果你不能長期維持一種飲食計畫，所得到的結果就只是暫時的，且你一開始所減掉的體重將會回到你身上，減掉體重然後又復胖，不只毫無價值，甚至是有害的。

● 減重57公斤，並擺脫糖尿病

珊卓拉‧古德森‧麥可克萊納罕（Sandra Goodson McClanahan）

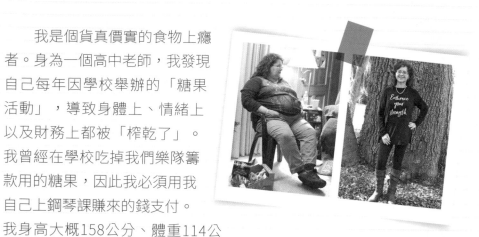

我是個貨真價實的食物上癮者。身為一個高中老師，我發現自己每年因學校舉辦的「糖果活動」，導致身體上、情緒上以及財務上都被「榨乾了」。我曾經在學校吃掉我們樂隊籌款用的糖果，因此我必須用我自己上鋼琴課賺來的錢支付。

我身高大概158公分、體重114公斤，我有糖尿病、心臟病和癌症等家族病史，我知道我該面對現實了：我必須戒除對垃圾食物的迷戀以救自己的命。

我出生於1961年，在佛羅里達州長大，親戚們關係很親密，他們以做出美味的南方菜餚為傲。我一直都是胖嘟嘟的，但卻活潑開朗，其他孩子也很少因為我的體重嘲笑我。當我漸漸成長，我的體重急速攀升，並開始出現健康問題。在成年並開始有孩子之後，我已經變成病態性肥胖，並以這種狀態過了多年。我最重的時候是114公斤，身體質量指數（BMI）46。我有偏頭痛、心悸、大量出汗、筋疲力盡、高膽固醇以及高血壓等毛病。最讓我驚嚇的是「極度口渴」的發作，我知道這像個閃爍的警示燈，代表「即將得糖尿病」。

2015年10月的某一天，我在班上喝了一大口水，但當我試著講話時，我的嘴巴已經乾了。我簡直嚇壞了！我知道我的糖尿病已經失控了，只是我太害怕了因而不想承認。那晚我回到家，開始上網研究「糖尿病飲食」。也就是那時，我發現了傅爾曼醫師和他的著作《這樣吃！糖尿病消失了！》與《傅爾曼醫生教你真正吃出健康》。當我在網路上瀏覽評論時，我的決心開始動搖了，因為第一則評論就提到這種飲食方式強調蔬菜（包括大量的綠色蔬菜），以及水果、堅

果和種子。我唯一吃的蔬菜是馬鈴薯，有時是馬鈴薯泥、有時是炸薯條——但我知道我必須改變那種飲食方式。事實上，我必須改變生活上的一切並將傅爾曼醫師的教導內化，如此一來我所做的改變才會是永久的。

我埋首於那些教導上。我日夜都聽他的有聲書，無論是在淋浴時、準備食物時、開車上班甚至晚上睡覺前，我都在聽。一開始，我允許自己偶爾「作弊」——但發現這會阻礙我減重，而且還會讓我持續渴望吃標準的美式食物。我決心改變我的生活，打算放手一搏。傅爾曼醫師在他的書中承諾，採取了植物營養飲食方式，你的味蕾就會改變，你將不再渴望標準的美式食物，所以我完全採納了植物營養飲食——而他真的是對的。6個星期後，我不再想吃作弊餐——而體重又開始下降了。

遵循植物營養飲食3年後，我感到前所未有的美好，且更有活力。我不再出現偏頭痛、脹氣或關節僵硬，我的血壓現在十分正常，我的膽固醇、鈣、血糖、蛋白質等指數都很完美。我充滿活力與對生活的熱情，最近我因故不得不在人行道上追趕一個學生，跑步的感覺真好——即使我已56歲！

植物營養飲食已成為我的生活方式，而我計畫日後要確保自己無論到哪裡都能選擇健康的食物：野外旅行、工作會議，甚至度假。最近一次的秘魯旅遊，我帶了未加鹽的豆子罐頭，加上預先測量的袋裝生堅果和燕麥片等，我在餐廳裡也會點水果和蔬菜。當我回家時，我的體重比離家時還輕。

最近我慶祝了一個里程碑：體重減輕了一半。現在我57公斤，能穿7號的緊身牛仔褲。我感到不可思議！我的學生看到我肥胖時的舊照片，還以為我是修圖來的！我很榮幸能將我所學到的分享出來，並幫助他人。

當你減掉體重，又讓體重回復，無論速度是快是慢，你的內臟脂肪，也就是身體器官周圍的脂肪，可能比開始減重時還多。尤其是當你很快就復胖時危害更大，因為這會增加你身體的內臟脂肪量。內臟脂肪造成的健康危機比皮下脂肪還要大得多。復胖也意味著你的血管和冠狀動脈中增加了更多斑塊，累積下來將可能導致心臟病。換言之，體重的溜溜球效應對你是不利的，它會危害你的健康。這些徹底失敗的飲食比你維持穩定的體重還要糟糕（即使你的體重過重）。

千萬不能快速復胖，因為它會促進內臟脂肪的堆積

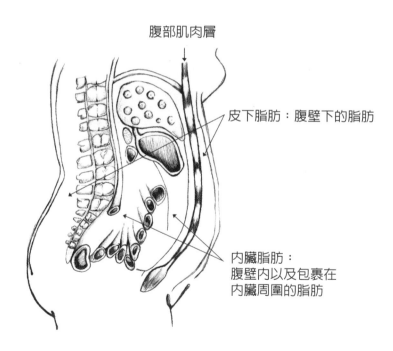

腹部肌肉層

皮下脂肪：腹壁下的脂肪

內臟脂肪：
腹壁內以及包裹在
內臟周圍的脂肪

植物營養飲食與那些無法維持的減重計畫不同。當你遵循它時，你必須「**永久**」改變你的飲食方式以延緩老化、預防癌症與失智，並延長你的壽命。這個計畫指出了對延長壽命最有用的食物及飲食型

態，接著著眼在如何讓這種完美的飲食方式成為生活型態的一部分。在足夠的知識、技能和實踐之下，你將會發現這種飲食能成為你極度享受的生活方式，而且你能永遠維持它所帶來的好處。這個計畫設計了具創意的食譜，它將教你如何用既能維持食物的營養，又讓它們吃起來很美味的方式來備製食物。

植物營養飲食法有四個原則。我先在這裡做個總體分享，接著會在後面章節中一個一個仔細說明。

● 原則1

減緩衰老和延長壽命的策略中，唯一被證實有效的，就是在卓越微量營養素的環境中，適度限制熱量的攝取。

● 原則2

一套飲食必須對荷爾蒙有利，才能最大程度地延長壽命。

● 原則3

良好地攝取人類所需的一切巨量營養素和微量營養素，達到所謂的綜合營養充足（Comprehensive Nutrient Adequacy, CAN），是讓健康和壽命最大化的條件。

● 原則4

應避免使用含有合成化學物、毒素、病原菌、寄生蟲和其他會導致疾病的物質。

植物營養飲食的第一個原則

> 減緩衰老和延長壽命的策略中，唯一被證實有效的，就是在卓越微量營養素的環境中，適度限制熱量的攝取。

在繼續往下談之前，我希望你們仔細閱讀以上句子。大聲說幾遍，並記住它。可以將它記錄在卡片上，然後把它貼在冰箱上（如果這麼做對你有幫助）。這句話是植物營養飲食的基礎，是第一個且最重要的原則。

如果我們不先建立良好的健康基礎，那麼專注於擁有和保持良好的體重就毫無意義。儘管並非所有人、甚至不是大多數人都會欣然接受這個前提，即你必須透過飲食來保持健康和長壽，但這是這個計畫的基礎，也是植物營養飲食發展的理由。

食物提供給我們**巨量營養素**和**微量營養素**。巨量營養素有4種：脂肪、碳水化合物、蛋白質和水；微量營養素是維生素、礦物質、抗氧化劑和植物生化素（植物中發現的化合物，也稱為植物營養素），它們不含熱量。為了謀求卓越的微量元素，植物營養飲食法納入了各種富含微量元素的食物，並剔除了不營養的食物。過量的脂肪、過量的碳水化合物和過量的蛋白質都會縮短壽命，也就是說，攝入過多的熱量會縮短你的壽命。

你飲食中的營養品質越高，你對過度消耗熱量的需求就越少。

當你吃得不健康，你幾乎不可能不渴望食物，並且會攝入過多的熱量。大多數人每天並未攝入足夠的微量營養素，由於他們的微量營

養素的需求未被滿足，因此無法控制對食物的渴望以及暴食的行為。

你放入嘴裡的東西會轉變成你的自我。你所吃的食物造就了你這個人，無論在生理上和情感上都是。你所吃的每種食物都會對細胞膜的結構和彈性、軟骨的拉伸強度、血管的彈性以及體內細胞的內部機制產生正面或負面的影響。除了異常情況或極為罕見的遺傳缺陷之外，當你的飲食有大量彩色的天然植物食材時，細胞即可正常運作，相反的，當缺乏這些植物來源的營養時，它們就會表現異常。

我的健康方程式

我的健康方程式展現了植物營養飲食的第一個原則，以3個字母描述了人類生存的一個重要現象：

H = N / C

健康的預期壽命=營養÷熱量

這意味著你的健康預期壽命取決於每卡路里的營養素或飲食中微量營養素的密度。或換個方式說，你吃的每卡路里的營養素越低，你飲食中的微量營養素就越少，你的晚年將越悲慘，壽命也越短。「健康預期壽命」或「健康跨度」這些詞，是指一生中身體健康、沒有慢性病和因衰老而失能的時間。這個公式強調出這個重要的基本原則，也就是你放入嘴裡的所有東西都將決定你的未來健康。

但是，儘管食物對你的健康而言可能是最重要且優於一切的影響因素，但它並不是健康壽命和生命長短的唯一決定因素。運動或活動；慢性壓力；幸福感；暴露於環境中的藥物和化學物質；空氣和水；以及遺傳和其他因素也都占有一席之地。

巨量營養素包括脂肪、碳水化合物、蛋白質和水。

微量營養素是維生素、礦物質和植物生化素。

應用此概念，有助於你去考量你**接觸的微量營養素密度**，即你一生中攝入的每卡路里微量營養素的量。你已經吃的以及繼續吃的空熱量越多，健康風險就愈高；相反的，攝取較多植物生化素能降低你的健康風險。

就決定結果的生物性原因而言，大自然是可靠且一致的。如果你菸齡30年，那你不可能不付出代價；它會傷害你並縮短你的壽命，你愈早戒掉愈好。食物也是一樣。如果你吃愈多沒營養的食物，例如白麵包、油和糖等提供熱量，卻沒有大量微量營養素的食物，會使你老得更快、出現疾病、遭受不必要的痛苦，並縮短壽命。你每吃一口白麵包、皮塔餅、貝果、糖果、冰淇淋、餅乾、披薩和牛角麵包，痛苦就會增加，而且減少你壽命的長度和品質，吃得愈多，狀況愈糟。空熱量讓你付出三倍的代價：

- 首先，你現在就要付出代價，你感到不舒服，體重過重且病懨懨。
- 其次，你會在未來付出代價，隨著你變老，你的健康會變差，喪失大腦功能和記憶力。
- 第三，你在生命一點一滴溜走的過程中，再次付出代價。

普遍的觀念認為，我們的健康是由基因決定的，因而良好的健康不是我們所能控制，而是取決於所獲得的醫療保健。這不僅缺乏證據支持，而且還很荒謬。

我們一生中所吃的食物，是決定我們健康命運的最大因素。

植物營養飲食能大幅降低你對攝取低營養食物的攝取，並增加你

對高養分食物的攝取。這個計畫不須計算熱量。攝取每一卡路里營養含量高的食物，好處之一是它會自然地降低你的熱量攝入量，減少對過多熱量的渴望，因此你不必計算它們。

充分攝取維生素、礦物質和植物生化素，是打造健康的免疫系統和強化身體解毒及細胞修復機制的必要條件，保護你遠離癌症及其他疾病。具有高營養密度的食物直接來自大自然，指的是食用植物，多數是蔬菜。過去20年來的營養科學指出，植物性食物，尤其是多彩植物，含有大量的保護性化合物，其中大多數仍在進行科學研究中。我們了解到這些化合物以令人驚奇的方式達到以下目標：

- 排毒
- 修復DNA損傷
- 減少自由基的形成
- 促進體內毒素的清除

唯有透過吃各式各樣富含營養的天然食物，我們才能獲得保護自己免受常見疾病侵害所需的各種元素。即使我們具有遺傳易感性或已接觸到病原體，但透過攝取各種色彩豐富、富含營養的植物，人體就可以抵抗癌症。

標準美國食物（SAD）極度缺乏微量營養素

標準美國食物（SAD）主要是由低營養食品組成。與植物相比，包括肉、蛋、乳製品和魚在內的動物食品，每卡路里的維生素和礦物質含量相對較低。但是，動物性食品最主要的不足，是完全缺乏抗氧化劑和植物生化素，精製的穀物、油脂和甜味劑也缺少這些必需的微量營養素。

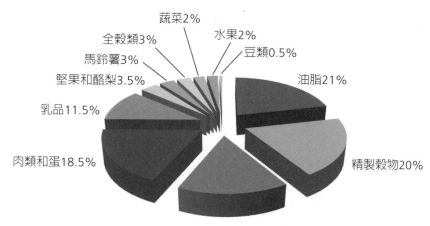

多數美國人攝取的食物類別占比

- 蔬菜2%
- 全穀類3%
- 水果2%
- 馬鈴薯3%
- 豆類0.5%
- 堅果和酪梨3.5%
- 油脂21%
- 乳品11.5%
- 肉類和蛋18.5%
- 精製穀物20%
- 添加的糖及果汁15.5%

資料來源：US Department of Agriculture. Economic Research Service. Food Availability (per Capita) Data System. https://www.ers.usda.gov/data-products/food-availability-per-capita-data-system/food-availability-per-capita-data-system/. Last updated 26 Aug 2019.

　　我們一生中需要不斷接觸富含植物生化素的食物，以維持免疫系統正常運作並預防發炎。如果人們不經常食用整株植物（特別是蔬菜）中所含的這些珍貴的營養素，他們無法擁有不生病的生活。豆子/豆類、堅果和種子，皆富含提升生命力的植物生化素，全穀類也有植物生化素，但稍少一些。

　　大多數人攝取了過多低營養的熱量，導致體重增加和癌症等疾病。典型的貝果與雞肉相似，它們都含有熱量，微量營養素或植物生化素的含量也不多。

　　蔬菜類食物與較長的壽命以及避免心臟病和癌症最為相關，然而令人震驚的是，標準美國飲食僅有約2%的熱量是來自蔬菜。一套

被視為健康的飲食，應該有90%的熱量要來自蔬菜、水果、豆類、堅果、種子和完整的全穀物。這種飲食方式與世界上癌症和心臟病發作率非常低的藍色寶地（Blue Zones）中發現的飲食風格一致（詳情請參見第6章中的「藍色寶地」）。如同其他靈長類動物，我們必須依賴綠色蔬菜和其他各種顏色的植物來維持健康及長壽。

你的營養商數（NUTRIENT IQ）有多少？

普遍存在的飲食迷思在很大程度上導致了超重人口和眾多健康狀況惡化的人罹患生活型態相關的疾病，是最常見的死亡肇因，但根據《消費者健康報告》（*Consumer Reports on Health*）在2011年所做的調查，90%的美國人認為他們的飲食很健康。此外，接受調查的美國人有43%的人說，他們每天至少喝一種含糖飲料，40%的人說他們對於想吃的東西「每一種都吃挺多的」，而超重和肥胖的人當中有33%的人認為自己的體重是健康的。

這突顯出我們的社會中有大量錯誤的營養資訊。美國人尚未掌握營養密度的概念以及其對健康和長壽的重要性。多數美國人不了解全植物食物是對他們健康來說最佳的食品。相反的，他們受那些錯誤的營養訊息引導，相信標示著「低脂」或「低碳水化合物」的加工食品、人工甜味飲料、義大利麵、烤雞和橄欖油就是健康飲食。

你體內組織的營養密度與你飲食中的營養密度成正比。為了說明哪些食物具有最高的每卡路里營養素密度，大約10年前，我提出了總營養密度指數（Aggregate Nutrient Density Index, ANDI）的概念。ANDI根據所攝取的每一卡路里向你的身體產出多少營養素，來對許

多常見食品的營養價值進行排名。不同於食品標籤僅列出少量營養素，ANDI乃是以34種重要的營養參數為基礎，評估時會包括以下營養素：

纖維、鈣、鐵、鎂、磷、鉀、鋅、銅、錳、硒、維生素A、β-胡蘿蔔素、α-胡蘿蔔素、番茄紅素、葉黃素和玉米黃質、維生素E、維生素C、硫胺（維生素B1）、核黃素（維生素B2）、菸鹼酸（維生素B3）、泛酸（維生素B5）、維生素B6、葉酸、維生素B12、膽鹼、維生素K、植物固醇、硫化葡萄糖苷、血管新生抑制劑、有機硫化物、芳香環轉化抑制劑、抗性澱粉、白藜蘆醇，再加上抗氧化評分（ORAC SCORE，代表氧化自由基吸收的能力，且是測量抗氧化物或食物的自由基清除能力的方法）。

ANDI將食物以1到1,000分進行排名，營養密度最高的十字花科綠葉蔬菜（例如羽衣甘藍、綠葉甘藍和芥菜）得分為1,000。你可以在我的《Nutritarian Handbook & ANDI Food Scoring Guide（2010）》書中找到ANDI的詳盡列表。全食物超市（Whole Foods Market）使用ANDI已有多年，該公司在健康且富含營養的產品的銷售量也有所成長，因為當消費者能辨識出某些食物具有強力的保護作用並有高營養時，就會受到鼓勵而去購買更多那些食物。

最近，我開發了一種更新的食物評分系統，即**營養商數計分**（Nutrient IQ Scores），該系統的計算標準乃是基於所食用食物的份量而非熱量，因此可以更實際地用於追蹤一個人的飲食品質。（請參閱第36至38頁的完整圖表）

可想而知，營養商數得分高的食物都是直接來自大自然——主要是蔬菜、豆類和水果。因為有很多植物生化素都還未被命名和量測，

因此這些排名可能低估了彩色的天然植物性食物的健康特性，因此這些全食物的相對營養密度可能比表中所列的分數還要高。

雖然我們需要關注富含營養的食物，但達到微量營養素的多樣化及吃各種低排名的植物性食物以滿足人類所有的飲食需求，也是很重要的。我要強調的是，在進行植物營養飲食時，你「不須」去評分食物，也不必追踪食物的分數。這個評分系統鼓勵你做出較好的食物選擇，但最重要的是它展現了與動物性食物、油脂和加工食品相比，彩色植物的營養價值。它是一種幫助你吃得更健康的激勵工具；但是，你不必不斷注意熱量，也不必去追蹤你的營養分數──你只須了解如何搭配一套健康且營養均衡的菜單，然後持續做下去即可。

有些食物顯然比其他食物更具保護力，有最強證據支持其抗癌及促進長壽的食物是綠色蔬菜，尤其是綠色的十字花科葉菜，其次是其他的「G型炸彈」── G-BOMBS，它是綠色蔬菜、豆類、洋蔥、蘑菇、莓果和種子的首字母組合而成（**G**reens, **B**eans, **O**nions, **M**ushrooms, **B**erries, and **S**eeds），這些食物已被證實具有預防癌症和其他疾病的效益，在下一章會有詳細的討論。

生物性老化是所有慢性病肇因的理論

與過去某些人所想的不同，老化並不是預先編制在生物學或遺傳學裡的。[1]現今，老化的先進理論含括了了解同時發生的多種破壞途徑所造成的累積效應，[2]這種累積性的損傷同時來自環境的影響及免疫系統的衰弱。

當我們接觸更多廢棄物和毒素時，如果不供應微量營養素給身體以中和並移除那些廢棄物和毒素，那麼我們就會老得更快。毒素和廢

棄物會累積，造成慢性損傷，包括組織蛋白質的交聯作用、DNA損傷（包括甲基化缺陷）、超氧化物自由基等活性氧（ROS）的增加、以及蛋白質的糖基化和糖基化終產物（AGEs）的積累等，這一切都會加速老化。

以食用份量為基準的營養商數

食物	食用份量	營養商數*	食物	食用份量	營養商數*
羽衣甘藍，熟的	1杯	112	朝鮮薊	1顆	64
綠葉甘藍，熟的	1杯	112	小黃瓜	1杯	64
芥菜，熟的	1杯	112	菊苣，生的	2杯	64
蕪菁（大頭菜）葉，熟的	1杯	112	萵苣，生的	2杯	64
西洋菜，熟的	1杯	112	茴香	1杯	64
芝麻菜，熟的	1杯	112	青豆	1杯	64
甜菜，熟的	1杯	112	甜椒（綠）	1杯	64
小白菜	1杯	90	秋葵	1杯	64
綠花椰	1杯	90	蘿蔓或其他生菜	2杯	64
甘藍菜苗	1杯	90	甜豆	1杯	64
球芽甘藍	1杯	90	荷蘭豆	1杯	64
白花椰	1杯	90	菠菜，生的	2杯	64
高麗菜	1杯	90	櫛瓜	1杯	64
大頭菜	1杯	90	豆芽	1杯	60
小蘿蔔	1杯	90	茄子	1杯	60
蕪菁（大頭菜）	1杯	90	蘑菇，熟的	1/4杯	60
菊苣，熟的	1杯	82	洋蔥，生的	1/4杯	60
萵苣，熟的	1杯	82	紫萵苣	1杯	60
菠菜，熟的	1杯	82	甜椒（紅）	1杯	60
芝麻菜，生的	1杯	79	番茄	1杯	60
綠葉甘藍，生的	1杯	79	番茄醬或義大利麵醬，低鈉	1杯	60
羽衣甘藍，生的	1杯	79	夏南瓜	1杯	60
芥菜，生的	1杯	79	豆子、扁豆、乾豌豆瓣，熟的	1/2杯	52
蕪菁（大頭菜）葉，生的	1杯	79	毛豆	1/2杯	52
西洋菜，生的	1杯	79	利馬豆，熟的	1/2杯	52
蘆筍	1杯	64			

食物	食用份量	營養商數*	食物	食用份量	營養商數*
豆類義大利麵，熟的	1杯	52	酪梨	1/4杯	23
天貝	1杯	45	蔬菜汁，100%蔬菜	1杯	22
甜菜根	1杯	45	杏桃，新鮮的	2顆	19
胡蘿蔔	1杯	45	無花果，新鮮的	2顆	19
玉米	1杯	45	葡萄柚	1杯	19
豌豆Greenpeas	1杯	45	葡萄	1杯	19
歐洲防風草	1杯	45	奇異果	2顆	19
南瓜	1杯	45	金桔	4顆	19
蕪菁甘藍	1杯	45	芒果	1杯	19
地瓜	1杯	45	瓜類（西瓜、蜜瓜、哈密瓜）	1杯	19
冬南瓜（奶油南瓜、橡實南瓜，義大利麵）	1杯	45	柳橙	1顆	19
			木瓜	1杯	19
黑莓	1/2杯	45	桃子或油桃	1顆	19
藍莓	1/2杯	45	梨子	1顆	19
覆盆莓	1/2杯	45	鳳梨	1杯	19
草莓	1/2杯	45	李子	2顆	19
蔓越莓，新鮮的	1/2杯	45	橘子或柑橘	2顆	19
醋栗	1/2杯	45	傳統大燕麥片，熟的	1杯	19
枸杞子	1/4杯	45	豆腐	1杯	15
核桃	1/4杯	45	豆漿、大麻籽奶，或杏仁奶，未加糖	1杯	15
櫻桃	2/3杯	41			
奇亞籽、亞麻籽或大麻籽	2大匙	41	綠茶	1杯	15
石榴，汁或核仁	1/4杯	37	腰果醬或杏仁醬	1大匙	13
葵花、南瓜或芝麻籽	1/4杯	34	葵花籽醬	1大匙	13
洋蔥，熟的	1/4杯	30	芝麻醬（中東芝麻醬）	1大匙	13
腰果、杏仁、開心果、核桃、榛果或巴西堅果	1/4杯	26	白皮馬鈴薯	1杯	12
			芹菜	1/2杯	11
松子	1/4杯	26	結球萵苣	2杯	11
大麥，熟的	1杯	26	蘋果	1顆	11
蕎麥，熟的	1杯	26	香蕉	1顆	11
法若小麥（Farro），熟的	1杯	26	花生	1/4杯	11
鋼切燕麥，熟的	1杯	26	早餐穀片，由全穀或堅果製成，未加糖	1杯	11
苔麩（teff），熟的	1杯	26			
菰米，熟的	1杯	26	羅勒，新鮮的	2大匙	10
藜麥，熟的	1杯	26	時蘿，新鮮的	2大匙	10
薑黃粉	1茶匙	25	巴西利，新鮮的	2大匙	10

食物	食用份量	營養商數*	食物	食用份量	營養商數*
芫荽（香菜），新鮮的	2大匙	10	庫斯庫斯（Couscous），熟的	1杯	4
薑，新鮮的	1大匙	10	即食燕麥，熟的	1杯	4
肉桂，磨粉	1茶匙	10	紅茶	1杯	4
柳橙汁，100%水果	1杯	7	禽肉	120公克	3
鮭魚，野生	120公克	7	原味優格，全脂，未加糖	180毫升	3
杏桃乾	1/4杯	7	牛奶，2%脂肪或全脂	1杯	3
椰子乾	1/4杯	7	起司	60公克	2
棗子	1/4杯	7	咖啡	1杯	2
無花果乾	1/4杯	7	全麥麵包產品，非100%全穀		0
葡萄乾	1/4杯	7	白麵包產品		0
100%全穀麵包、捲餅皮或口袋餅	1片	7	白義大利麵		0
糙米，熟的	1杯	7	白米		0
義大利麵，全麥，熟的	1杯	7	早餐穀片，非100%全穀		0
可可粉，未加糖	2大匙	7	牛肉、豬肉、羊肉		0
黑巧克力，可可含量85-100%	45公克	7	熱狗、香腸		0
黑巧克力，可可含量65-80%	45公克	6	午餐肉（熟肉）		0
花生醬	1大匙	6	肉乾		0
鮭魚，養殖	120公克	5	加糖優格		0
低汞海鮮（扇貝、蛤蜊、淡菜、牡蠣、蝦子、龍蝦、吳郭魚、鯖魚、鱈魚、比目魚、黑線鱈、小龍蝦、鯰魚、黑海鱸魚、無鬚鱈、龍脷魚、烏賊、沙丁魚）	120公克	5	冷凍優格		0
			冰淇淋		0
			披薩		0
			炸薯條		0
			馬鈴薯、玉米或其他脆片		0
早餐穀片，由100%全穀製成，每份含糖<15公克	1杯	5	薄脆餅乾		0
原味優格，脫脂或低脂，未加糖	180毫升	5	牛奶巧克力或可可含量<65%的黑巧克力		0
牛奶，脫脂或1%脂肪	1杯	5	餅乾，派，蛋糕		0
蛋	1顆	4	蘋果或葡萄汁		0
含汞較高的魚（鮪魚、鯊魚、劍魚、石斑魚、笛鯛、鬼頭刀、大比目魚、大西洋胸棘鯛）	120公克	4	碳酸飲料		0
			能量飲料		0

注意：除非另有說明，否則蔬菜的得分同時適用於生的和熟的蔬菜。

*營養商數是針對成年男性的。女性應將分數乘以1.2，小於12歲的兒童應乘以1.75。

科學研究指出，生物老化是可以治療的問題。隨著實際年齡的增長，一定程度的累積損害是不可避免的，但如果我們努力防止驅動生物老化的過程，那麼就能降低罹患糖尿病、阿茲海默症、癌症和心臟病的風險，也就是說，我們會降低所有剝奪美國人健康壽命的疾病之風險。

理論上，如果我們能預防癌症，那麼也能預防心臟病或阿茲海默症。既然這些疾病的根本原因都有著相同的生物過程，那麼預防這個原因就能預防這些疾病，並讓生命的健康歲月增加。如果我們的目標是抑制生物老化，那就必須解決這些互相關聯的過程，包括：

- 慢性發炎
- 對DNA和蛋白質的破壞（包括氧化損傷）
- 細胞老化（累積的DNA損傷導致功能障礙及分裂能力喪失）
- 組織修復能力降低（幹細胞功能障礙）[3]

植物營養飲食法設計的宗旨，就是為了解決最重要的發炎原因，發炎導致心臟病、糖尿病、癌症、失智症和大多數其他慢性病。慢性發炎和對DNA及蛋白質的氧化損傷，是生物老化的主要機制，通過正確的飲食和生活方式就可以預防。[4]**限制熱量和攝取適當的微量營養素，是最好的干預措施，它減緩或阻礙了這些老化的標記，因而延長了壽命**。我們可以從反應營養和熱量可取得性的細胞訊號中追蹤生物老化的過程。

總體的訊息是，過多的熱量和低營養的食物會關閉長壽信號，植物生化素、熱量限制和運動，則會開啟這些信號。重要的是，這些信號對於所有與年齡有關的慢性疾病都是共通的。

減緩和測量生物老化

白血球端粒長度是生物老化的指標之一。端粒染色體尾端DNA的一部分，可保護我們的遺傳物質，並隨著每次細胞分裂而縮短，端粒縮短本質上是細胞老化的結果。飲食不當會產生過多的自由基（可能對我們的細胞造成損害的分子），進而導致與端粒縮短有關的發炎，[5]自由基過多會導致氧化壓力，長期下來造成過早老化和疾病。健康的飲食習慣使我們能夠控制和抑制自由基的產生，並且已證明可以保護我們的端粒長度，從而降低我們的生物年齡。[6]較慢的生物老化與健康的生活方式變數相關，例如較低的身體質量指數BMI和較高的類胡蘿蔔素指數（來自彩色的植物性食物和運動），而有較多體脂肪讓你老化較快且會增加死亡率。[7]

可以有效延緩老化並延長壽命的因素中，最重要卻最常被忽視的其中一個，是藉由適度的熱量限制來降低代謝率。我們在媒體和網路上看到一些營養補充品和飲食聲稱可以加速新陳代謝，那麼，適當的食物、營養補充劑或早餐能否在一天的剩餘時間內促進我們的新陳代謝，並幫助減輕體重？並不一定。沒有合理的證據支持服用能增強新陳代謝的藥物對長期減輕體重有效的理論。對於建議增加新陳代謝的方法存在許多錯誤訊息，因此不令人驚訝的，人們反而認為較高的新陳代謝等同於良好的健康；然而事實恰恰相反。

減緩新陳代謝與長壽相關

當我們提到「新陳代謝」這個詞，通常指的是靜止代謝率（resting metabolic rate），意思是當身體在休息狀態下，為了維持基本功能運作所需的能量（熱量）。大多數人都認為提高新陳代謝是好

事，因為可以燃燒更多熱量進而減掉體重。一般認為靜止代謝率稍低，會讓人的體重增加，尤其是處於我們的致胖文化，也就是充滿肥胖食物的環境中[8]。然而，若你的身體以比正常速度快的速度運作，會產生不利的後果，而提高你的新陳代謝也不是減重的關鍵。

每天正常運作的化學反應會產生副產物，特別是產生細胞能量的同時會製造副產物活性氧（ROS），它會損傷DNA、蛋白質和脂質。雖然我們具備天然的抗氧化防禦力，氧化損傷仍然會發生，尤其是如果我們不在飲食中攝取足夠的抗氧化劑。[9]氧化損傷會加速老化，[10]換言之，活動的速度會緩慢破壞我們的細胞機制，因此如果我們以更快的速度運作，也就是有更快的新陳代謝，身體就會愈快「磨損」。對動物來說，能量消耗的確與壽命成正比，[11]更快的新陳代謝速度意味著更快的能量轉換和更多的自由基產生，進而導致氧化損傷增加以及疾病產生的更大可能性。

測量靜止代謝率的人類研究得出相同的結論。有一項研究在一開始時是透過兩種不同的方式來測量代謝率，受試者接受追蹤達11至15年，他們因自然原因造成的死亡也被記錄下來。研究人員觀察到，24小時靜止代謝率每增加100卡路里，早死的風險就增加25%至29%。[12]

靜止代謝率有一部分是由遺傳決定，但我們可以控制熱量的攝取量。[13]熱量限制和輕度的負能量平衡已被證實能降低靜止代謝率，相反的，過度飲食則會增加靜止代謝率。[14]此外，熱量限制持續被證明能夠延長動物的最大壽命達60%。[15]

須記住，儘管運動會增加總熱量的消耗，但它並不會提高身體的基礎代謝，也就是，符合你在靜止時能量消耗需求的熱量。

運動是「提高新陳代謝」唯一安全的方法，因為運動會活化周圍組織去利用更多的熱量並增加肌肉量，進而增加總熱量的消耗。[16]研究顯示，運動能促進長壽。[17]

我們的目標是吃得健康，以降低你過量飲食的慾望以及新陳代謝，你會自在地希望減少食物，但又不會變得太瘦。我的植物營養飲食建議實際上能使你更滿足於較少的食物，並讓你更能享受食物而又不暴飲暴食。

研究支持我在這裡所說的：快速的新陳代謝不代表你會更健康。事實上，這代表你會老得更快。與其嘗試使用產熱刺激劑（thermogenic stimulants），例如綠茶、咖啡因、草藥和有助於減肥的藥物，不如藉由低熱量、高營養的飲食來降低你的新陳代謝，以獲得更長壽、更健康的人生。

延緩老化的三個最強力因素

延緩老化的三部曲是富含植物生化素的**植物營養飲食法**，以及**適度的熱量限制**和**運動**，這三個因素延緩了與生物老化相關的所有過程。當你的體脂肪較低、你也不過度飲食，你的新陳代謝會變慢一點，且就像我們剛剛說的，較慢的新陳代謝是延緩老化的因素之一。[18]

從流行飲食（原始人飲食、生酮飲食等）的當前趨勢來看，大多數美國人嘗試提高他們的新陳代謝，以便吃更多的食物而不變胖。然而，真正青春之泉的祕密是適度降低新陳代謝，如此一來你可以在舒適的狀態下吃較少的食物而不會太瘦。當我們少吃一點並保持苗條時，我們的體溫會降低，我們的呼吸商數（respiratory quotient，指透過呼吸燃燒的熱量）會減少，甚至我們的甲狀腺分泌也會減緩。因

此，身體不需要那麼多的熱量，而且在適度攝入較低熱量的情況下也不會變得太瘦。

這三種新陳代謝的調節（適度降低甲狀腺荷爾蒙生成、呼吸商數和體溫）一起有效延緩了身體所有系統的老化過程。尤其是甲狀腺功能的輕微降低對健康和壽命的益處已經過充分研究，但卻少有人知。[19]舉例來說，最近的一項研究指出，正常偏低的甲狀腺功能與3.5年的額外壽命及心血管疾病發生率的降低有關。[20]眾所周知，異常高的甲狀腺活動或給予過多的甲狀腺荷爾蒙來治療甲狀腺功能低下，會增加心律不整的風險，但並不是所有人都知道，甲狀腺活動較高，血壓也在正常數值中偏高的人，即使未服用任何甲狀腺藥物，也會顯著增加其心臟病發作和心因性猝死的機會。[21]此外，一項在 2018 年於美國心臟協會（American Heart Association）科學研究會上發表的研究，證實了先前的研究，顯示即使甲狀腺活動在正常範圍，但較高的甲狀腺活動其心房顫動風險也增加了40%。[22]

由於患有心房顫動的人發生中風的可能性是原來的5倍，所以我們可以精確地說，吃得少並吃得正確可以降低心房顫動的風險，進而降低中風的機率，因為它降低了新陳代謝的速度並略微減低了甲狀腺的活動。較快的新陳代謝不僅會加速你的老化，還會增加中風、心臟病發作、癌症和整體死亡率的風險。[23]

透過強健體魄及預防骨質疏鬆的運動，我們就能平衡伴隨老化而自然發生的新陳代謝輕微下降。突破健康和壽命極限的藝術，在於藉由終身維持較低體脂肪的苗條身材，同時力求隨著年齡的增長而保持足夠的肌肉和骨骼強度。運動是提高身體對熱量利用的唯一安全方法，因為它不會加速老化，除非運動過度。

美國人流失至少10年的健康生命

在美國，女性的預期壽命約為81歲，男性約為76歲；[24]然而，健康的預期壽命估計分別為70歲和67歲。[25]這意味著，平均來說美國人生命的最後10年都處於身體狀況不佳的狀態，無法過著充實、有品質的生活。

藍色寶地（Blue Zones）是世界上有文明的地方中，居民最長壽的。這些地區的飲食都有類似的特點：富含植物性食物，極少動物性食品。在這些地區的人們吃較多自家種植的蔬菜和豆類，且通常較為長壽，他們擁有人瑞（超過100歲的人）的比例較高。值得注意的是，藍色寶地的飲食模式代表的是該特定區域所能取得的食物，然而植物營養飲食法是以回顧了超過25,000個營養研究當作基礎而進行系統性設計的。藍色寶地的飲食的確能改善健康，但它們並不是最佳飲食，原因是它們並不像植物營養飲食法那樣著重在讓營養完整或讓微量營養素多樣化。

比較來自不同地區的飲食並評估它們對健康的促進效應是有用的，但植物營養飲食法的不同之處在於，它比藍色寶地的飲食方式更往前邁進了一步。它利用了從藍色寶地學得的知識，並結合了近期最重要的科學研究，包括老化、壽命和特定食物的作用，及食物成分對抵抗癌症和生命晚期細胞衰老（退化）而導致的過早老化和慢性病等。植物營養飲食法在藍色寶地飲食的基礎上進行了優化，使其更有益於增加壽命。

一位長期給我看診的患者，約翰·帕利科斯基（John Pawlikowski）就是一個很好的例子。約翰於1994年因三條冠狀動脈

血管疾病（triple-vessel coronary artery disease）來找我，當時他正在服用多種藥物以控制他的血壓。約翰的心臟科醫師建議72歲的他放置支架，但我說服約翰不要放置支架，而是要遵循植物營養飲食計畫。他照做了，逆轉了心臟疾病，壓力測試趨於正常，並解決了他的高血壓和膽固醇的問題，因而停掉了所有藥物。他現在還活著，98歲的他不再需要這些藥物（或心臟科醫師）就可以過得很健康。

另一個更著名的例子是史考特・尼爾寧（Scott Nearing），他與他的妻子海倫（Helen）在1954年寫了一本書：《農莊生活手記：The Goods Life 新時代思潮的先鋒探險》（*Living the Good Life：How to Live Sanely and Simply in a Troubled World*）。史考特和海倫住在緬因州的家中，幾乎所有的食物都靠自己種。他於1983年慶祝自己的100歲生日，並在不久後平靜地逝世，海倫則活到90多歲，在一場車禍後去世。

利用藍色寶地缺乏的現代營養科學，讓我們能延長健康歲月及壽命。我們不僅可以設計出更完美的菜單，且在世界上較富足的地區，由於有現代化的運輸及冷凍技術，讓我們一整年都可以吃到新鮮蔬菜、綠葉蔬菜、芽菜、冷凍莓果、堅果、種子、洋蔥、以及新鮮和乾燥的香菇。簡單來說，我們有各式各樣能促進健康、可抗癌的食物，而這些是我們的祖先或現今多數藍色寶地地區都沒有的。最重要的，藍色寶地的人們雖吃了較多蔬菜，但綠色十字花科蔬菜卻常吃得不夠，然而這正是最強力的延壽食物。[26]

近期營養科學的進步幫助我們更長壽

我們正處於一個營養觀念突破的年代，擁有成為超級健康的獨特機會；或者，我們也可以吃你能想像到的最糟糕的飲食。這完全操之在你。

現在，強而有力的證據支持了一個事實：類胡蘿蔔素營養補充品與長壽和預防慢性病有強烈的關聯[27]。植物合成了超過6百種的類胡蘿蔔素，它們是抗氧化色素。類胡蘿蔔素存在於綠色蔬菜中；番茄；以及黃色、紅色和橘色的蔬菜水果，例如紅蘿蔔、地瓜、木瓜和紅椒中。典型的美國人對這些食物的攝取量是很少的：綠色蔬菜每天0.14杯，所有紅色、黃色和橙色蔬菜加在一起每天0.4杯。

我們還知道近期發現的具有延緩衰老功能的物質，例如來自於蘑菇的抗氧化物麥角硫因（ergothioneine）及細菌代謝物吡咯並喹啉醌（PQQ）和queuine。 PQQ是由土壤細菌合成的，存在於蔬菜中，而奎寧是由有益的腸道菌產生，這些物質可防止細胞蛋白質轉錄和粒線體的降解。

強調高營養植物性食物的植物營養飲食法經過了審慎的設計，含括了全方位的營養並透過謹慎使用營養補充品以確保不會有營養不足的情形。植物營養飲食法查核了每個可以增加玩樂、健康和壽命的部分，這麼做對於逆轉疾病也有治療效果。

● 減重18公斤（從70公斤到52公斤），多發性硬化症痊癒
艾波爾・布洛米利（April Bromiley）

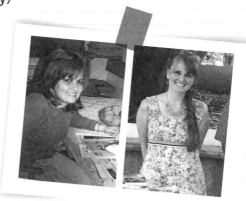

在吃了一輩子我以為是「健康」的標準美國飲食之後，我在48歲時面臨了突然且具破壞性的健康危機：我的半邊舌頭變得麻木，接著身體的右側也隨之無法動彈。我無法控制我的膀胱；說話時就像喝醉了一樣。我拖著右腿，幾乎無法握筆。突然失去對自己身體的控制力，令我嚇壞了。

經過核磁共振檢查（MRI），確診我得了多發性硬化症，我震驚不已，無法想像這件事的可能性。但我記得我童年時的飲食，包含少量蔬菜、大量動物性產品。由於我住在大馬路邊，讓情況變得更糟，因為這意味著我很容易取得鹹味太妃糖和巧克力糖漿汽水。

我面臨的治療計畫之一，是每天注射免疫抑制藥物以縮小我大腦中3個因多發性硬化症造成的大型損傷，因此我拚命尋求其他更安全的方法。透過朋友的建議，我拜訪了一位針灸治療師，他推薦我以植物為基礎的營養法，並借我一本《傅爾曼醫生教你真正吃出健康》，我將它從頭到尾讀完了。

在了解高營養密度的植物性飲食的知識之後，我與費城湯姆斯傑佛遜大學醫院（Thomas Jefferson University Hospital）多發性硬化症部門的主任約了診，想要尋求鼓勵和希望，但我聽到的內容卻令我害怕。我提到傅爾曼醫師書裡的原則，並問及是否能以營養學的方法來治療多發性硬化症，但那個醫師告訴我，那種飲食對多發性硬化症無效。他說我大腦中的損傷是永久的，只有注射藥物能減緩它們的成長。我不想放棄，也不想接受會抑制免疫系統和增加癌症危險的治療方案，所以我堅持我的立場。我告訴他我想要先嘗試植物營養飲食

法，如果6個月內我的損傷依舊或惡化，我就接受藥物注射。他對我大發雷霆。

　　我要做的第一件事是清除家裡「糟糕」的食物，在丈夫的支持下，我們將自己喜歡的零食收集到一個洗衣籃中，然後丟掉。事實上我是一邊啜泣、一邊把那個籃子從我手上交出去的。然而經過6個星期進行植物營養飲食法，我就見到了顯著的改變。我在開車時，開始對另一側的舌頭有感覺，我可以轉動它了。我好開心，這意味著我的身體正在自我修復，不再分崩離析。

　　幾個月之後，我去做了MRI的追蹤，我被告知我腦中的3個損傷已經縮小。但那位醫師不予理會，說我在最開始做MRI時一定是處於「特別發炎」的狀態。我有信心，傅爾曼醫師的植物營養飲食法有效，所以我向那位醫師道謝，然後就再也沒回去過。

　　我不再走回頭路，我過得非常好。5年前，我們搬到巴拿馬的波奎特（Boquete），我已沒有MS，身體十分好，並持續遵循植物營養飲食。我開玩笑說，我在烹飪中所使用的當地蔬菜水果比我中南美洲的鄰居還要多──我將這些農產品放入果昔、沙拉和其他菜餚中。我的很多朋友都在向我索取從傅爾曼醫師那兒學到的食譜。

　　我不會再回到我舊有的飲食習慣了。因為我忘不了在公眾場合尿失禁的感受，覺得自己身心被撕裂了。多虧了傅爾曼醫師以及這種飲食方式，我變得苗條、強壯且健康。我現在擁有完美的體重，而且感受到前所未有的精力與活力。我覺得很開心！

▶▶ 第1章：快速摘要

　　營養科學的進步為我們提供了前所未有的機會，使我們活得比以往更久、更好，甚至更快樂。如果只把焦點放在減肥來選擇飲食方式，將使你容易接受時尚、充滿噱頭和有問題的飲食。因此，你必須把重點從單純為了減肥轉變成為了健康長壽而飲食。這意味著你要找到一種可持續的、強調全植物食物的飲食，對荷爾蒙是有利的，它能提供完整的抗癌超級食品組合，並使每一卡路里的微量營養素最大化，換句話說，就是「植物營養飲食法」。

▶ 植物營養飲食法的第一個原則

　　唯一一個獲得證實能延緩老化及延長壽命的策略，是在微量營養素充足的環境下進行適度的熱量限制。所有動物（包括人類）只要進行避免過量巨量營養素及供應充足的微量營養素的飲食，就能老化得更慢並延長壽命。植物營養飲食法含括了各式各樣富含微量營養素的食物，並摒除不營養的食物，過量的脂肪、過量的碳水化合物和過量的蛋白質，會縮短壽命。

巨量營養素（熱量）
—脂肪
—碳水化合物
—蛋白質

微量營養素（無熱量）
—維生素
—礦物質
—抗氧化劑
—植物生化素

▶ 飲食的營養品質愈高，過度攝取熱量的渴望就愈低

當人們的微量營養素需求未被滿足，就會因為對食物的渴望而精疲力盡。微量營養素缺乏也會讓人們容易罹患嚴重的疾病而面臨嚴重的醫療狀況。

▶ 你所吃的食物造就了你

你放入嘴裡的東西，形塑你成為什麼樣的人，無論是身體還是情感上皆如此。細胞膜的結構及其彈性、軟骨的拉伸強度、血管的彈性以及細胞的內部機制——任何你放入嘴巴的東西都會影響這些因素，並決定你未來的健康。其他的因素還包括運動、睡眠、壓力、快樂以及我們環境、空氣和水中的藥物和化學物質的暴露。

▶ 記得這個健康公式：H＝N／C

你的健康預期壽命（H）由每卡路里（C）的營養素（N）或飲食中的微量營養素密度所決定。「健康預期壽命〔healthy life expectancy〕」（或「健康壽命〔healthspan〕」）這個詞從兩方面來衡量：你老了之後有多健康，以及你會活得多久。你一生接觸到的微量營養素（每卡路里）是個關鍵因素。你消耗的空卡路里越多，你出現健康問題、大腦功能下降和記憶喪失的風險就越高；而攝取較高的植物生化素則與較低的整體風險相關。

▶ 你的健康掌握在你手中

我們可能試圖把自己目前遇到的健康挑戰歸咎於命運、遺傳，或我們從父母那裡學到的不良飲食習慣所造成的細胞損害，但事實是，

飲食是決定我們健康命運的最大因素。透過食用各種色彩多、營養豐富的植物，即使我們具有遺傳易感性或已暴露在病原體之中，我們的身體也能抵抗癌症、糖尿病、心臟病、自體免疫疾病和其他慢性病。

▶ 動物性食物、油脂、麵粉和糖＝標準美國飲食

標準美國飲食（SAD）是一種危險、低營養的飲食方式，會導致體重增加、發炎、癌症和其他慢性病。使SAD特別危險的是，只有大約2%的熱量來自蔬菜。被認為健康的飲食（與世界各地的藍色寶地一致，那裡的癌症和心臟病發作率很低），至少應有90%的熱量來自蔬菜、水果、豆類、堅果、種子和完整的全穀類。

▶ 你的營養商數（NUTRIENT IQ）有多少？

營養商數的分數代表了食物每卡路里所含的營養密度，這種計分系統使你可以輕鬆地追踪飲食品質，並鼓勵你吃各種顏色的全植物性食物，包括綠色蔬菜、豆類、洋蔥、蘑菇、莓果和種子。

▶ 老化及慢性病

熱量限制並加上充足的微量營養素，是最有效的干預方式，能夠降低糖尿病、阿茲海默症、癌症和心臟病的風險，進而延長壽命。相反的，體脂肪、胰島素阻抗和三酸甘油酯愈高，就會加速老化並增加因各種原因造成的死亡率。如果你遵循富含植物生化素的飲食、適度限制熱量並進行一些運動，你將能發掘真正的青春之泉。這3項行動將適度降低你的新陳代謝，讓你可以少吃食物，但又不會變得過瘦。

▶ 緩慢的新陳代謝與長壽有關

靜止代謝率有一部分是由遺傳決定的，但我們可以控制自己的熱量攝取。熱量限制和輕度的負能量平衡已顯示能降低靜止代謝率，相反的，過度飲食會增加靜止代謝率。當我們吃得少並保持苗條，我們的體溫會降低，呼吸商數（respiratory quotient）會減少，甚至甲狀腺活動也會較低，如此一來身體就不需要那麼多熱量，我們就不會太瘦，也不會流失肌肉量。

大多數人認為，「緩慢」的新陳代謝將導致他們體重增加，而「加快」新陳代謝將幫助他們燃燒更多熱量並減輕體重。但是，較快的新陳代謝意味著更快老化，「磨耗」得更快；較快的代謝率會增加你罹患癌症和整體死亡率的風險。

▶ 健康預期壽命

平均而言，美國人生命的最後10年都是在健康狀況不佳的情形下度過。與美國相比，世界各地的藍色寶地居民通常有較長的壽命，百歲人瑞比例也較高。儘管與標準美國飲食相比，這種飲食方式是有益的，但仍不是最佳選擇。植物營養飲食法優化了藍色寶地的飲食，利用優質營養的力量來預防癌症、心臟病和其他慢性病，進而有益於整個生命週期。

荷爾蒙與健康

　　荷爾蒙，尤其是胰島素、類胰島素生長因子（IGF-1）和雌激素，是決定老化速度、調整壽命以及罹患特別是乳癌和攝護腺癌等癌症風險的主要因素。好消息是你可以透過遵循植物營養飲食法來讓這些自製的荷爾蒙達到令人滿意的程度。

植物營養飲食法的第二個原則

飲食必須對荷爾蒙有利，才能最大程度地延長壽命。

　　植物營養飲食法的設計旨在有利於荷爾蒙的運作，因為如果你的飲食內容會導致損害長期健康的荷爾蒙增加，那麼就算吃足夠的微量營養素，也無法達到完美的健康境界。某些荷爾蒙的過量產生和暴露會加速老化，並促進癌症的形成和擴散。

　　經充分研究的科學證實，過度暴露於自身產生的雌激素、胰島素和IGF-1，會增加血管新生以及細胞增殖和生長，而數值愈高，罹患攝護腺癌和乳癌的風險增加就愈明顯。[1]這些荷爾蒙可以透過植物營養飲食法來調控，並降低風險。血管新生是指促進新血管生長並擴展血管分布的狀態，以供應新組織的生長。血管新生增加通常與體脂肪的生長以及癌症的成長和擴散有關，因為脂肪細胞和癌細胞都會分泌促血管新生因子以促進其生長。

● 甩肉70公斤，擺脫糖尿病和憂鬱
大衛・帕克（David Palk）

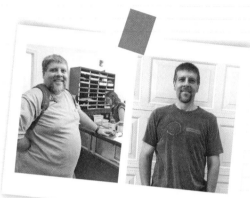

　　我在中西部長大，一直都很活躍，每天盡情享受水上運動和戶外活動。我甚至以為自己的飲食很健康——80%的蔬食——但我的體重日漸增加，健康狀況也惡化了。我41歲時，已經重達150公斤。

　　我一輩子都在與體重奮戰，但狀況變得危急，乃是在我突然出現與第2型糖尿病相關的症狀時：嚴重口渴、精疲力竭、腦霧等。我生病了而且感到沮喪，多數日子都躺在床上。我知道我不能這樣下去。我深受偏頭痛、睡眠呼吸中止、抑鬱和焦慮所苦。我的雙腿甚至嚴重抽筋，尤其是在晚上，這妨礙了我的睡眠並導致我不良於行。我也有消化方面的問題，包括持續放屁、腹脹和直腸出血。我有嚴重的水腫、痤瘡、皮膚贅瘤和皮膚感染。

　　當我最後去看醫生做血液檢查時，他們發現我已患了失控的2型糖尿病，血紅蛋白A1c為11.4。醫生開給我每天500毫克的二甲雙胍（metformin）和10個單位的胰島素。我下定決心要找到另一條通往健康的路，於是我向傅爾曼醫師的健康中心（Dr. Fuhrman's Wellness Center）約了診。我知道我必須改變自己過去在做的事。多年來，我一直在嘗試減肥，想讓自己變健康，但總是失敗。這次我決定遵循植物營養飲食法的所有原則。

　　當我遵循傅爾曼醫師的飲食型態時，我對不健康食品的渴望逐漸消失了。信不信由你，我反而開始渴望吃蔬菜和沙拉！1年內，我的體重不可置信地下降了70公斤，健康也發生了變化。我的消化變好，精力恢復了。我不再使用睡眠呼吸中止機器，那真夠大台的！我過去每周會發生3至4次偏頭痛，但現在不再有了。我的皮膚狀況變好很多，

幾乎所有的皮贅都消失，而且我已經停藥了。

　　我現在80公斤，每天都像在冒險——如同我的生命展開了新頁。自從開始進行這種飲食方式後，我開始運動，現在每天做15到30分鐘的有氧運動和30分鐘的舉重。每天晚飯後，還會散步30分鐘。我的健康狀況改變了，包括體重下降了70公斤，而這也啟發了我其他家人，開始了他們自己的健康旅程。有兩位參與了「植物營養飲食女性健康研究（Nutritarian Women's Health Study）」，其他人則開始將植物營養飲食型態融入他們的生活中。

　　對那些想要進行改變的人，我的忠告是：別等待，現在就做吧！如果我早知道結果會如此，那麼我在幾十年前就會這麼做了。我一直在想，如果我年輕的時候能做到這一點，我會有多成功。我所吃的每一口蔬菜都好值得！

　　在我被診斷出糖尿病之後1年，我回去醫生那兒做追蹤檢查，醫師和他的員工對於我健康的巨大改變感到十分震驚。由於我從事的是IT領域的工作，因此當我們看到數據，我甚至笑了出來，因為連電腦系統也無法相信我的改變。當護理師輸入我的體重和數字時，電腦不斷警告她有地方出錯了，因為數字差異太大。大家為此都笑了。

經充分研究的科學證實，過度暴露於自身產生的雌激素、胰島素和IGF-1，會增加血管新生以及細胞增殖和生長，而數值愈高，罹患攝護腺癌和乳癌的風險增加就愈明顯。[1]這些荷爾蒙可以透過植物營養飲食法來調控，並降低風險。血管新生是指促進新血管的生長並擴展血管分布的狀態，以餵養新組織的生長。血管新生增加通常與體脂肪的生長以及癌症的成長和擴散有關，因為脂肪細胞和癌細胞都會分泌促血管新生因子以促進其生長。

體內多餘的脂肪是諸多疾病形成的危險因子，特別是對荷爾蒙敏感的癌症（如乳癌或攝護腺癌）風險是透過來自脂肪細胞的雌激素生成而提高。脂肪細胞生存在低氧環境中，結果產生並釋放出更多的自由基，創造了慢性發炎的環境。由於體內脂肪沒有血管，因此脂肪細胞內的慢性發炎會進一步提高胰島素阻抗，進而增加胰島素需求和血液中的胰島素數量。由於胰島素是一種生長激素，令脂肪得以儲存且細胞能夠複製，因此較高的胰島素會促進腫瘤的生長和血管的生成。

發炎化合物，特別是活性氧（ROS）、細胞因子（cytokine，又稱細胞激素、細胞素、細胞介素）和脂質因子（lipokines，也稱脂質激素）的增加，也刺激了芳香酶的活性，增加了體內雌激素的數值，甚至乳房組織內的雌激素也增加了。雌激素是一組荷爾蒙的統稱，它們能夠促進和調節性別特徵發展。在女性中，包括了乳房、子宮內膜和月經週期。在男性中，則為雌激素調節精子的成熟和性慾。人體會自然製造三種類型的雌激素：雌二醇、雌三醇和雌酮。第四種，雌四醇，僅在懷孕期間產生。雌激素增加是導致體內多餘脂肪與乳癌和攝護腺癌產生關聯的主要因素。[2]腎上腺皮質和更年期後卵巢產生的雄激素透過芳香酶轉化為雌激素。這種雌激素產生的機制在脂肪過多的

人體內，可能導致乳房腫瘤中的局部雌激素數值比正常體重的人高出10倍。[3]儘管卵巢是更年期前的女性雌激素的主要來源，但如果女性明顯超重，那麼體脂肪儲存而增加的過量雌激素會進一步升高體內的雌激素，進而也增加了年輕女性的罹癌風險。這導致乳癌的三重因素，包括發炎化合物、過量的雌激素、過量的胰島素和IGF-1，導致癌前變化，進而使癌細胞增殖。[4]

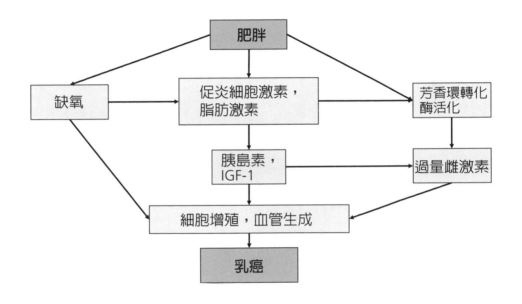

注意：蘑菇中含有天然的芳香酶抑制劑（aromatase inhibitors），可抑制乳房組織中雌激素的產生，從根本上降低患乳癌的風險。蘑菇還含有血管新生抑制劑。

胰島素、脂肪和癌症之間的複雜關係

過量的胰島素是導致癌症形成和惡化的另一個關鍵因素。數十年來，流行病學研究的報告指出，肥胖和2型糖尿病患者，尤其是使用胰島素的人，罹患癌症的風險會增加。[5]因此，升高的胰島素數值不

僅會增加患糖尿病和心臟病的風險，而且還有促進血管新生和強大的致癌作用。[6]

當你吃白米、白麵粉、蜂蜜和楓糖漿這類高升糖碳水化合物時，血糖會飆升，觸發胰臟製造胰島素。「高升糖」這個詞是指葡萄糖快速地進入血液，高升糖負荷的食物會迅速分解為單醣，而那些葡萄糖熱量會快速進入血液。葡萄糖進入血液的速度越快，尤其是在食用後的第一個小時內，升糖負荷就越高。

舉例來說，在針對39項研究的統合分析中，高升糖負荷的飲食與大腸直腸癌和子宮內膜癌的風險增加有關，而一個針對10項前瞻性研究的統合分析則顯示，高升糖負荷與乳癌之間有所關聯。[7]另一項研究指出，每天攝取100公克白米，罹患乳癌的風險增加19%，然而相同數量的全穀類、糙米或豆類則有幾乎相反的效應。[8]

不只是高升糖食物會快速進入血液，由油脂和動物脂肪含量高的食物帶來的脂肪熱量，也會迅速進入血液。當過多的熱量迅速進入血液時，會增加體內脂肪的儲存並刺激大腦中的成癮中樞。使這些食物有更高的致肥效應和不健康的原因是，飲食中的油和飽和動物性脂肪會令胰島素阻抗惡化，增加胰島素分泌以應付攝入的碳水化合物。[9]

我們的細胞表面覆蓋著由膽固醇和蛋白質形成，稱為「小凹蛋白（caveolins）」和「小凹調節蛋白（cavins）」的類似洞穴的結構，這些結構與胰島素的結合和吸收有關。飲食中的飽和脂肪大多來自動物性產品，也來自過量攝取的油脂，這些飽和脂肪扭曲了這些結構，降低了對胰島素的反應並惡化了血糖控制。這種破壞增加了對胰臟分泌更多胰島素的需求。當乳品脂肪（例如來自奶油或酥油）和高升糖

碳水化合物（例如白米或蜂蜜）進入血液時，會引起胰島素過度反應，進而促使脂肪儲存以及細胞過度複製和生長。這種過度生長在成年人身上，是癌症發展的主要因素。

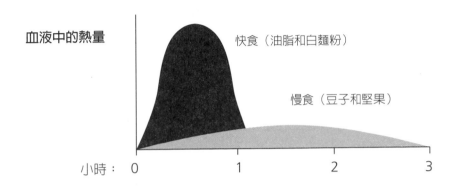

顯然，食用油和動物性脂肪是致胖食品。體內多餘的脂肪會增加肌肉或肌內脂質中脂肪的儲存，干擾胰島素進入細胞的有效利用和吸收。快速吸收的脂肪會儲存成體脂肪，但是如果你透過吃堅果和種子類的食物而獲得脂肪時，脂肪進入血液的速度就非常緩慢，而食慾也被抑制了數個小時。此外，來自堅果和種子中的脂肪熱量並不會被完全吸收，一些熱量透過糞便排出，而剩餘被吸收的熱量逐漸進入血液，因此可以優先燃燒它們以獲取能量，而不是將其儲存起來。因此，不容易因為攝取它們而使體重增加。[10]

另一方面，食用油將快速有效地增加體內脂肪的累積，進而增強胰島素阻抗。你的體重越重、胰島素阻抗越強，你對攝入的碳水化合物的胰島素反應就越強。胰島素阻抗也稱為「胰島素敏感性受損」，是指人體的脂肪、肝臟和肌肉細胞不再能對循環中的胰島素做出適當反應，且胰臟的 β 細胞被迫產生越來越多的胰島素，以供身體移除、利用和儲存血液中的葡萄糖。人的胰島素阻抗越強，罹患心臟病和癌

症的風險就越高。[11]

身體（特別是胰臟）具備增加胰島素產量的能力，意味著一開始胰島素阻抗通常沒有任何症狀，因為胰臟可以製造大量的胰島素以維持相對正常的血糖值。然而隨著時間的流逝，過度工作的胰臟 β 細胞會筋疲力竭，並失去製造大量胰島素的能力，因此最終會形成較高的血糖值（糖尿病前期）和2型糖尿病。由於胰島素阻抗高，即使負責製造和釋放胰島素的 β 細胞仍產出比正常體重者所需還要高得多的胰島素，但血糖值仍升高到糖尿病範圍內。

胰島素除了是主要的脂肪儲存荷爾蒙，還可以防止體脂肪流失。胰島素除了允許葡萄糖吸收進入細胞利用和變成脂肪儲存之外，還抑制脂解（lipolysis），也就是脂肪的分解和利用，這會使人發胖，使減肥變得困難。

如果你吃白麵粉、白米和甜食，那麼就算降低熱量的攝取，仍無法減掉體重。

攝取的熱量愈多，產生的自由基就愈多

在大部分的人類歷史中，飲食行為的主要考量就是獲得充足的營養和熱量。現今，低微量營養素、高熱量的飲食促使多餘的自由基氧化，進而引起發炎。過多的熱量加速自由基的產生，而因為加工食品和動物性產品缺乏植物生化素，使得人體沒有相應的能力來控制和清除這些自由基。所有多餘的熱量都有促進發炎作用，這類發炎會干擾有效的胰島素功能，提高胰島素阻抗並進一步增加胰島素的生成。過多的飲食脂肪酸，尤其是飽和脂肪，會導致大腦中稱為下視丘的部分發炎，並破壞飽足信號（告訴我們什麼時候已經吃夠了），而增強食

慾。這使過度飲食、發炎和更嚴重的胰島素阻抗的惡性循環不斷延續，更惡化了疾病和2型糖尿病。

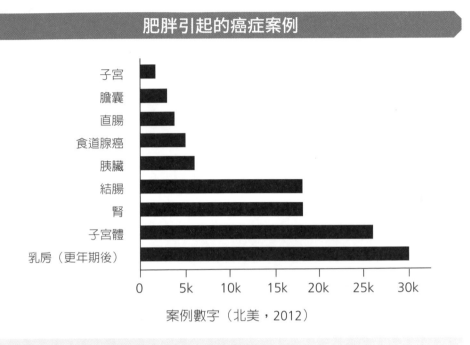

肥胖引起的癌症案例

案例數字（北美，2012）

資料來源：World Health Organization. International Agency for Research on Cancer. "Cancer Attributable to Obesity." https://gco.iarc.fr/causes/obesity/home.

微生物體（MICROBIOME）與胰島素代謝

如果不去管腸道的微生物組成（或稱為腸道微生物體）的問題，那麼對葡萄糖和胰島素代謝改變的原因和修復的任何討論都不算完整。胰臟的 β 細胞也容易受到促炎食物的毒害，增加它們的損傷並發展成為2型糖尿病。也就是說，動物性食品及加工食品吃得多，富含色彩的植物性食物吃得少，這樣的不良飲食就會有利於促炎微生物體的形成，也會惡化胰島素阻抗的問題。不利的微生物組成是氧化三甲

胺（TMAO）和過量革蘭氏陰性菌引起的內毒素血症造成的低度發炎的另一個來源。

　　眾所周知，限制熱量的卓越飲食可以在脂肪明顯減少之前迅速降低胰島素阻抗。[12]植物營養飲食計畫一般會在數週或數月之內改善2型糖尿病，遠早於患者獲得適當的體重。用抗氧化劑和其他植物生化素滋養身體以及適度的限制熱量，可以立即開始減輕發炎並消除某些損害。以健康的方式穩定減肥可以減少血管新生、減少雌激素生成並降低胰島素，於此同時體重也會持續下降。

　　胰島素分泌過多也導致IGF-1表現增加。在動物和人體研究中，胰島素升高和IGF-1升高都與腫瘤的生長有關。[13]高升糖碳水化合物促進癌症的能力涉及許多機制，包括促進血管新生和細胞複製以及抑制細胞凋亡，即控制受損細胞阻止自身複製的能力。[14]

　　葡萄糖和胰島素的激增，實際上會對細胞凋亡造成雙重負面影響。胰島素阻抗和高循環胰島素會增加脂肪肝以及肝臟和胰臟細胞的死亡，進而導致器官功能喪失並加速糖尿病的發展。[15]同時，免疫系統的監控功能降低，癌前細胞的凋亡也會停止。[16]流行病學研究調查了胰島素與無糖尿病的人罹患某些癌症的風險之間的關係，證明較高的胰島素與攝護腺癌、乳癌、大腸直腸癌和子宮內膜癌有關。[17]

　　荷爾蒙途徑，尤其是胰島素／IGF-1訊號傳導的結合，在調節因老化影響的SIRT1基因上也扮演關鍵角色。這些基因參與了修復DNA損傷和基因靜默（gene silencing），也就是抑制了遺傳缺陷。過量荷爾蒙生成造成基因靜默的減少，進而導致錯誤的基因被活化，可能增加癌症、心臟病和失智症的風險。

讓我們謹記，同時具有以下三要素：接觸充足的植物生化素、適度減少熱量，以及運動，才能提高長壽蛋白並減少促癌荷爾蒙，這是年輕的唯一真正源泉，使我們老化的速度更慢。

碳水化合物的層級分類

一些高碳水化合物食物對長壽有益，可防止體脂肪堆積和糖尿病，但其他食物則相反。這完全取決於纖維和抗性澱粉的存在、升糖負荷、植物生化素含量等因素。

科學文獻已經非常清楚地指出，高升糖和加工食品非常容易導致疾病，甚至比動物性產品中的飽和脂肪更容易引發心臟病。考慮到美國和全世界的人所吃的所有白麵包、白米和白肉馬鈴薯，使得這個問

常見食物的升糖負荷

	升糖指數（GI）		升糖指數（GI）		升糖指數（GI）
白肉馬鈴薯	29	傳統燕麥片	13	奶油小南瓜	8
白米	26	全麥	11	腰豆	6
義大利麵	21	芒果	11	黑豆	6
巧克力蛋糕	20	扁豆	9	西瓜	6
玉米	18	蘋果	9	柳橙	4
地瓜	14	奇異果	8	腰果	2
葡萄	14	豌豆	8	草莓	1

資料來源：Atkinson FS, Foster-Powell K, Brand-Miller JC. International tables of glycemic index and glycemic load values：2008. *Diabetes Care*. 2008;31（12）:2281–83; Foster-Powell K, Holt SH, Brand-Miller JC. International table of glycemic index and glycemic load values：2002. *Am J Clin Nutr*. 2002;76（1）:5–56.

題令人擔憂。[18]毋庸置疑的現實是，某些富含碳水化合物的食物比其他食物健康，我們不能一竿子打翻一船人。「整體性」的討論飲食中澱粉類食物或碳水化合物的優點幾乎是無關緊要的，因為所有單一的食物都必須考量它的品質。

白肉馬鈴薯是高升糖碳水化合物的範例，它具有高熱量密度，因為單獨一個馬鈴薯就含有約120至160大卡。護士健康研究（Nurses' Health Study）指出，超重婦女每天食用的每個馬鈴薯，都令罹患糖尿病的風險增加18%。值得注意的是，有關係的是馬鈴薯本身的血糖負荷，而不是任何添加或伴隨的奶油或油脂。[19]

令人不安的是，來自北卡羅來納州結腸癌研究（North Carolina Colon Cancer Study）的數據顯示，一千多例結腸癌與一千多個對照者相比，每週吃3個馬鈴薯的人比每週吃1個的人，罹患直腸癌的風險增加了50%以上，而每週吃5.6份和吃1份的人相比，風險增加了80%以上。[20]這些發現頗令人震驚，值得注意的是，這些增加的風險僅在非全穀物和馬鈴薯中觀察到，而不是任意攝入的脂肪（如酸奶油或奶油）。這表示這種聯繫存在升糖的風險，而不僅止是與吃馬鈴薯的習慣或脂肪配料有關。隨著體重和胰島素阻抗的增加，疾病的風險也變得更加明顯，這特別說明了馬鈴薯的升糖效應，因為隨著人的體重增加，馬鈴薯成為導致胰島素過量釋放的重要刺激物。胰島素的脂肪促進效應使高升糖食物促進更多脂肪，使超重的人更難以減肥。[21]

總體而言，並不是添加或是排除某一種高升糖食物，例如馬鈴薯，就會影響飲食的好壞。但是，應注意只吃少量的高升糖碳水化合物，例如白米和白馬鈴薯，並與包含大量綠色蔬菜、豆子、堅果和種子的餐點一起食用。只吃中等份量也很重要，例如吃半顆中等大小的

馬鈴薯。更健康的飲食是利用營養價值更高的各種澱粉，例如大頭菜、蕪菁甘藍、冬南瓜、奶油小南瓜和橡子南瓜、栗子、歐洲防風草、胡蘿蔔、豌豆、玉米和完整的全穀物。

用白麵粉製成的市售烘焙食品要比白肉馬鈴薯和白米飯來得糟。更糟糕的是，當你食用這些食物，尤其是在攝取油、肉和乳酪時，與僅單獨將肉類與綠色蔬菜一起食用或僅將馬鈴薯和白飯與綠色蔬菜一起食用相比，人體能更有效率地儲存脂肪。此外，儘管它不如糖和白麵粉那麼糟糕，但白馬鈴薯仍然不是高澱粉蔬菜的最適當選擇，白米也不是穀物的首選形式。

幾乎每個對營養感興趣的人都知道，白麵粉產品對延長壽命或逆轉疾病飲食而言，是不良的碳水化合物來源。透過比較白麵粉與較健康的碳水化合物來源（如豌豆、玉米和豆類）兩者的營養品質，就可以理解這一點。我們可以用白肉馬鈴薯做同樣的事：拿它來與豌豆、玉米和豆類進行比較。

在比較高碳水化合物植物性食物的營養特性時，我們必須考慮：

1. 纖維含量
2. 慢速消化澱粉的百分比
3. 抗性澱粉的百分比
4. 微量營養素含量
5. 熱量密度
6. 升糖指數／升糖負荷
7. 飲食中其他食物的有益品質，可能會被這些食物取代

一旦獲得了這些資訊，我們就可以根據富含碳水化合物的食物之

營養程度、纖維含量和抗性澱粉的量，來將它們分級。當纖維和抗性澱粉含量增加，對於超重和／或糖尿病患者來說，可以看到更顯著的好處。抗性澱粉在食品標籤和圖表上都算熱量，但是在消化過程中，90%的抗性澱粉熱量會喪失，因而表現得更像某種纖維。因為上述的所有標準，所以在我的建議中通常會強調豆類、澱粉類蔬菜、全穀類，以及其他天然的、營養豐富的高碳水化合物食品。

蔬菜、豆類、堅果、種子和水果均富含纖維，而且除了植物生化素之外，纖維本身也具有抗癌作用。無法消化的多醣——纖維和抗性澱粉——有助於降低血糖和胰島素數值，還可以作為益生元，促進腸道有益菌的生長。[22]攝取較多的纖維，與降低乳癌、大腸直腸癌、食道癌、胰臟癌、胃癌和子宮內膜癌的風險有關。[23]

尤其是在預防乳癌上，纖維還具有透過調節雌激素的分泌來降低雌激素的額外好處。[24]一項2019年的綜合研究，檢視了超過1億3500萬人年的膳食纖維含量，並證實了公認的觀念，即飲食中的纖維較多，有助於減肥、預防慢性病及延長壽命。飲食中纖維含量最高的人壽命最長，纖維含量越高，結果越好。[25]

什麼是抗性澱粉？

抗性澱粉存在於含碳水化合物的天然食物中。雖然大多數澱粉會被消化酶分解，轉化為單醣，並在小腸中被吸收，但抗性澱粉更像是一種纖維，它抵抗小腸中的酶降解，並進入大腸透過細菌的作用轉換成短鏈脂肪酸。然而，這些脂肪酸中只有很少的比例被吸收並變成能量。近年來，公共衛生部門已經認同了抗性澱粉的食品價值，因為它具有對抗糖尿病和減肥的功效。聯合國和世界衛生組織的一個委員會

表示，抗性澱粉的發現，乃「過去20年裡，我們對碳水化合物在健康的重要性的理解，是一個重大發展。」[26]

抗性澱粉令人飽足，但是它的熱量不容易被吸收。它也透過其他機制促進健康和減肥，例如：

■ 促進有益菌的生長，進而降低腸道pH值、膽汁酸和氨
■ 當透過細菌發酵時，能產生短鏈脂肪酸，因而減少體脂肪的儲存
■ 即使單獨食用，也可降低其他食物的升糖作用

碳水化合物的質量等級分類，不僅要看上述因素，還包括緩慢消化澱粉的量和食物的營養密度。我們可以使用這個資訊來擬訂飲食計畫，以減少接觸到最高的升糖碳水化合物。

	抗性澱粉（%）	抗性澱粉（%）+纖維（%）		抗性澱粉（%）	抗性澱粉（%）+纖維（%）
黑豆	27	70	糙米	15	20
海軍豆	26	62	傳統燕麥	7	17
扁豆	25	59	全麥麵粉	2	14
去皮豌豆	25	58	義大利麵	3	9
玉米	25	45	馬鈴薯	3	5

資料來源：Bednar GE, Patil AR, Murray SM et al. Starch and fiber fractions in selected food and feed ingredients affect their small intestinal digestibility and fermentability and their large bowel fermentability in vitro in a canine model. *J Nutr*. 2001;131（2）:276-86.

請注意，豆類是最健康的碳水化合物選擇。您可以透過以下作法獲得顯著的升糖（即葡萄糖調節）益處：

■ 用豆類取代其他富含碳水化合物的食物
■ 用更多的綠色蔬菜，生或熟都可以，以及其他低升糖蔬菜
■ 用更多的堅果和種子取代富含碳水化合物的食物

例如，一項兩組對照試驗，讓一組人每天增加1杯豆類的攝入量，另一組則增加等量的全穀物攝入量。增加較多的全麥穀物帶來了明顯的好處，但是增加豆類則帶來了更為顯著的利益，如下表所示。[27]

	全穀類組	豆類組		全穀類組	豆類組
纖維增加（公克／每千卡）	1.9	10.0	三酸甘油酯（mg/dL）	−9	−21
升糖負荷減少	−5	−48	膽固醇（mg/dL）	−2	−9
糖化血紅素HbA1c（%）	−0.3	−0.5	收縮壓（mmHg）	0	−4
體重（磅）	−4.4	−5.7	舒張壓（mmHg）	0	−3
空腹血糖（mg/dL）	−7	−9			

　　除了豆類本身對血糖有利之外，它們的發酵和益生元效應還降低了飲食中其他食物的葡萄糖吸收。這些能降低葡萄糖的好處不僅發生在與豆類一起食用的餐點中，而且後續在不吃豆類的情況下也一樣有好處，就是所謂的「第二餐效應」（second-meal effect）。[28]豆類對於血糖反應有多種好處、能降低體重並具有抗癌作用。

　　在諸多地區和種族中，豆子／豆類被認為是長壽最一致且最可靠的指標。據報導，每天吃豆子每20克（2大匙）可降低死亡率8%。[29]豆子、堅果和種子中含有多種抗癌化合物，包括植酸（phytic）和肌醇五磷酸（nositol pentakisphosphate），在動物研究中已經顯示出它們可以抑制腫瘤的生長、轉移和侵犯，並增強自然殺手（NK）細胞的活性。[30]多吃豆子以取代其他食物，就能有助於改善心血管健康的所有代謝參數。[31]

不再推薦糙米

雖然糙米是全穀物，但我不建議你食用它，因為在美國可以買到的大多數糙米（甚至是有機糙米和野米）都受到大量砷的汙染。砷是許多癌症的致病因子，且會導致心臟病。

美國是世界上最主要使用砷的國家，自1910年以來，已有約160萬噸被用於農業和工業用途。砷酸鉛殺蟲劑已被使用了數十年，而儘管這些農藥在1980年代被禁用，但至今它們仍在農田土壤中殘留不去。在動物飼料中使用其他含砷的成分來預防疾病和促進生長仍然被允許，用家禽糞便製成的肥料也可能導致穀物出現砷汙染。

截至2010年，美國的稻米種植面積，加州約占15%，阿肯色州占49%，其餘的分別在路易斯安那州、密西西比州、密蘇里州和德州。美國中南部地區的棉花生產具有悠久的歷史，數十年來部分為了要抵禦棉子象鼻蟲，讓棉花持續受到含砷農藥的嚴重傷害。由於稻殼很容易吸收砷，因此食用如莧菜籽和藜麥等其他穀物較安全。

IGF-1：主要的壽命調節者

類胰島素生長因子-1（IGF-1）是一種結構類似於胰島素的荷爾蒙。它是一種促進生長的訊號，在兒童時期很重要，有助於大腦發育以及肌肉和骨骼的生長。IGF-1在人類10幾歲和20多歲時達到高峰，然後隨著年齡的增長而下降。源自腦下垂體的生長激素刺激肝臟中

IGF-1的產生。循環中的IGF-1主要由飲食中的蛋白質，尤其是動物性蛋白質的攝取量來調節。與植物性蛋白相比，動物性蛋白質的必需胺基酸含量較高，且生物性更完整，動物性蛋白質增加的IGF-1也比植物性蛋白質還高。[32]高升糖的精製碳水化合物也會提高IGF-1。[33]

動物性蛋白質提高IGF-1的生成與增加癌症死亡之間的關聯，已在科學文獻中得到了充分證實。[34]一個很好的例子是2014年公布的一項研究，該研究花了18年，追蹤了6,000位50至65歲的人其動物性產品的消耗量。[35]研究人員發現，攝取動物性產品熱量超過25%的人，比那些低於10%的人，癌症死亡率增加了4倍。進食動物性蛋白質的群組，在那18年期間的總死亡率增加了75%。

有趣的是，高蛋白質群組的攝取量甚至低於大多數美國人平均攝取的動物性蛋白質攝取量。這意味著，那些採取原始人飲食（paleo）或生酮飲食，也就是鼓勵吃較多動物性蛋白質的人，可能會有更高的癌症發生率。他們其中有許多人的熱量，50%至80%是來自動物性產品。

此外，高蛋白質組罹患糖尿病的風險增加了73倍，中蛋白質組與低蛋白質組相比，罹患糖尿病的風險增加了23倍。高蛋白質組罹患糖尿病的風險在所有年齡都是一致的。

每一個使用硬終點（hard endpoints，如死亡、心臟病發作或癌症）的長期研究都顯示，隨著動物性產品攝取量的增加，早死的情況也增加了。

這個研究是諸多長期研究中唯一使用來自全球天然飼養方式的動物性產品的研究，它聚焦在死亡、心臟病或癌症的「硬終點」，它們

證實了同一件事：攝取大量的動物性蛋白質，就會有較高的IGF-1，加速老化，早死率也較高。[36]高IGF-1與乳癌、攝護腺癌、大腸直腸癌、肺癌以及淋巴瘤的發生率較高有關。[37]在動物性蛋白質中，乳蛋白最可能增加IGF-1；[38]因此，乳製品攝取量增加與攝護腺癌風險增加有關。[39]紅肉和加工肉類與其他常見癌症的風險增加相關。[40]毫無疑問的，這是必須減少動物性產品的攝取以優化健康跨度和壽命的一個重要原因。

為什麼能促進長壽的飲食必須限制或剔除動物性產品？除了動物性食品會使IGF-1提高太多之外，還有其他多個原因。舉例來說，紅肉和白肉中都有致癌化合物，並隨著烹調而提高。這些化合物包括：

■ 花生四烯酸是一種在動物性產品中發現的促炎性脂肪酸，會導致發炎和癌症的形成。[41]

■ 紅肉中存在的血紅素鐵會促進氧化壓力，並透過脂質過氧化作用，促使N-亞硝基化合物以及細胞毒性（cytotoxic）和遺傳毒性醛（genotoxic aldehydes）的形成，增加了大腸直腸癌的風險。[42]「細胞毒性」是指對活細胞有毒，而「遺傳毒性」是指對基因中的DNA分子有毒，會引起突變、腫瘤等。

■ 食用動物性產品所產生的另一種發炎化合物三甲胺氧化物（TMAO），會導致癌症和心臟病。[43]

■ 紅肉和癌症之間的聯繫，被認為主要是由於在烹飪肉類時所形成的雜環胺（HCA）和多環芳香烴（PAH）；但白肉在烹煮時也會產生HCA和PAH。對於加工肉，主要因素似乎是作為防腐劑的亞硝酸鹽，在生產及保存時以及在消化過程中形成稱為亞硝胺（或N-亞硝基化合物）的致癌物。[44]

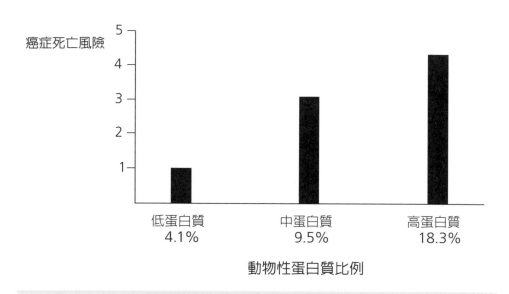

攝取動物性蛋白質與癌症死亡風險

癌症死亡風險

動物性蛋白質比例

低蛋白質
4.1%

中蛋白質
9.5%

高蛋白質
18.3%

資料來源：Levine ME, Suarez JA, Brandhorst S et al. Low protein intake Is associated with a major reduction in IGF-1, cancer, and overall mortality in the 65 and younger but not older population. *Cell Metab*. 2014;19(3):407–17.

　　顯然，紅肉是危險的。世界衛生組織（World Health Organization, WHO）已宣布加工肉具有致癌性，而紅肉則具有「可能致癌性」。[45] 來自10個國家的22位科學家組成的國際癌症研究機構（International Agency for Research on Cancer, IARC）工作小組，分析了超過800個有關人類癌症的不同研究、超過700個關於紅肉的流行病學研究，以及超過400個關於肉類的流行病學研究，得出了有關肉類和癌症的這些結論。

　　然而，許多人仍會懷疑這樣的結果是否意味著即使吃少量牧場飼養的肉類也會增加死亡風險。一項研究特別針對這個問題仔細探討。基督復臨安息日會很值得研究，因為教友中許多人是純素主義者或素

食主義者，有些人則只是偶爾或少量食用動物性產品。基督復臨安息日會健康研究2（Advantist Health Study-2）的結果顯示，即使每天吃少於60公克紅肉的人，其死亡率也會顯著增加，這意味著即使少量吃，仍比完全不吃還糟糕。該研究的作者認為他們得出的結果支持先前的結論。該研究的共同作者和基督復臨安息日會健康研究2的共同負責人麥克奧利奇（Michael Orlich）表示：「我們的發現進一步證實了食用紅肉和加工肉品對健康和壽命產生負面影響。」[46]

食用雞蛋也與攝護腺癌和胃腸道癌有關。與每週吃少於半個雞蛋相比，每周至少吃2.5個雞蛋，與男性致命的攝護腺癌風險增加81%有關。[47]對一項每週食用少於3個、食用3至5個或食用5個以上雞蛋的參與者的44項研究的分析發現，隨著雞蛋攝取量的增加，胃腸道癌（食道、胃、大腸和直腸）的風險也會跟著增加。與不吃雞蛋相比，3組的風險分別增加了13%、14%和19%。[48]雞蛋的膽固醇和膽鹼含量很高，而血液中的膽固醇和膽鹼含量高都與患攝護腺癌的風險增加有關。[49]膽固醇促進了癌症發展時重要的細胞過程，例如增殖和轉移，[50]雞蛋中的膽鹼含量特別高，膽鹼被腸道細菌代謝成促炎化合物TMAO，助長了癌症和心臟病的形成。[51]

雞蛋可能是導致TMAO含量上升最多的食物，但是食用肉類和魚類後，該化合物也會增加，因為富含動物性產品的飲食助長不動桿菌屬（Acinetobacter）細菌的生長，而飲食中的膽鹼和肉鹼要轉化為TMAO時正需要這種細菌，接著，會增加血管中膽固醇的廢棄物、促使高血壓及內皮細胞的發炎。2017年的一項統合分析發現，血液循環中較高的TMAO與心血管疾病風險高出23%和死亡風險高出55%有關。[52]

能延長壽命的飲食具有某些特性，例如純素飲食或動物性產品含量低，且纖維和植物生化素含量高。文獻中證明含有這些保護性植物生化素、可延緩老化和預防癌症的食物包括許多含碳水化合物的植物，例如水果。試圖限制或禁絕碳水化合物的飲食會助長腸道中的壞菌生長，而且具保護性的植物生化素含量也會降得太低。這些限制碳水化合物的飲食不利於增加壽命。

對低碳水化合物飲食（如原始人飲食和生酮飲食）最後致命的一擊，是研究此類飲食對減肥的健康影響進行的大規模調查，並在2018年8月得出了結論。這項研究的作者之一，波蘭羅茲醫科大學（Medical University of Lodz）的馬其伊‧巴納赫（Maciej Banach）說：「我們發現食用低碳水化合物飲食的人過早死亡的風險較大。個體死亡原因的風險也增加了，包括冠心病、中風和癌症。應該避免這類飲食。」[53]

這項研究前瞻性地研究了1999年至2010年美國全國健康與營養檢查調查（US National Health and Nutrition Examination Survey，NHANES）的24,825名參與者之全國代表性樣本。歐洲心臟病學會（European Society of Cardiology）的新聞稿指出：「在平均6.4年的追蹤中，與碳水化合物攝取量最高的參與者相比，攝取量最低的人其全因死亡的風險高出了32%。此外，死於冠心病、腦血管疾病和癌症的風險，分別增加了51%、50%和35%。」[54]

有趣的是，低碳水化合物飲食與總死亡率之間的關係在非肥胖（增加48%）者身上，比肥胖（增加19%）的人更為明顯。擁有正常體重但吃很多動物性產品的人，會早逝。換句話說，這意味著人們透過限制碳水化合物來控制自己的體重，反而付出了失去生命的沉重代

價。這種加劇的危險性令研究人員感到震驚，他們繼續對7項前瞻性世代研究進行了統合分析，含括了447,506名參與者，平均追蹤15.6年，後來也發現避免使用碳水化合物會增加所有原因造成的死亡風險，進一步證實了低碳水化合物飲食和避免食用水果的危險性。[55]

我們總是需要檢視長期的數據來確定飲食法的有效性以及關於它的主張。吃「奶油夾心蛋糕飲食（Twinkie Diet）」可能有短期好處（如果總熱量減少了），但是，如果你在很年輕時就過世，那麼那些好處就毫無價值。顯然，這些流行一時的生酮飲食和原始人飲食，所攝取的纖維、微量營養素和植物生化素減少，造成了嚴重的後果。

● 理想的IGF-1應介於100至160 ng/mL之間

一項美國研究將參與者分成中度及高度攝取動物性產品2組，結果顯示，中年成人的典型IGF-1介於200至250 ng/mL之間。[56]兩項研究比較了採純素食飲食的成年人其熱量約有10%來自蛋白質（不含動物蛋白）與採西方或SAD飲食的成年人其熱量約有17%來自蛋白質（動物性蛋白質含量低於美國人的平均攝取量），發現IGF-1平均為200 ng/mL，素食者的平均是150 ng/mL。耐力跑者的IGF-1平均為175 ng/mL。[57]

在護士健康研究（Nurses' Health Study）中，IGF-1高於207 ng/mL的更年期前女性患乳癌的風險較高。[58]在「醫師健康研究」（Physicians' Health Study）中，一旦IGF-1增加到185 ng/mL以上，攝護腺癌的風險就會大大增加。[59]

從這一切資訊得出的結論是，對於大多數成年人來說，將IGF-1保持在175 ng/mL以下頗為重要，而低於150 ng/mL則更具保護作用。

但是，血清IGF-1含量低於80 ng/mL可能有害，尤其是在75歲以後。在大多數的成年期間限制動物性蛋白以維持相對較低的IGF-1對想要擁有優質健康及更長壽命的人來說，是非常重要的一個目標。

一項統合分析檢視了10項針對IGF-1數值和全因死亡率的研究。作者發現了一個U形曲線關聯，這意味著IGF-1無論是在過低或過高的光譜兩端，都與過早死亡的風險增加有關。[60]最低的風險位於血清IGF-1的第55個百分位數，而愈往兩端則無論是在全因、癌症和心血管疾病死亡率方面，都是提高的。這些數據顯示，對於健康人來說，我們應該將IGF-1的目標定在接近中間，也就是100到160 ng/mL之間。一些主要針對歐洲人進行的研究，試圖為不同年齡段的健康人群定義平均IGF-1的數值。[61]

年齡（歲）	平均血清IGF-1（ng/mL）
21–30	158–230
31–40	135–220
41–50	121–193
51–60	98–150
61–70	85–140
71–80	85–95
81+	85–90

歐洲癌症與營養前瞻性研究（European Prospective Investigation into Cancer and Nutrition, EPIC）指出，血清IGF-1的平均數值約為210 ng/mL，代表這是西方或SAD飲食成年人的典型數值。[62]

75歲之後蛋白質需求增加

老年人的營養需求與年輕人不同，並且需要更多的蛋白質。平均而言，肌肉質量在20至30歲之間達到高峰，接著開始下降。據估計，從30歲到80歲，肌肉質量每10年下降8%，之後每10年下降15%。肌力下降得更快，大約每年3%。[63]老年人需要攝入足夠的蛋白質，並輔以肌力訓練以抵消肌肉流失並防止功能下降和跌倒。

美國對於蛋白質的飲食建議攝取量（RDA）（0.8 公克／公斤身體質量），適合年輕人和中年人。然而，研究指出老年人若依照RDA攝取量，則負氮平衡或大腿肌肉減少——這代表這樣的蛋白質攝取量不足以維持肌肉質量。[64]

這項研究顯示，對於老年人來說，每天攝入的蛋白質量超過1公克／公斤（對於平均75公斤的男性，應超過70公斤）是比較合適的。[65]由於非常健康的飲食者（如植物營養飲食者）老化的速度較慢，因此他們的蛋白質需求直到幾年甚至幾十年後才可能增加。老年人對蛋白質的需求增加，是一個非常漸進的過程，不同的人在不同的時期出現這種情況，取決於他們的健康狀況和老化速度。通常，採用標準西方飲食的人在70歲以後的蛋白質需求會增加，而遵循植物營養飲食多年的人在85歲以後才增加，或甚至不會發生。

這是個重要的議題，因為防止肌肉質量下降並保持大腦功能，有助於老年人避免失能，並繼續獨立生活。事實上，一項於2018年發表的研究針對在12年的追蹤期內完成兩次飲食調查的老年人，評估他們的功能性任務。每天消耗蛋白質超過1.2 公克／公斤的受試者與每天攝入少於RDA 0.8 公克／公斤的受試者相比，更能獨立完成多項任

務，包括步行、上下樓梯、跪下或蹲下，以及提起重物。較高的體力活動度和較低的BMI也有助於獨立完成這些日常任務。[66]

隨著年齡增長，人體產生的生長激素會減少，導致IGF-1降低。對於少部分人來說，隨著年齡的增長，他們充分消化和吸收蛋白質的能力會大大降低，因而使他們難以透過純素食獲得足夠的蛋白質。即使已對素食進行了蛋白質的優化（例如藉由添加蔬菜、豆子、藜麥、大麻、大豆、天貝和地中海松子），這些IGF-1含量過低的人仍可透過將植物蛋白補充劑（例如豌豆和大麻蛋白粉）和／或少量動物性產品添加到日常飲食中，以將IGF-1升高至90 ng/mL以上，以便活得更健康且長壽。

維持老年人的骨量、肌肉量和大腦功能，需要足夠的IGF-1，[67]通常IGF-1在80 ng/mL或更低時，與疾病或死亡風險增加相關。[68]同時，許多老年人的IGF-1高到一個危險的程度，導致他們罹患心血管疾病和因癌症死亡的風險增加。[69]確定我們的循環IGF-1處於光譜的哪個位置，以幫助我們決定隨著年齡的增長該攝取多少蛋白質，一直是很重要的一件事。

攝取蔬菜、種子和豆子可以提供足夠的蛋白質，防止常見於其他植物性飲食者的老年人其IGF-1過度降低的情形（例如高澱粉素食或長壽飲食〔macrobiotic-type diets〕，它們可能無法為某些75歲以上的人提供足夠的蛋白質）。

當需要透過飲食調整來防止肌肉萎縮及IGF-1過低時，我們仍然需要注意動物性產品攝入量增加的危險。應將其使用量降至最低，使其占總熱量的比例低於10%，或僅足以使IGF-1升高至90 ng/mL以

特定食物的蛋白質含量

植物性產品	份量	蛋白質含量(公克)／份
豌豆蛋白粉	30公克	22.1
南瓜蛋白粉	30公克	18.7
毛豆	1杯	18.5
扁豆，熟的	1杯	18.0
天貝	1/2杯	16.8
大豆蛋白粉	30公克	15.8
腰豆，熟的	1杯	15.3
黑豆，熟的	1杯	15.2
豆製義大利麵，熟的	1杯	14.7
鷹嘴豆，熟的	1杯	14.5
大麻蛋白粉	30公克	12.8
大麻籽	1/4杯	12.6
豆腐，硬	1/4杯	11.2
松子，地中海	1/4杯	10.6
南瓜籽	1/4杯	9.7
花生	1/4杯	8.9
奇亞籽	1/4杯	8.6
麥仁	1/4杯	8.2
藜麥，熟的	1杯	8.1
杏仁	1/4杯	7.6
葵花籽	1/4杯	7.3
義大利麵，全麥，熟的	1杯	7.0
豌豆，冷凍	1杯	7.0
芝麻籽	1/4杯	6.4
開心果	1/4杯	6.2
腰果	1/4杯	6.2
菠菜，未煮的	1杯	5.3
燕麥，未煮的	1/2杯	5.3
亞麻籽，磨粉	1/4杯	5.1
玉米	1杯	5.1
巴西堅果	1/4杯	4.8
核桃	1/4杯	4.6
松子，一般的	1/4杯	4.6
白米，熟的	1杯	4.4
全麥麵包	1片	4.0
花椰菜，熟的	1杯	3.7
羽衣甘藍，熟的	1杯	3.5
夏威夷豆	1/4杯	2.7
美洲山核桃	1/4杯	2.5
白肉馬鈴薯，烤的	1杯	2.4
炸薯條	75公克	2.4
蘿蔓生菜	2杯	1.2

動物性產品	份量	蛋白質含量(公克)／份
乳清蛋白粉	30公克	21.1
雞肉，白肉部分，熟的	60公克	17.6
牛絞肉，85%，熟的	60公克	14.7
鮭魚，熟的	60公克	14.4
牛排，丁骨，熟的	60公克	14.1
優格，原味，低脂	120毫升	11.9
蛋	1顆	6.2
牛奶，脫脂	1/2杯	4.1
牛奶，全脂	1/2杯	3.8
冰淇淋，香草	1/2杯	2.3

上。在任何年齡段，即使IGF-1下降得太低，過多的動物性產品也可能會有危險性。

　　動物性蛋白質們與不良的健康後果（如癌症、心臟病和早死）有牢固的聯繫。如上所述，針對大量人口進行的研究顯示，飲食中即使是少量的紅肉也會增加死亡風險。此外，在對照的研究中，植物性蛋白質一向比動物性蛋白質更具健康優勢。**大眾傾向於將蛋白質視為一種「超級」營養素，並努力攝取更多，而實際上，大多數人的飲食中已攝入過多蛋白質。**

　　為了最大程度地降低與動物性蛋白質相關的風險，最好主要利用植物性蛋白質來滿足老年人（以及嚴格訓練的運動員）較高的蛋白質需求。除了定期攝取種子、堅果和豆子之外，添加少量植物性蛋白質補充劑可能有益於老年人優化肌肉蛋白質合成，因而不需依賴動物性產品來作為補充蛋白質來源。

　　植物營養飲食法的設計讓你能攝入足夠的蛋白質。不過更重要的是在75歲以後，我們要食用高蛋白植物性食物，例如大麻籽、葵花籽、地中海松子、毛豆、天貝、水煮乾大豆和其他豆類以及花椰菜等高蛋白蔬菜。對於老年人和其他對蛋白質有較高需求的人來說，現今已可以買到各種植物性蛋白質補充品，例如大麻蛋白、豌豆蛋白和南瓜蛋白，這些植物性蛋白質比動物性蛋白質更健康，大豆分離蛋白可能會過分升高IGF-1。換言之，即使你需要增加蛋白質的攝取量，也不太需要靠動物性產品來達成。

● 減掉50公斤，多發性硬化症痊癒
珍娜・馬歇吉亞尼（Janet Marchegiani）

　　我患有多發性硬化症（MS），多年來必須口服類固醇，我體重超重許多，有高膽固醇和高血壓，後來我出了車禍，出現心律不整的狀況。由於那些針劑、類固醇、其他藥物和MS，我病得愈來愈厲害。我從18歲起就一直是素食主義者，但是當我在當地的公共電視台（PBS station）看到傅爾曼醫師的報導時，我才知道我可以轉換吃更好、更健康的素食。我決定試一試。

　　在13個月內，我減掉了50公斤，並停止服用類固醇。我不再偏頭痛，沒有高血壓，而且在MS方面也沒有其他問題──它消失了。我已經有超過20年沒有感受到如此驚嘆！

　　我父親在與ALS抗爭了21年之後，撒手人寰。看著他的艱辛奮鬥之後，我致力於追求健康和幸福。我遵循傅爾曼醫師的救命建議：我每天吃G-BOMBS（蔬菜、豆類、洋蔥、蘑菇、莓果和種子），以沙拉為餐點，並遵循傅爾曼醫師的植物營養飲食食譜。感謝傅爾曼醫師發展這種健康的生活方式，救了我的命。

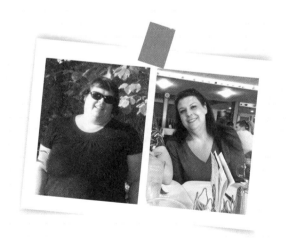

▶▶ 第2章：快速摘要

荷爾蒙，特別是胰島素、IGF-1和雌激素，是決定你老化速度、調節壽命和你罹患癌症（尤其是乳癌和攝護腺癌）風險的主要因素。好消息是，只要遵循植物營養飲食法，就可以使這些自身製造的荷爾蒙達到令人滿意的程度。

植物營養飲食法的第二個關鍵原則是，飲食必須有利於荷爾蒙，以求最大限度地延長壽命。為了防止這些荷爾蒙變得過高而危險，我們必須降低飲食中動物性蛋白質和糖（以及其他甜味劑）的量。

▶ 雌激素

關於雌激素，你該知道的事：

■ 體內多餘的脂肪會刺激雌激素過量生成。

■ 更年期後的婦女，體脂肪是雌激素生物合成的主要來源，必須經由芳香酶介導。芳香酶是一種在人體乳房和其他脂肪儲存區以及某些類型的腫瘤組織中發現的酶複合物。

■ 蘑菇具有天然的芳香酶抑制劑，可抑制乳房組織中雌激素的生成，從根本上降低罹患乳癌的風險。蘑菇最好煮熟後食用。

■ 由多餘脂肪製造出來的發炎環境，會增加芳香酶的活性，進一步升高雌激素的生成。

腎上腺皮質和更年期後卵巢產生的雄性激素透過芳香環轉化酶轉化為雌激素。這可能導致乳房腫瘤中的局部雌激素比血液循環中的量

高出10倍。雖然卵巢是更年期前女性的主要雌激素來源，但如果女性明顯超重，則體脂肪儲存所增加的過量雌激素會進一步升高，因而增加罹患癌症的風險。

▶ 胰島素

胰島素由胰臟分泌，主要功能是供應葡萄糖給身體細胞使用，使其獲得能量。可以說，胰島素為你的細胞「打開了大門」，讓葡萄糖得以進入。胰島素是一種脂肪儲存的荷爾蒙，會阻礙脂肪分解，並將糖轉換成脂肪，導致體重增加。當下列情況發生時，就會出現問題：

- 你身上有多餘的脂肪，因為細胞表面細胞膜的脂肪阻礙了受體，讓葡萄糖難以進入細胞中，稱為胰島素阻抗。這會促使胰臟製造愈來愈多的胰島素。

- 你的飲食含有大量的高升糖碳水化合物、油和飽和動物性脂肪。高升糖食物使得胰島素快速進入血液中，且你的血糖值會飆高，進而促使胰臟製造過多胰島素。大量攝取飽和脂肪破壞了胰島素受體的功能。

胰島素阻抗會增加胰島素的生成並製造更多問題，尤其是發炎和血管新生，進而導致結直腸癌、子宮內膜癌、攝護腺癌和乳癌的風險增加。胰島素阻抗和因此產生的胰臟「排泄物」是導致2型糖尿病的主要因素。高循環胰島素（和葡萄糖）促進脂肪肝和肝及胰臟細胞凋亡（死亡），造成器官功能喪失並加速糖尿病的發展。

▶ 類胰島素生長因子-1

類胰島素生長因子-1（IGF-1）的結構類似胰島素；它是一種促

進生長的訊號，有助於兒童時期的大腦發展及肌肉和骨骼的生長。腦下垂體分泌的生長荷爾蒙刺激了肝臟內IGF-1的生成。IGF-1在青少年及20多歲時到達高峰，之後隨著年齡的增長而衰減。你必須知道：

■ 動物性蛋白質增加的IGF-1數值比植物性蛋白質還多，因為它的必需胺基酸更高，因此更具生物完整性。

■ 高升糖、精緻的碳水化合物也會升高血液循環中IGF-1的數值。

■ IGF-1的數值升高與下列有關：加速老化；乳癌、攝護腺癌和結腸癌以及淋巴瘤的發病率提高；以及較高的早死機率。

▶ 動物性蛋白質、IGF-1和癌症死亡

動物性蛋白質會強化IGF-1的生成與增加癌症死亡之間的關聯，已在科學文獻中得到充分證實。每一個使用硬終點（死亡、心臟病發或癌症）的長期研究都顯示，隨著動物性產品的攝取增加，早死的發生率也增加了。

▶ 老年人的IGF-1水平和更高的蛋白質需求

隨著年齡的增長，人體產生的生長激素減少，導致IGF-1降低。IGF-1數值過低或過高都會導致老年人嚴重的健康問題：過低會導致身體虛弱、免疫系統失調、認知問題和早死，而過高則會增加心血管疾病和因癌症死亡的風險。維持老年人的骨量、肌肉量和大腦功能，需要足夠的IGF-1。老年人需要攝取足夠的蛋白質，並加強運動以抵消肌肉流失並預防功能下降和跌倒。

▶ 滿足較高蛋白質需求時的注意事項

　　為了讓和動物性蛋白質相關的風險降到最低，主要使用植物性來源的蛋白質來滿足較高的蛋白質需求，比用動物性產品還來得好。

　　重要的是，在成年後應限制動物性蛋白質的攝取，以保持相對較低的IGF-1數值。植物營養飲食法中的蔬菜、種子和豆類提供足夠的蛋白質，以防止年幼者和老年人（75歲及以上的老年人）IGF-1降低太多。這是一個重要的議題，因為預防肌肉量下降和跌倒，以及維持大腦功能有助於老年人遠離失能並能獨立生活。

植物的強大力量

　　我希望你在前面所說的內容中，已開始看到了科學的模式。富含重要微量營養素的植物性飲食，可以最大限度地提升我們的日常健康和活力，並延長我們的壽命。植物營養飲食法考慮所有可能導致疾病和過早死亡的潛在健康因素，並提供獨特的解決方案。它擁有科學的支持，且其產出的結果持續令人驚訝。

　　植物營養飲食者老化較為緩慢，壽命也較長，因為他們在生命中的所有階段都採取含豐富微量營養素的飲食。換句話說，植物營養飲食的目標是獲得理想數值且多樣化的微量營養素，同時防止熱量的過度消耗。

　　由於動物性產品和加工食品均不含大量的抗氧化物和植物生化素，所以人們缺乏這些重要的微量營養素的情形非常普遍。為了讓你的新陳代謝順利進行，你不僅需要基本的巨量營養素（脂肪、碳水化合物和蛋白質）作為熱量的燃料，還需要約15種作為輔酶的維生素、約15種酵素裡需要的礦物質、omega-3和omega -6脂肪酸和9種必需氨基酸，加起來大約需要40種物質來維持基本身體機能的最低要求。但是，有數千種能延長壽命的植物生化素，其中許多還是新發現的。沒有一種化合物是生命必不可少的，但是養分的充分協調和植物生化素的暴露對於長壽健康卻是至關重要。這帶領我們進入植物營養飲食法的第三個原則。

植物營養飲食法的第三個原則

為了使健康最佳化且壽命最大化，需要好好地接觸人類所需的所有巨量營養素和微量營養素，這就是所謂的綜合營養充足（CNA）。

持續健康需要微量營養素。就是這麼簡單。實際上，每種代謝途徑在各種微量營養素存在的情況下，都能更好地發揮作用。缺乏微量營養素可能不會嚴重到引發立即的臨床症狀，但長期下來，攝入不足會導致老化相關疾病的風險增加。由於美國人對水果、蔬菜（尤其是綠色蔬菜）、豆子、堅果和種子的攝取不足，因此實際上每個美國人都或多或少缺乏這些保護性營養素。

缺乏營養多樣性會影響我們的DNA。若研究在營養不足的環境中的人體細胞，會發現DNA損傷增加。[1]例如，全世界普遍存在的維生素B12缺乏症不僅會導致貧血和神經損傷，還會損害我們細胞的DNA。[2]同樣的，長期缺乏葉酸的人其DNA的損傷相當於每年允許的游離輻射暴露量造成的損傷的10倍。[3]換句話說，缺乏蔬菜和豆子（高葉酸食物）的飲食，對我們的DNA的影響就類似於吸菸或輻射暴露。

如圖表所示，即使廣泛使用綜合維生素和礦物質補充劑，美國人仍面臨維生素和礦物質攝取不足的問題。

● 減重45公斤，逆轉冠狀動脈疾病、視網膜血管阻塞及第四期黑色素瘤
史考特・麥克連（Scott MacLean）

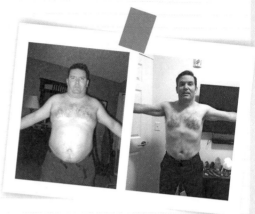

　　我在癌症治療中心的醫生會驚訝地知道，我不只超過了他們說的5年存活期，而且在8年後的現在，我已經從第四期黑素瘤中恢復，擺脫了癌症。如果知道我透過植物營養飲食法逆轉了嚴重的心血管疾病、淋巴水腫、視力喪失、陽光過敏、高血壓和跟腱炎，他們會更加驚訝。

　　我從小到大的飲食，含有大量肉類、麵包、乳製品和馬鈴薯，每一餐之後一定要有甜點。我在學生時期身材很好，也很活躍，但是隨著時間的流逝，不健康的飲食給我帶來了負擔。到我30多歲的時候，體重已經飆升到125公斤以上。我患了嚴重的跟腱炎，且我有睡眠障礙。此外，由於視網膜血管阻塞，我的左眼視力喪失了8成，需要對眼睛注射藥物。我的血壓很高，並因阻塞性冠狀動脈疾病接受了心臟繞道手術。然後我被診斷出患有癌症：第四期黑色素瘤。

　　我接受了4次手術，切除了多個淋巴結。手術後的預後是我未5年的存活率只有25%。我的身體因淋巴水腫而腫脹，使我的左側身體失去了知覺。我也不能出門，因為我對陽光極度過敏，即使使用SPF 110的防晒霜，我的皮膚仍然會嚴重灼傷。我知道我的生命危在旦夕，且意識到傳統的醫療手段無法為我提供解答，也無法為我急迫的需求提供幫助。

　　我感到既孤獨又恐懼，以為自己要死了。我拚命尋找治療方法，嘗試了多種飲食法、淨化法和斷食，但沒什麼效果。然後有一天，我瀏覽了網站，發現了植物營養飲食法及它的益處。一開始我很懷疑，但決定死馬當活馬醫，結果令我感到驚訝且開心。

在幾個月內，這種新的生活方式逆轉了我的每個健康問題。體重開始消失，一年之內，我從超過125公斤降到82公斤，且這個體重一直維持到現在。我的跟腱炎也不見了，在這之前我幾乎無法走路，現在我可以跑步且不會有任何症狀。我失去的視力也恢復了，這讓我的眼科醫師困惑不已，但我很開心我能再度看見了。

更奇特的是我的高血壓和心血管疾病的逆轉。我的冠狀動脈阻塞現在100%清除了，這令醫師和放射科醫師驚訝不已。我的淋巴水腫也解決了，左臂和身體左側的所有感覺都恢復了。

我健康方面最顯著的變化，是我從第四期黑素瘤中痊癒。癌症已經完全消失，我很確定癌症中心的醫生和工作人員都認為我現在已經死了。如果我照著他們的治療建議，我肯定死了。

幾個月後，我的陽光過敏消失，睡眠障礙也沒了。我現在睡得像嬰兒一樣，其他所有的小病小痛也都不見了。

自從成為植物營養飲食者以來，我「開除」了我所有的醫生和物理治療師。他們都曾多次與我聯繫，非常努力地想要說服我繼續吃藥並回去接受更多療程，他們甚至提議幫助我參加藥物試驗。但是我親眼目睹了植物營養飲食法的驚人治療功效，我有禮貌地拒絕了他們的治療，且停止接聽他們的電話。最後，他們不再打電話給我了。

自從開始進行健康轉變以來的這幾年，我與自然建立了緊密的連結，而且我也渴望傳播這樣的信息：植物營養飲食型態的健康益處深刻且深遠。在良好土壤中成長的植物，有療癒及光的能量。一旦你利用了它，植物性能量對我們身體的力量將是無窮的。

我把這個救命的訊息與親朋好友分享。我的母親患有嚴重的紅斑狼瘡，採取了植物營養飲食法，結果病康復了，她還恢復了行走的能力，精力也恢復了。我的妻子索尼亞（Sonia）也改用這種飲食方式，她體重減輕，感覺棒極了。

對於想開始植物營養飲食的人，我有一個簡單的建議：做就對了。我告訴人們：「擁抱植物，甩掉體重！」

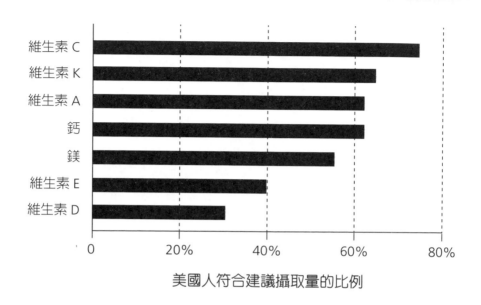

美國人維生素及礦物質的攝取量不足

美國人符合建議攝取量的比例

資料來源：Fulgoni VL, Keast DR, Bailey RL, Dwyer J. Foods, fortificants, and supplements：where do Americans get their nutrients? *J Nutr.* 2011;141:1847-54.

　　十多年前，布魯斯・艾姆斯（Bruce Ames）博士首先提出了分流假說（triage hypothesis），該假說指出，即使微量營養素只有輕微的不足，也會縮短人的壽命。[4]面臨營養不足的情形時，人體會使用任何可獲得的營養素，來確保最基本及最迫切的新陳代謝功能能優先獲得能源。如果沒有所需的營養素，身體會放棄長期健康，以確保短期的關鍵功能得以運作。當我們的維生素或礦物質的儲存受到限制時，我們的身體會優先考慮維生素最基本和最直接的功能——就像急診室的醫師透過檢傷分類來決定哪些患者最需要立即關注。身體一直都在支持長期保護功能下的生存和繁殖，隨著時間的流逝，這種優先

次序會損害我們的長期健康和壽命。當營養不足時，為了即時需要，只好犧牲長期生存蛋白（survival proteins）和幹細胞的穩定和維持。這意味著維生素和礦物質不足的外溢效應（outward effect）直到我們老了才會被看見，但可能比一般認為的更為危險。

營養不足會導致DNA損傷和粒線體功能障礙。粒線體是在細胞中發現的胞器（organelle），可幫助處理來自細胞的營養並將其轉化為能量。維生素A、C和E、葉酸、菸鹼酸、維生素B6、生物素、鈣、鐵、鎂和鋅的量不足，都與DNA損傷或染色體斷裂有關，而這可能導致嚴重的問題。[5]營養不足還會導致粒線體衰變（mitochondrial decay）。粒線體衰變包括氧化物的增加以及對粒線體膜和DNA的氧化損傷，這種現象隨著老化而出現，並導致與老化相關的疾病。例如，鎂不足會導致粒線體DNA損傷。大多數維生素B群以及鋅、鐵和銅，對於粒線體中血紅素的合成至關重要，而粒線體中的血紅素合成對於產生能量的粒線體反應更是必要。

當營養缺乏時，人體會先對營養進行篩分，決定哪些營養對於維持生命的生理功能和繁殖最為重要；它會停止對增加壽命的細胞DNA和蛋白質的調節和修復。如此一來，就為形成慢性病和加速老化，尤其是DNA斷裂的發展奠定了基礎，這可能導致癌症。[6]然而如果有足夠的必需營養素供應，那麼短期和長期健康都可以兼顧。

過去，我們認為只要攝取足夠的必需營養素，其他所有營養素都能從這些必需營養素構成，維生素缺乏導致了一些原發性疾病，例如壞血病、糙皮病和腳氣病，如果這種缺乏的情形不加以糾正，就會出現很多問題。不過，現在我們知道有許多微量營養素存在著亞臨床缺乏（subclinical deficiencies）的問題。對大多數人而言，這種微量營

養素的缺乏不致於嚴重到造成立即的症狀或死亡，但會隨著年齡的增長而加速老化並影響我們的生活。

2009年，艾姆斯及其奧克蘭醫院兒童醫院研究所（Children's Hospital Oakland Research Institute）的團隊發表了一篇文章，探討了分流理論，並提出了以下問題：微量營養素不足與衰老疾病有關嗎？[7]首先，他們指出艾姆斯針對微量元素的分流理論確實是正確的。其次，他們清楚地指出，針對當前維生素K攝入量的建議是需要增加的，才能預防心臟病、骨質疏鬆症、動脈和腎臟鈣化甚至癌症。維生素K在羽衣甘藍、寬葉羽衣甘藍和菠菜等深綠色植物中含量非常多；它在大多數複合維生素中僅少量存在。很簡單，如果你不吃綠色蔬菜以攝取足夠的葉酸和維生素K，就健康而言，就好像你暴露到了輻射一樣。SAD嚴重缺乏維生素K，每日參考攝取量（RDI）也都太低了。為期4週的植物營養飲食菜單，平均每天攝入的維生素K為1400 mcg，是RDI 120 mcg的10倍以上。

總而言之，你經常食用的食物應含有人類一生中賴以生存的所有營養素的最佳含量。因缺乏而導致慢性病和過早死亡，主要是缺乏綠

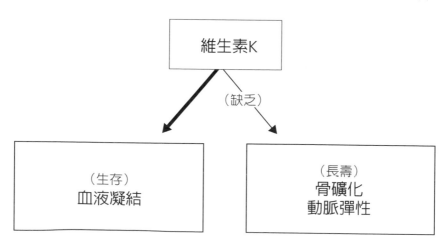

色蔬菜和其他彩色植物中的抗氧化劑和植物生化素的結果。如果我們想要更長壽和更健康的生活，多吃各種顏色的植物和蔬菜可能是我們所能做的最簡單的事情。

純素食的疑問：某些營養補充品是重要的

如果飲食不適當，那麼富含天然植物的飲食會造成健康問題。儘管純素食可能是對延長壽命最有利的飲食，但由於缺乏容易從動物性產品中獲得的有利營養素，例如維生素B12、鋅和二十二碳六烯酸（DHA）等，因而存在一些弊端和風險。這三種微量營養素的缺乏或是長期不足都會危及生命。

如果你因為缺乏維生素B12而喪失大腦功能或無法行走，那麼所有的羽衣甘藍和野生莓果也不會為你帶來什麼好處。當飲食中包含較多的全植物食物和較少的動物性產品，可能就會增加維生素B12、鋅和DHA的含量不足的風險。這點對於某些人而言確實特別明顯。當只是食用少量動物性產品時，這些微量營養素攝取量欠佳的情形仍可能會出現。唯有了解營養不足的風險，並注意這些不容易從植物取得的少量但必需的營養素時，我們才能從植物性飲食中充分受益。

植物營養飲食法包括多種具保護能力的植物性食品，可提供全方位的植物生化素。它還包括了補充品的成分，以確保所有營養成分都處於最佳配置，進而優化健康狀況，並防止即使並非嚴重的慢性營養缺乏卻也可能導致的嚴重後果。

● 鋅幫助我們在老化時對抗肺炎

尤其對於老年人而言，諸如肺炎等感染是導致生病、住院和死亡

的原因，然而這是可預防的疾病。肺炎是由細菌、病毒或黴菌引起的肺部感染，流感是病毒性肺炎的常見原因，在某些情況下可導致細菌性肺炎，流感和肺炎並存是65歲及以上的成年人第七大死亡原因。[8]

在我們70多歲、80多歲和90多歲時，進行營養照護以強化免疫系統變得越來越重要，因為隨著老化，免疫功能會下降，使得流感和肺炎的威脅變大。對於大多數吃SAD的美國人來說，在60至65歲左右開始，減弱的免疫功能會增加我們對肺炎的敏感性、提高併發症的風險以及恢復所需的時間。免疫力下降也會增加患癌症的風險。

研究指出，維持充足的鋅攝入量對於預防老年人的肺炎尤為重要。[9]這是一個重要的考慮因素，因為植物性食物中所存在的抗氧化劑，也就是植酸，限制了植物對鋅的吸收，因此豆子和蔬菜內的鋅只有大約20%被人體吸收。因此，即使植物性飲食含有能滿足人體的鋅，但它所提供的含量仍然不夠，而且隨著老化的吸收能力進一步降低，可能會使逐漸老化的純素者面臨更高的風險。[10]

鋅在體內具有許多不同的功能。它驅動數百種化學反應，降低氧化壓力，透過穩定蛋白質來發揮結構性作用，並調節許多基因的表達，它也是神經遞質釋放、胰島素組合和分泌所必需的物質。[11]鋅對於DNA合成和細胞增殖不可或缺，因此高度增殖的細胞（如免疫細胞）須倚賴鋅的充足供應。此外，鋅的缺乏會損害巨噬細胞、嗜中性白血球、自然殺手細胞、T細胞和B細胞的生長或功能。[12]簡而言之，鋅在人體中扮演關鍵角色，我們必須確保終生都能維持足夠的量。

免疫系統隨著年齡的增長而下降的特徵，與缺乏鋅的狀況相似，這意味著鋅數值的下降可能是與年齡相關的免疫功能下降的主要因

素，對於完全遵照植物性飲食的人來說，對鋅的需求估計會高出約50%。另外，其他的礦物質也會干擾鋅；鐵和鈣與鋅競爭吸收，銅與鋅會競相與人體細胞內的蛋白質結合。[13]幾項研究發現，老年人體內普遍缺乏鋅；美國只有不到一半的老年人攝取足夠的鋅。[14]

一項針對住在療養院中的老年人的研究顯示，血清鋅含量正常的人與鋅含量低的人相比，肺炎的發生率較低，需要的抗生素劑量是後者的一半。[15]數個營養補充的研究指出，改善老年人的鋅狀態，可改善免疫系統功能及對感染的抵抗力。在2007年發表的一項研究中，與年輕成年人相比，55至87歲的成年人血漿鋅含量較低，氧化壓力和發炎指數較高。一半的受試者服用了鋅的營養補充品12個月，另一半的人則服用了安慰劑，服用鋅那組的呼吸道感染率及發炎指數和氧化壓力都低於安慰劑組。[16]

如前所述，肺炎是老年人過早死亡的主要原因，但其實它很大程度上是可以預防的。吃植物營養飲食，因為它具有多種可支持免疫功能的植物生化素，可減緩老化過程並改善免疫功能，降低發生肺炎和其他感染的風險。然而，透持足夠的鋅含量是有價值的輔助手段，可透過進一步促進免疫系統的最佳功能來幫助預防日後的死亡。

鋅有助於預防情緒失調。一項針對17項測量鋅濃度的研究所進行的統合分析顯示，抑鬱症患者的鋅濃度平均比對照組低1.85 mmol/L，抑鬱症嚴重程度越高，與鋅的缺乏越多有關。[17]因此，鋅是所有遵循健康的植物性飲食的人，一個要重要的營養素，對老年人而言更是如此。

● 魚和長鏈Omega-3脂肪酸

「健康老化」是指在沒有慢性疾病或認知和身體機能障礙之下變老。儘管關於魚類中omega-3脂肪酸對健康的影響之研究存在一些混亂和分歧，但絕大多數證據顯示，長時間在血液中測得較高含量的EPA（長鏈二十碳五烯酸）和DHA（均為omega-3脂肪酸）含量較高，與不健康的衰老和大腦功能下降的較低風險有關。

於2012年發表的一篇回顧和統合分析，「評估了補充omega-3營養品對主要心血管的結果中的作用」，但發現「沒有明顯的效益」。[19]甚至一個更大的2018年的回顧分析也大致相同，指出心臟病患者服用魚油補充劑其優勢並不顯著。[20]看到這些研究的結果以及大規模隨機VITAL試驗（**VIT**amin D and Omeg**A**-2 Tria**L**）的結論，在素食主義者社群中馬上有許多人喊道：「魚油**不能**預防心臟病發作。」但是，這些研究的主要研究者解釋說，結果很複雜，而且並非像研究所顯示的結果那樣。[21]實際上，它指出即使僅對受試者進行了5年追蹤，2,000 IU的維生素D確實可以減少癌症死亡，它還顯示，omega-3魚油確實能減少少吃或不吃魚的人患心臟病的風險。營養補充劑僅對攝入足夠EPA和DHA的人產生微不足道的效應——正如我們所預期的。如果你已從魚類中獲得這些營養，那麼額外的營養補充品對你的健康幾乎沒有影響。

如果我們觀察在VITAL研究中未吃大量魚的非裔美國人，則與服用安慰劑的人相比，服用營養補充品的人其心臟病發作率降低了77%。在整個研究人群中，每週吃魚少於1.5份的人，心臟病發作降低了28%，而所有心血管事件（包括中風）的風險降低了19%。我們不應該期望omega-3補充劑對那些多吃魚的人有益，因此結果實際上

並未證明有什麼特別之處，他們也不認為示補充DHA和EPA像一般宣稱那樣毫無價值。

但是，這個效益仍然需要調整並深入探討。SAD會導致心臟病發作和過早死亡。服用魚油、阿斯匹靈甚至他汀類藥物並不會改變這種狀況；我們仍然會看到很多倚賴SAD的人出現心臟病發作和中風。我們必須面對一個現實：我們的飲食品質其力量太過強大，以致於無法克服吃著不健康飲食卻又吃藥所帶來的影響。

所有關於長鏈omega-3脂肪酸DHA和EPA相互矛盾的研究都有助於深入分析。請記住，這些研究並不只能識別和治療被發現缺乏DHA的人，而是每個人。我對數百項此類研究的細節做了深入審查，發現長鏈omega-3脂肪酸缺乏或過量，都可能有害。

「飲食和心絞痛隨機試驗」（Diet and Angina Randomized Trial, DART-2）在2003年發表後，補充魚油首次被認為可能不是一個好主意。這是多年來對心臟病患者的第一項有關魚油的研究。該研究將3,114名年齡在70歲以下且患有心絞痛的男性隨機分為以下4組：

1. 被建議每週吃2份富含油脂的魚，或每天服用3粒魚油膠囊（3公克）者，

2. 被建議多吃水果、蔬菜和燕麥者，

3. 同時被給予上述兩項建議者，以及

4. 沒有受到特殊飲食建議的人。

3到9年後確定死亡率。研究人員認為，被建議要多吃水果和蔬菜的組別並未遵照指示，因此沒有對飲食進行足夠的修正以使結果有

效。被建議多吃些魚和服用魚油的組別有遵照指示，發現該組的死亡風險增加了25%，心因性猝死的風險增加了50%以上，[22]也發現到在給予魚油膠囊的組別中，風險大幅提高。每天3公克魚油是個很明顯的問題——那可是很大量的魚油啊！

魚油的一個問題是，它很容易受到氧化破壞或酸敗，而且某些營養補充品含有更多的汙染物。另一個問題是很多人推薦的魚油補充品量很大，例如本研究中那樣。我對所有關於此議題的研究所做的檢視，以及在這些研究之中發現的巨大差異顯示，接觸一些魚或少量魚油似乎可以帶來好處。然而，當你開始服用高劑量（每天超過1公克）魚油的那一刻起，問題似乎就爆發出來並抵消了許多好處。

看來缺乏長鏈omega-3脂肪酸EPA和DHA對健康壽命沒有幫助，但過多也可能不利。不過請記住：某些補充品成分過量會有風險，並不意味著我們允許並接受它們的缺乏。當我們辨識出缺乏的人群時，營養補充品明顯變得有益。

思及2013年發表的一項研究，我認為它是評估DHA和EPA足夠性的風險和益處的最佳方法之一。[23]該研究評估了2,692位70至80歲之間的人的死亡風險，追蹤他們血液中有益脂肪酸的指數。這些人沒有心臟病史，其總死亡率以及致命／非致命性心臟病發作和中風已追蹤了16年。這項研究特別有用，因為它倚賴血液檢測來確定DHA和EPA的數值，而不僅僅是自陳式的飲食史。該研究得出的結論是，血液中的omega-3 EPA和DHA較高，與較低的總死亡率，尤其是因心臟病而死亡的比率相關。結果是最高的五分之一人口的壽命延長了兩年以上。

另一項 2013年的研究證實了這個發現，那就是充足但不過量的EPA和DHA對壽命有益。[24]在多種族的世代研究（白人、西班牙裔、非裔美國人和華裔美國人）中，檢測了2,837名美國成年人的血液數值和飲食攝取，並在接下來的10年中，對他們的心血管疾病、死亡和中風進行了監測。這項變數控制分析發現，飲食和血液循環中的EPA和DHA數值均與心血管疾病呈現負相關。

結論再清楚不過。我們需要長鏈omega-3脂肪酸EPA和DHA，但重要的是要認知到，數值太低或太高，都可能使我們處於心血管疾病風險增加的情境中。在多數情況下，確定其安全且有益數值有其必要性，人體所需的其他營養素也一樣。

理想的是使用相對較低劑量（例如總計200至300毫克）的藻類DHA和EPA營養補充品，以防止不足，並防止自己接觸到可能存在於魚和魚油中的環境汙染物。

● 脂肪酸缺乏，失智症和憂鬱

即使純素食者罹患心臟病的風險極低，甚至比某些採取植物營養飲食的人還低，但仍然存在因缺乏脂肪酸而導致的憂鬱和失智症的潛在風險，尤其是如果不補充這些omega-3脂肪酸而長期處於低數值的EPA和DHA時。[25]

有十幾項流行病學研究報告指出，長鏈omega-3脂肪酸數值降低與年齡相關的認知下降或失智（例如阿茲海默症）的風險增加相關。[26]DHA促進神經組織的生長和維持，並能改善認知。在動物模式中，充足的DHA可防止阿茲海默症中常見的類澱粉蛋白堆積，最關鍵的是，一項針對婦女健康促進計畫（Women's Health Initiative）參與者

的研究顯示，在首次DHA測量8年後評估發現血中DHA指數較低的婦女，大腦萎縮隨著老化而增加。[27]大腦中海馬迴部位在記憶上扮演重要角色，通常在出現阿茲海默症的症狀之前就開始萎縮。研究發現，最低四分位數（quartile）與最高四分位數相比，當omega-3指數（紅血球EPA加DHA）低的時候，大腦的這個部位特別容易萎縮。最低四分位數的平均指數為3.4%，最高四分位數的平均指數為7.5%。

考慮到大量未補充的純素食者表現出omega-3 指數的不足，這點尤其令人擔憂。在這個研究中，166名健康的純素者其DHA-EPA數值範圍很廣，而且這個數值與他們飲食中攝入的短鏈omega-3含量無關。[28]這意味著來自亞麻籽和核桃的更多 α-亞麻酸（ALA，一種植物性omega-3脂肪酸）並未轉化成更高的EPA和DHA，顯示最主要的差異主要是歸因於轉化酶的遺傳差異。

純素食者中有很大一部分的數值低於3%（如圖所示），顯示到了晚年大腦存在嚴重的損害風險。這項研究還指出，低劑量藻類補充

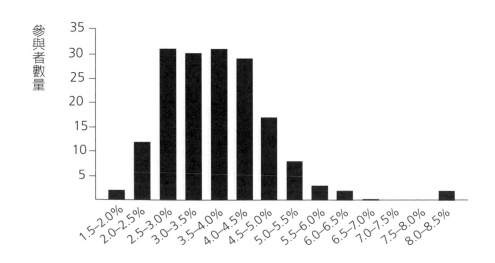

純素食者的Omega-3指數

參與者數量（縱軸，0–35）

橫軸：1.5-2.0%、2.0-2.5%、2.5-3.0%、3.0-3.5%、3.5-4.0%、4.0-4.5%、4.5-5.0%、5.0-5.5%、5.5-6.0%、6.0-6.5%、6.5-7.0%、7.0-7.5%、7.5-8.0%、8.0-8.5%

劑僅254毫克（EPA82毫克和DHA172毫克），就足以使後續血液檢測的omega-3指數結果趨於正常。

有些吃純素飲食的人未能因而長得健壯，在我治療這些純素者30多年的臨床經驗中，反覆證明了這些人缺乏DHA和EPA，會導致抑鬱或抗焦慮藥物性抑鬱（anxiolytic depression）的人。這些觀察結果與抑鬱症患者的EPA和DHA數值通常較低的研究結果一致。[29]與健康對照組相比，抑鬱症患者的DHA缺乏與焦慮和抑鬱症有關，在重度抑鬱症患者中常會觀察到低的omega-3脂肪酸狀態，可能會降低某些抗抑鬱藥的效果，[30]補充DHA和EPA（尤其是EPA）已被證實對抑鬱症患者有幫助。[31]

其他常見的營養缺乏可能會增加罹患抑鬱症的風險。維生素D（也存在於魚類中）最好以25-羥基維生素D血液測試（25-hydroxy Vitamin D blood test）來測定，若數值低，可能加劇失智和抑鬱症的風險，而且與整體認知功能下降和4年內大幅下降有關。在一項研究中，25-羥基維生素D數值高於30 ng/mL的患者顯示無明顯下降，數值20至29 ng/mL的患者顯示中度下降，而數值低於20 ng/mL的患者則顯示嚴重下降。這些發現在另一項研究中也幾乎完美符合。[32]

植物營養飲食法是有效的，因為它以最新科學為基礎，且可以迎合每個人的不同需求。我們必須注意這些因素，以確保倚賴促進長壽飲食建議的人不會遭受不可挽回的記憶和大腦功能喪失。我看到許多病患採取健康飲食，並遵循飲食指導者的建議，但他們體內這些重要營養素指數仍然很低，其中一些人還發展出危險甚至是不可逆的腦部疾病，數千人則處於不必要的風險中。

● 減重38公斤，現已擺脫糖尿病及甲狀腺疾病

蘇珊・瓦特思（Susan Walters）

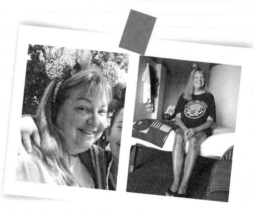

我是一個演講教練，總是口若懸河，但在2016年被診斷出2型糖尿病令我無言以對。在52歲時，我的體重119公斤，BMI為36，在獲得診斷之前已有很長一段時間總是感覺很糟。我有高血壓，一直都覺得口渴，而且感到腦霧和胸悶。最後我去看了醫生，他確認了一個壞消息：我患有2型糖尿病，血紅蛋白A1c（HbA1c）為8.9%，還患有甲狀腺疾病，甚至可能有心臟病。接下來發生的大部分事情變得一片模糊。

我說不出話，開始哭。靠著僅存的一點意識，我聽見醫生對我下指令：我必須定期刺破手指測血糖，開始吃這種藥和那種藥，而且吃一輩子。但是我沒有專心聽，我能想到的只有我是否會失明或被截肢，會不會心臟病發作或中風，或者其他與糖尿病有關的狀況。我感覺自己就像在一場噩夢中。

即使在這種恐慌中，我也意識到這個診斷是一輩子累積而成的。我成長於芝加哥的郊區，過著典型的美國式童年，生活中充滿著SAD。早餐通常是甜玉米片、烤麵包、煎餅、雞蛋或燕麥片；午餐通常是三明治，裡頭有肉、奶油和乳酪，然後配洋芋片。晚餐幾乎總是肉和馬鈴薯，偶爾會吃點披薩。甜點和甜食不僅是我餐點的一部分，在我家，生日、得到好成績和表現良好，慶祝時一定有冰淇淋。巧克力冰淇淋、巧克力醬、巧克力豆，這些零食是我日常飲食金字塔的一部分。

這個糖尿病的診斷迫使我採取行動。是我讓自己陷入這種情況的，因此我下定決心脫離。我離開了醫生的診間，直接前往書店，果

決地走進健康叢書區。我在那兒找到了傅爾曼醫師的著作《這樣吃！糖尿病消失了！》，書裡的知識可以改變我的一生。我不只能治療我的糖尿病，我甚至可以逆轉它，可以擺脫它！我徹底閱讀了該書，並了解為何食用正確的食物可以完全改變我的健康狀況。因此，我完全遵照傅爾曼醫師所說的一切來做。

我專注在自己身上，改變了生活方式；我對植物營養的食譜和飲食計畫照單全收。我每週將肉類消耗量降低至180公克，並在飲食中添加了豆子、堅果、種子和更多的綠色蔬菜。我也吃洋蔥、蘑菇和莓果。我開始每天走路運動。我在3個月內減掉了將近15公斤！在這3個月結束時，新的血液檢查顯示我的HbA1c顯著下降至5.8%，我已經沒有糖尿病了！從那時起，我變得愈來愈健康，體重更輕了；2年後的現在，我已經減掉了38公斤，還擺脫了7種藥物。

現在我不僅沒有糖尿病，甚至連糖尿病前期都稱不上！我所有的症狀都消失了！我的血壓正常，甲狀腺正常，感覺很好。腦霧和胸痛已消失。我和我丈夫可以整夜安睡，我可以跟上我的孩子們，而且充滿精力。我對每個人更加有耐心，生活真的很開心。

我的丈夫傑夫和我們的兩個女兒：15歲的珍娜和11歲的潔西卡，也接受了這種令人驚奇的健康飲食方式。這對我們尤為重要，因為潔西卡是白血病倖存者。我確保每天都將抗癌超級食品G-BOMBS納入我們的餐點中，我們很開心地嘗試去尋找新的不同方法來做飯。現在我們吃得很健康，我們所有人都感覺好多了，也更快樂了。

我計畫利用自己的演講技巧，把這種美好的生活方式盡可能地與更多人分享。我想告訴他們：你會喜歡自己的感受。你**可以**控制自己的健康。你放入體內的物質**真的**很重要。食物就是藥物。如果我能做到，你也可以！

● 為何有些純素飲食會失敗？該如何解決問題？

最能有效逆轉心臟病的飲食方式是純素飲食或近純素飲食。但是我們必須確保，在對抗熱量過多攝取和動物性產品過度消費的英勇戰役中，我們不會忽略純素飲食的潛在營養風險。從廣泛的研究和臨床經驗中可以明顯看出，應特別關注極低脂的純素飲食（不包括堅果、種子以及omega-3營養補充品）。這種飲食方式並不是人類自然遺傳下來的，世世代代以來從未有人追求這種飲食。將其推廣成所有人的「完美」飲食，可能會導致兒童無法茁壯成長，且對孕婦和哺乳期的婦女可能也不安全，進而增加產後憂鬱的風險。再者，不補充營養品的純素飲食會增加罹患嚴重抑鬱症和晚年失智症的風險。此外，如「基督復臨安息日會健康研究」和其他前瞻性研究所示（請參閱第7章），這樣的飲食會令患有晚期心臟病的人增加心律不整的風險，進而危及性命。

當我們面臨具爭議性或確定性不足的研究時，必須始終謹慎行事。在營養科學領域，很少有能100%確定的事物，我們永遠需要在保守的框架內以及廣泛的臨床經驗中，考慮「證據優勢」。（註：the preponderance of the evidence，作為民事案件的證明標準，指比相反的證據更有份量、更具說服力的證據，即證據所試圖證明的事實，其存在的可能性大於不存在的可能性。證據的優勢不一定取決於證人人數的多寡，而是指證據的份量、可靠程度和價值。）

30年來我忙碌於臨床實務，以符合純素飲食族群和尋求健康者的需求，因而對這些問題有些不同的看法。許多人在吃純素出現問題後就找上了我，我已與其他有相似實務經驗的醫學專家進行了交流，他們提出了相似或相同的發現，揭示了未經適當補充品以確保營養充足

的純素飲食，會有一些潛在風險，我們發現最有可能引起問題的是缺乏維生素B12、鋅、碘、DHA-EPA和維生素D。

當然，維生素B12是純素食或近純素食者或當我們老化時，所應利用的最重要營養補充品，但是確保飲食中的碘來源也很重要，因為我們許多人不使用碘鹽也不常吃海菜。

我們必須轉而尋求對當今科學的清晰、公正評估，並結合對各式各樣個人需求的評估，以確保良好的飲食和健康結果。植物營養飲食法正是為了確保所有人的最佳狀態和安全，而發展出來的方法。

▶▶ 第3章：快速摘要

遵循植物營養飲食的人老化得較慢且較長壽，其原因有兩個：首先，他們的飲食在生命的各個階段都含有足量且多元的微量營養素；其次，植物營養飲食者攝取大量的微量營養素卻不攝入過多的熱量。

▶ 植物營養飲食法的第三個原則

飲食中必須包含人類為了最大化健康和壽命而需要的所有巨量營養素和微量營養素，這就是綜合營養充足（Comprehensive Nutrient Adequacy, CNA）。

由於構成大部分SAD的動物性產品和加工食品缺乏足夠且重要的微量營養素，因此吃這種飲食的人幾乎總是缺乏抗氧化劑和植物生化素。人類需要足夠的巨量營養素（熱量）加上大約40種微量營養素以

讓新陳代謝正常運作，長期缺乏不可避免地會導致與老化相關的疾病風險增加。

▶ 分流假說

「分流」是根據需求的緊迫度和可用資源以確定醫療順序的過程。在2006年，布魯斯・埃姆斯（Bruce Ames）博士提出了分流假說，以描述人體對營養不足的反應。當營養不足時，身體會預先選擇立即的生存而忽略長期的健康，基本的生理功能和生殖需求會被優先考慮，而目前雖不那麼重要但影響長期健康的過程，只能獲得較少的資源。

▶ 飲食組合的重要性

採取包含人類賴以為生的一切必需營養素且確保其擁有最佳含量的飲食是必要的。儘管如果適當地補充營養品則純素飲食可能是最有益於壽命的飲食，但缺乏動物產品中容易獲得的有益營養素如維生素B12、鋅和DHA卻可能造成嚴重風險。植物營養飲食法明智地使用營養補充劑，以確保所有營養素均以適當的量包含在內。

▶ 鋅的作用

鋅驅動人體內數百種化學反應，減少氧化壓力，透過穩定蛋白質發揮結構性作用，並調節許多基因的表達。鋅對於神經遞質的釋放以及胰島素組成和分泌也是必需的。它對於DNA合成和細胞增殖至關重要，因此，高度增殖的細胞（例如免疫細胞）必須依賴鋅的充足供應。鋅指數的下降可能是與老化相關的免疫功能下降的主要因素。多

項研究顯示，鋅缺乏症在老年人中是很普遍的。在美國，只有不到一半的老年人攝取足夠的鋅。

▶ 長鏈OMEGA-3脂肪酸的重要性

因為許多魚都含有汙染物，而魚油會酸敗，因此吃魚或服用魚油補充品引發了人們的關注。我建議服用保守劑量的藻類DHA和EPA，以預防這些長鏈omega-3脂肪酸的缺乏。當談到EPA和DHA的血液數值時，重要的是數值要適中。如果指數長期過高，我們可能會處於增加心血管疾病和癌症（男性可能是攝護腺癌）的風險。另一方面，如果長期數值過低，我們除了會增加心血管疾病的風險外，還會增加抑鬱、腦萎縮和失智的風險。然而，足夠的omega-3脂肪酸已被證實對大腦健康和長壽有益。

在飲食中補充omega-3脂肪酸對純素者尤其重要，因為長期低數值的EPA和DHA導致脂肪酸缺乏，使他們罹患抑鬱症和失智症的風險增加。

健康掌握在你的手中

擺脫營養困境，活得更久、更健康

想要健康地活到100歲，就要多吃具有療癒力的超級食物，這些超級食物有最科學的證據，證明它們擁有延長壽命和抗癌的效果。在登月競賽中，有個人順利降落月球，並為全人類豎立了一面旗子；而在贏得抗癌戰爭的競賽中，我們也樹立了旗幟：我們知道如何預防絕大多數的癌症。

唯一的問題是，人們不喜歡我們找到的答案：蔬菜。大多數人都在尋找一種神奇藥丸或藥水，使他們能夠吃披薩、漢堡和炸雞，卻不會得乳癌和攝護腺癌。不幸的是，我們的健康城堡不是建構在夢想和精靈粉末的童話上，相反的，它是我們一生中所有選擇的結果。當得知自己的行為是造成健康悲劇的原因時，有些人可能會感到被威脅和沮喪，但事實是，我們比自己想像中擁有更多的控制權，而且我們自由地選擇積極進取的態度，讓我們生活在無恐懼之中，並有能力去保護自己和我們所愛的人。

● 重拾對生命的樂觀與熱情
蘇·克霍伊（Sue Kehoe）

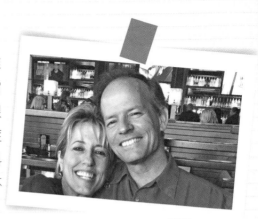

我在2011年5月被診斷出患有雌激素陽性侵襲性乳癌（第4期），當時年僅46歲。我的一側乳房有個很大的腫塊（10 X 5公分），而且癌症已轉移至我肝臟的3個位置。腫瘤科醫生的預後很差，他們推測我活不過2年。

我對這個診斷當然很不滿意，但我聽了醫生的話，立即開始6個月積極的化學治療，希望使腫瘤縮小，然後進行腫瘤切除和放療。第一次化療持續了4個多小時，讓我虛弱、奄奄一息的，以致於我被送回家時不得不被抱進屋裡。知道我還要做6個月這種令人虛弱的治療，使我感到絕望。當我陷入低潮並打算放棄時，我為了分散注意力打開電視，碰巧看到傅爾曼醫師的PBS節目「通往優異健康的3個步驟」。他說：「我將為你提供能讓你擺脫慢性病的知識。」那吸引了我的注意！我現在相信，有個更高的精神力量使我站在電視機前，在最完美的時機聽到傅爾曼醫師的訊息。

我甚至從未想過我所吃的食物可能與癌症有關，或者對我的癌症預後有影響。但是我專心聽了傅爾曼醫師的演講，並立即開始上網研究和閱讀他的書。這項科學完全合理。當然，你吃的食物與你的免疫系統和身體對抗癌症的能力息息相關，那天，我丈夫史帝夫和我開始進行100%的植物營養飲食，把焦點放在G-BOMBS上。當我與我的腫瘤科醫師分享這些新發現的知識時，他堅持認為飲食和運動對這個階段的癌症沒有任何影響。

我和史帝夫的飲食很糟，其中約90%是外食。我們忙於經營一家小公司，因此沒有時間做飯或考慮自己的健康。多年來，就像大多數人一樣，我們體重都增加了，還變得不健康。但是在吃植物營養飲食

的幾週內，我們倆都開始感到精力充沛。接下來的化療很艱難，但我已比第一輪要好得多。令人驚訝的是，每次的治療變得愈來愈容易。化療結束後，我仍持續聽從傅爾曼醫師的建議，開始感覺自己更好且更強壯。我感覺到自己正在康復，但醫生警告我不要抱太大希望，因為癌症是如此嚴重。

化療結束我的頭髮長回來後，史帝夫和我得以去義大利旅行，並與傅爾曼醫生在一個療養院度過了一個星期。離開義大利時，我帶回一件我真正需要的東西：希望！我感到被賦予了能力，能控制自己未來的健康命運，包括癌症。我繼續學習並參加了許多傅爾曼醫師的營養研討會。當我了解愈多知識，並結識其他能夠逆轉重大慢性病且數十年來遠離癌症的人，我的信心就愈大。

那是8年多以前的事了，現在我沒有癌症的跡象，我減掉了近50公斤的體重，而且還在持續變瘦。史帝夫的膽固醇也從近300下降到不到150。我們比以往任何時候都更加健康和快樂，我們永遠感謝傅爾曼醫師及其所做的偉大工作。

當然，每條規則以及一般規則總是存在例外，只有當你把具有健康特性的食物放人嘴巴裡，你才能獲得健康。我們並非生活在純淨的泡泡中，毒素導致的DNA損傷的位置和嚴重性或許有某種程度的隨機性。但是，這些罕見的例外並不能改變以下事實：卓越的營養可以預防絕大多數的癌症。在遵循這些健康的植物營養飲食法準則的人身上，最常見的癌症將非常罕見。我對「健康」的定義，是這種飲食其中90%以上的熱量是來自未經精製、未經加工的有機全植物，當這些植物富含營養與能抗癌的植物生化素時，更具保護作用。

植物營養飲食法的第四個原則

應避免合成化學物質、毒素、病原細菌、寄生蟲及其他引起疾病的物質。

顯然，我們應該避免暴露在危險的細菌、寄生蟲和蠕蟲以及已知的化學致癌物，例如煙霧、化學物質和石棉等。但是，更典型的毒性來自於煮熟的肉類，和其他含有雜環胺、多環芳香烴和高溫烹飪過程中形成的脂質過氧化物等危險化合物的動物性食物。這些都與癌症風險增加有關。[1]而且，我們也接觸了包裝上的化學物質，例如雙酚A（BPA）、戴奧辛、食品添加劑、砷、有毒金屬，甚至是嘉磷塞（一種除草劑）和其他用於商業作物的化合物質。

● 丙烯醯胺（Acrylamide）和老化

丙烯醯胺是一種相對較新發現的飲食毒素，在2002年首次被提

出。丙烯醯胺的主要飲食來源是洋芋片、炸薯條和其他乾式澱粉食品，例如麵包和早餐穀片等。咖啡也是丙烯醯胺的來源。[2]

丙烯醯胺是數百種稱為梅納反應產物（MRP）的化學物質之一，當食物在高溫下用乾熱法（dry heat）加熱時，就會形成這種物質。當糖與食物中的胺基酸產生反應時，會發生梅納反應，在油炸、烘烤和燒烤食物過程中會產生褐變效應，沸騰過程中不會產生丙烯醯胺。[3]國際癌症研究機構（International Agency for Research on Cancer, IARC）將丙烯醯胺列為2A類致癌物，意味著它可能對人類致癌。

一個針對4項前瞻性研究的統合分析發現，飲食中高度攝入的丙烯醯胺會使從未吸菸的女性患子宮內膜癌的風險增加39%。在多項研究的統合分析也指出，從未吸菸的女性患卵巢癌的風險增加，而且與腎臟癌有關。[4]

當丙烯醯胺和其他MRP與食物中的蛋白質或體內的蛋白質結合時，就會產生一種稱為「糖化終產物（AGE）」的化學物質。AGEs，也被稱為「糖毒素」（glycotoxins），是多種高氧化化合組成的群組，它們在體內累積並引起累積的致病性損害，導致疾病、過早老化和死亡。AGEs會誘導膠原蛋白的交聯作用，促使血管僵硬並增加低密度脂蛋白（LDL）在動脈壁中的沉積。它的氧化作用可進一步氧化LDL膽固醇（「壞」膽固醇），加速動脈粥狀硬化（動脈壁上斑塊的累積）和心臟病的風險。[5]儘管這些毒素與烘烤的高GI碳水化合物有關，但煮熟的動物性產品例如烤雞和煎培根的AGEs卻最多。[6]

AGES讓我們老化。它們：

■ 增加血管通透性[7]

- 增加動脈僵硬度[8]
- 氧化低密度脂蛋白，加速動脈粥狀硬化[9]
- 增強氧化壓力和內皮細胞的發炎[10]
- 造成糖尿病併發症，損害腎臟、眼睛和神經[11]

為了減少對丙烯醯胺和AGEs的接觸，應盡量把蘿蔔類和地瓜等澱粉類食物放在燉菜或湯中煮，因為在水中烹飪可防止丙烯醯胺形成。當你烘焙或烤蔬菜時，不要讓它們變褐色，增加含水量會有幫助，也就是在烘烤澱粉類食物之前將它們浸泡在水中可減少丙烯醯胺的形成。

● 持久性有機汙染物

某些農藥和其他工業化學品仍一直停留在環境中，即使已經有幾十年不再生產或使用它們，其中包括現已禁止使用的物質，如殺蟲劑DDT（二氯二苯基三氯乙烷）和稱為PCBs（多氯聯苯）的化學品。戴奧辛也歸在持久性有機汙染物（POPs）這個類別，它會透過焚燒廢棄物、燃料燃燒和森林火災釋放到環境中。之所以被稱為「持久性」，是因為它們能在環境中持續很長時間，它們很容易透過水或風而傳輸，而且不易分解。持久性有機汙染物是脂溶性的，會在動物的脂肪組織中累積，因此我們接觸它們的主要途徑是吃含脂肪的動物性食物，例如魚、奶油和牛絞肉。[12]

根據環境工作小組（Environmental Working Group）收集的數據，養殖鮭魚可能是PCB暴露的最大問題，從店舖中取得的10個養殖鮭魚樣本中有7個被發現遭到多氯聯苯汙染。此外，該小組發現，養殖鮭魚的多氯聯苯含量是野生鮭魚的16倍，是牛肉的4倍。[13]休閒活

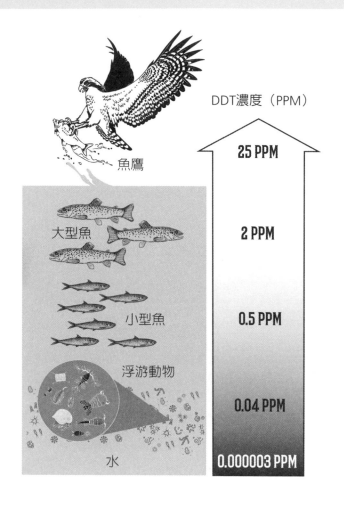

DDT濃度（PPM）

25 PPM

魚鷹

大型魚

2 PPM

小型魚

0.5 PPM

浮游動物

0.04 PPM

水

0.000003 PPM

動捕獲的魚或貝類，其PCBs和DDT通常很高。這些高度汙染的商業魚類包括大西洋或養殖的鮭魚、鯡魚、野生鱸魚、白姑魚和波紋絨鬚石首魚、黑背鰈或美洲擬鰈、大西洋牙鮃、美洲鰻鱺和藍蟹。

● 甲基汞

甲基汞是一種重金屬，人們主要是透過吃掠食性魚類（也就是吃其他魚類的魚）而接觸到它。它是一種已知的神經毒素，接觸到的話會損害大腦發展，因而對孕婦和兒童有害。對成年人來說，少量接觸甲基汞似乎主要是損害心血管系統，若頭髮或血液中的汞含量較高，

則會增加心臟病發作和動脈粥狀硬化的風險。因此，接觸到汞極可能抵消了魚類中omega-3脂肪酸DHA和EPA對心血管的某些益處。[14]

一般大眾將魚類，尤其是鮭魚視為健康食物，因為牠們含有omega-3脂肪酸，但是透過藻類來源的營養補充品就可以輕鬆獲得這些脂肪酸。吃魚會因為過度接觸動物性蛋白質、甲基汞和多氯聯苯，而產生負面影響。

我建議你避免攝取魚類，而是透過藻油（algae oil）補充品每天攝取約250毫克的DHA和EPA。美國食品暨藥品管理局（FDA）和環境保護署（EPA）提供了低汞魚的清單，其中包括鰻魚、鱈魚、比目魚（鰈魚）、吳郭魚、鮭魚和蝦。[15]但請記住，這些魚其中有部分多氯聯苯含量高，尤其是養殖鮭魚。多氯聯苯和汞含量都較低的海鮮包括牡蠣、沙丁魚、虹鱒魚、銀鱈魚和北極紅點鮭。

● 砷

砷是存在於土壤中的天然物質，但人類的活動也會產生額外的砷。工業汙染、家禽養殖業中使用含砷藥物[16]以及過去使用含砷農藥和化肥，特別是現在拿來種植水稻的原有棉花栽種園，都會使得該地區砷的濃度增加。直到1970年之前，這些地區一直使用含砷農藥，目前還殘留微量的砷。

砷有兩種形式：有機和無機，無機是兩者中比較危險的。對砷的暴露會導致活性氧的產生、發炎和基因組不穩定，並與多種癌症的風險升高有關。[17]砷的常見飲食來源包括糙米和果汁。在2012年的《消費者報告》（Consumer Reports）中公開了糙米和糙米產品中的砷含量，而從那時起，我就開始建議在飲食中使用其他穀物代替稻米。[18]

避免糙米是很重要的，因為它有砷暴露的風險，也要避免白米，因為它是高血糖負荷且缺乏營養價值的食物。

● 鉛和鎘

重金屬鎘和鉛也具有毒性。[19]鉛在懷孕期和兒童期對健康的負面影響包括大腦發育受損、聽力障礙和流產的風險增加。研究顯示，在成年期高血壓和心血管疾病的發生率會提高。[20]鉛自然存在於地殼中，因此也存在於土壤中。但是，工業活動（例如多年使用含鉛汽油和含鉛油漆，以及過去使用含鉛農藥等）都增加了更多的暴露風險。

就像其他重金屬，鎘自然存在於岩石和土壤中，也來自工業活動，例如廢棄物焚燒和化石燃料燃燒。鎘能輕易地從土壤移轉到植物上，因此在大多數食物中都能發現。但是，人體對鎘的吸收率很低，我們僅能吸收大約6%所攝入的鎘。[21]

高度鎘暴露對健康的負面影響，包括腎臟再吸收營養的能力受損，導致鈣過度排出並對骨骼造成負面影響，以及增加罹患糖尿病、高血壓、牙周病和癌症的風險。[22]根據2019年發布的資料，導致鎘暴露最多的食物是麵包和穀物（34%），其次是葉菜（主要是萵苣，20%）、馬鈴薯（11%）、豆類和堅果（7%），以及根莖類蔬菜（6%）。據發現，每周平均攝入的鎘量大約是每周最大攝取容忍量的22%。[23]貝類的鎘含量也很高，尤其是牡蠣。[24]

可可產品，特別是來自中美洲和南美洲的，已被發現有高含量的鎘和鉛。[25]可可粉雖也含有有益的類黃酮，但由於其鉛和鎘的含量，因此不應每天食用，或者每天應限制只吃1湯匙以內來自非洲的可可。

此外，如果你在自家庭院中種蔬菜，而庭院靠近車水馬龍的街道或高速公路，或者與有油漆剝落的建築物相鄰，則鉛含量可能很高。此時對你的庭院土壤進行鉛含量測試會是個好主意。健康的飲食很有幫助，因為維生素C、鈣和鐵有助於減少鉛的吸收。[26]如果動物飼料中含有鉛，則動物性食品中也可能有鉛，而且由於鉛會特別集中在骨頭裡，因此動物的骨頭湯可能也有鉛汙染。

關於鎘和鉛，最後一點要記住的是，當你吃以植物為主的飲食時，植物性食品（尤其是豆類、完整穀物、堅果和種子）中的肌醇六磷酸會結合鉛和鎘，並有助將它們排出。大蒜、洋蔥和薑中的有機硫化合物也有助於人體清除這些毒素。[27]

● 嘉磷塞（Glyphosate）

嘉磷塞是世界上最常用的除草劑。當它在1970年代被引入時，被認為對人類不會造成有害影響，因為它的化學途徑大多是對植物而不是人類起作用。但是，最新資料顯示情況並非如此。嘉磷塞及其代謝產物氨基甲基膦酸（aminomethylphosphonic acid, AMPA）都可能對人體有害，且由於當前使用嘉磷塞非常廣泛，因而特別令人擔憂。[28]

農業工作者職業性接觸嘉磷塞，會增加罹患非何杰金氏淋巴瘤的風險。[29]國際癌症研究機構（IARC）在2015年將嘉磷塞歸類為「可能」對人類致癌，理由是它與非何杰金氏淋巴瘤的關聯證據有限，而在動物研究中則有致癌的充分證據。[30]該報告引起了一些爭議，業內有些人暗示研究人員排除了某些數據，但是，IARC的政策是排除未公開的業界研究，這一結論是成立的。[31]嘉磷塞的使用隨著基改作物的使用而增加（尤其是作為動物飼料的玉米和黃豆），後來卻出現了

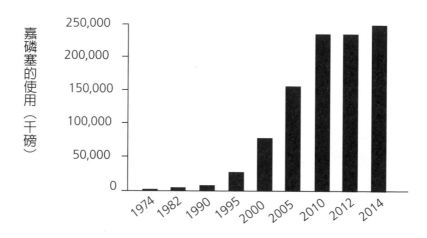

1974-2014年嘉磷塞在美國農業的使用量

嘉磷塞的使用（千磅）

資料來源：Benbrook CM. Trends in glyphosate herbicide use in the United States and globally. *Environ Sci Eur*. 2016;28:3.

抗藥性。有時在傳統小麥收割前也會噴灑。[32]**購買有機小麥、玉米和黃豆產品，有助於最大程度地減少嘉磷塞的接觸。**

● N-亞硝基化合物

N-亞硝基化合物（NOCs）是由亞硝酸鹽和血基質鐵（heme iron）共同反應所形成的致癌物。對NOCs的暴露主要來自食用加工肉，它們含有作為防腐劑的亞硝酸鈉。飲食中的NOCs暴露與結腸癌、直腸癌和其他胃腸道癌有關。暴露於NOC是IARC確定「加工肉類是人類致癌物」的主要因素。[33]

要注意的是，蔬菜中天然存在的硝酸鹽並沒有這些危險的效應。血基質鐵可促進口腔和消化道中NOCs的形成，血基質鐵僅存在於動

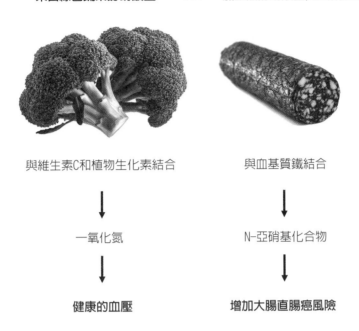

來自綠色蔬菜的硝酸鹽　　VS.　　加工品的硝酸鹽/亞硝酸鹽

與維生素C和植物生化素結合　　　　　與血基質鐵結合

↓　　　　　　　　　　↓

一氧化氮　　　　　　　N–亞硝基化合物

↓　　　　　　　　　　↓

健康的血壓　　　　　　增加大腸直腸癌風險

物產品中，植物中含有的植物生化素（如維生素C、維生素E和多酚抗氧化劑）會抑制它。植物生化素的存在驅動化學反應產生一氧化氮而不是NOCs，對血壓帶來有益效應，而不是導致癌症。[34]

● 雜環胺和多環芳香烴

在烹調食物時若溫度達到約華氏300度／攝氏150度或更高，則所有種類的肉都會形成雜環胺（HCAs）。全熟的肉所含的HCAs最高。攝入較熟的肉類和／或HCAs與乳癌、攝護腺癌和胰臟癌的風險較高有關，而攝取紅肉與大腸直腸癌密切相關。[35]HCAs的主要飲食來源是牛絞肉、牛排、牛肉肉汁、雞肉、烤魚和培根；烤雞的HCAs含量也很高。[36]多環芳香烴（PAHs）是在肉類中發現的另一種經由烹飪所產生的致癌物，特別是在明火下烹飪時更是如此。[37]

避免或限制食用肉類是遠離這些致癌物的最有效方法；應確保每餐吃大量G-BOMBS，以降低HCAs對DNA可能造成的損害。[38]

● 內分泌干擾素（環境荷爾蒙）

在食物和食品包裝中發現的內分泌干擾素（EDCs），是能夠模仿我們天然荷爾蒙或干擾其活性的合成化學物質。BPA可能是最為人所知的EDC，它存在於許多塑膠和罐頭內襯裡。在一個對33項研究進行的分析中，研究人員發現，尿液中BPAs指數較高，與罹患糖尿病、肥胖和／或高血壓的風險較高有關。[39]

我們對於包裝，要關注的問題不只有BPA。為了使塑膠更柔軟，會添加一種名為鄰苯二甲酸酯（Phthalates）的塑化劑。除了在塑膠的食品包裝中有鄰苯二甲酸酯之外，在清潔、個人護理和化妝品中也會發現它。幾乎所有塑膠類的食品包裝都可能含有EDC，甚至連不含BPA的產品也有EDC。[40]

大多數美國人體內都含有可測量出來的鄰苯二甲酸酯（透過鄰苯二甲酸鹽代謝產物從尿液排出來測量）；但在飲食干預中，只要吃3天新鮮食物而沒有吃罐頭或用塑膠包裝的食物，則參與者的鄰苯二甲酸酯DEHP和BPA在尿液中的數值都會減少。[41]

許多持久性有機汙染物，例如多氯聯苯、戴奧辛和呋喃以及DDT，也具有破壞內分泌的作用，[42]也就是說，它們干擾了我們調節代謝、繁殖、睡眠以及其他功能的內分泌系統。

你可以採取許多措施來減少對EDC的接觸，例如限制吃用塑膠包裝的食物，不要用塑膠容器來加熱食物，使用乾豆代替罐裝豆子，購買玻璃罐裝的番茄而捨棄金屬罐裝的，避免罐裝椰奶，盡量減少食用

動物性產品，並避免添加了香料的清潔劑和個人護理產品。[43]

● 塑膠微粒

減少暴露於罐頭和包裝食品還不足以確保安全。每年有800萬噸塑膠（尤其是食品包裝、水瓶和塑膠袋）被丟入海洋，它們產生的微小塑膠顆粒能對海洋和淡水生物有害。現在，這些小於5公釐長的塑膠微粒被我們所吃的各種魚類和其他海洋生物吸收。[44]不要常食用魚類，尤其要避免食用鮪魚和鯊魚等大型魚類，以遠離有害的化學藥品，也是很重要的事。

塑膠微粒的汙染來源很多，例如被傾倒入海洋的塑膠廢棄物，必須花很長的時間才能分解，以及在美妝產品中使用塑微珠作為去角質劑。由於這些汙染物的顆粒很小，所以無法被水過濾系統攔阻，最終進入海洋或其他水域，造成嚴重的環境和食品安全問題。海洋中的塑膠微粒汙染經風險評估仍處於萌芽階段，但是現在我們已經知道，攝入塑膠微粒的老鼠會罹患癌症，而目前全球的海鮮供應都已受到感染。現在無論哪種大小的魚，體內都被檢測出這些微粒，包括沙丁魚、野生魚、養殖魚，尤其是貝類。食用貝類較多的國家，民眾體內的塑膠微粒含量也較高。

塑膠微粒承載了用來製造塑膠的化學物質，會增加對野生生物和人類的危害。已知這些塑膠副產物會引起生殖問題、破壞內分泌和改變基因表達。

攝取有機食物與降低癌症風險有關

攝取盡可能避免汙染的「乾淨」、營養的飲食，明顯地有益

於健康。一項在2009年開始，名為「營養網路前瞻性序列研究」（NutriNet-Santé Prospective Cohort Study）的研究指出，攝取有機食物與降低25%癌症風險有關。如果以癌症種類將結果區分出來，顯示更年期後的乳癌、非何杰金氏淋巴瘤和所有淋巴瘤的風險均降低了。[45]

這項在法國進行的研究，追蹤了68,946名成年人平均4.5年的時間。在研究開始時，參與者回答了他們是「大部分時間」、「偶爾」或是「從未」吃過16類食物的有機版本，包括蔬菜、水果、穀物和豆類、乳製品、雞蛋和肉。他們的答案被轉換成總體有機食物分數，而參與者依得分低至高被分成4組。

這項研究重新激起了關於有機農業是否以及如何影響消費者健康的辯論。值得注意的是，該研究有優點和缺點，優點是參與研究的人數眾多，但是追蹤的時間較短（針對癌症的結果）則是缺點。此外，研究並未證實有機食品攝取量較高的人，其尿中農藥的含量較低，更長期的研究可能顯示與癌症之間更緊密、而不是更弱的關聯。

截至目前為止，鮮少有研究去比較攝取「有機」與「傳統」農產品對健康的不同影響。[46]以前只有一項研究使用英國百萬婦女研究（Million Women Study）的資料，調查了有機食品與傳統食品之間和癌症風險的關聯。該研究發現淋巴瘤的風險降低了21%，但令人驚訝的是，乳癌的風險略有增加（9%）。[47]

營養網路序列研究的個別分析指出，全有機食品和有機植物性食品的攝取量愈多，與降低代謝症候群和肥胖的可能性降低有關。[48]另一項在挪威的研究發現，懷孕期間攝取有機蔬菜與子癲前症的風險降低有關。[49]

一般推測，有機食品和傳統食品對健康的影響之間的不同，是因為有機農業中沒有合成農藥。舉例來說，2015年，常見的合成農藥嘉磷塞（glyphosate）、馬拉松（malathion）和大利松（diazinon）被歸類為2A類致癌物（可能對人類致癌），而它們與非何杰金氏淋巴瘤有關聯。非何杰金氏淋巴瘤在新的研究當中被發現是癌症風險會增加的其中一種。[50]多數關於合成農藥潛在致癌效應的研究聚焦於在農場工作因而暴露於高劑量合成農藥的人。這類的職業接觸與數種癌症有關。[51]但是，透過食物的接觸仍然需要重視。研究發現，與有機產品的消費者相比，傳統產品消費者的尿液中農藥分解物的濃度較高。[52]兒童因為體型較小，可能更容易受到農藥的傷害[53]，胎兒受到的影響也令人擔憂。

有人說，農產品中的農藥殘留量比通常認為會造成危害的量少了數十倍或數百倍，但顯然地，危害仍然存在。[54]NutriNet-Santé的科學家指出可能會產生「雞尾酒」效應，也就是以前長期低劑量使用多種不同農藥的綜合效應可能造成未知的危害。[55]顯然，明智的做法是盡可能避免接觸農藥，並購買有機水果和蔬菜。

健康的土壤造就健康的人

現代的農耕方法毀壞了我們的健康和地球。根據世界自然基金會（World Wildlife Fund）的資料，現代耕作方法最終導致土壤流失和退化，使得地球上的表土在過去的150年流失了一半，這可能會影響地球養活不斷增長的人口的能力。另一方面，有機農業則具有許多環境效益，例如提高土壤品質和生物多樣性，減少農夫對合成農藥的接觸，以及增加農產品中的某些抗氧化營養素。[56]

再生有機農業使有機農業往前邁進了一步，並試圖保護土壤的價值，以及恢復其原本應有的天然微生物基因體、昆蟲、蠕蟲和營養素。這能造就健康的土壤，也將有益於子孫後代。

最佳的土壤培育出最健康的食物，真正的有機食物其美妙和神奇更是奇蹟。想想生產這種食物的人，他們努力把這個奇蹟變成現實，受保護的土壤品質和潔淨的水所生產的食物，是我們何其有幸能享受的禮物。透過支持有機農業，我們等於支持了地球和地球上的人們，我們希望為我們的孩子和後代子孫留下一份星球遺產，而有機和再生的農耕方式以及有機飲食有助於讓它成真。盡量不要把食物看作是一種支出，而應該把它看作是對你對你的生活、未來和心靈平靜的一種投資。

真正的有機食品可能會貴一點，但請想一想，人們花在昂貴的衣服、珠寶、汽車、外食，以及旅行上的所有花費；他們吃的卻是能找到的最便宜的食物。事實上，「便宜」的食物並不便宜，我們只是將成本轉移到其他地方，多數是增加醫療費用以及降低了健康和生產力。

想要健康，你的飲食中必須至少有90%是來自各種營養豐富的彩色植物。經常食用蔬菜和水果對健康的好處，遠遠超過許多植物中殘留農藥的潛在負面影響，但是根據我們對農藥如何危害人體的了解，最理想的做法是盡可能地多吃有機食物和在優質土壤中生長的作物。透過如此，盡一切努力來支持我們自己的健康、我們的星球和這個星球上的人民。

對抗癌症和老化

針對化學物質和其他導致疾病的物質進行討論，可幫助你了解植

物營養飲食法第四原則的原因以及各種飲食選擇背後的科學。我建議飲食中應富含來自五顏六色植物的植物生化素，主要原因是如果你攝入足量的天然抗氧化劑以減少氧化壓力，就能夠抵抗導致癌症和老化的主要肇因。

● 一些定義

- 氧化：一種化學反應，分子中的電子被移除了
- 自由基：一種分子，具有不成對的電子，因而有高活性
- 活性氧（ROS）：一種由分子氧反應生成的常見自由基，會產生超氧化物，也就是其他活性化合物的前驅物
- 氧化壓力：過多的自由基造成不平衡，有利於促氧化劑而非抗氧化劑，可能導致過早老化和疾病

ROS是人體在分解食物時的代謝過程中，一定會形成的副產物。早在1950年代，人們就已經知道ROS會加速老化。[57]它們是在細胞的粒線體中產生的，在產生能量的過程中，一連串的反應轉換了氫離子和電子。這些反應需要氧氣，大部分的氧與氫離子結合形成水，但是有一些氧分子會形成ROS，具有很高的反應性和潛在的破壞性。

人體擁有天然的抗氧化酶來中和ROS，並具有及時修復氧化損傷的機制。但是，如果這些抗氧化劑的防禦力被ROS淹沒，則會導致氧化壓力，使得自由基破壞膜脂質、細胞蛋白質和DNA，這些受損分子的功能因而會受到破壞。[58]這種氧化損傷會導致連鎖反應，產生更多有害的自由基和慢性發炎，[59]多年下來，氧化損傷的積累導致過早老化和疾病，包括癌症、糖尿病、失智症和心臟病。[60]

除了細胞粒線體的內源性（內部）自由基生成之外，我們還可能

會接觸到外部來源的自由基，例如香菸、紫外線、汙染、不良飲食中的有害物質、過多的熱量和酒精。

　　過多的熱量是導致發炎的最常見原因，因為暴飲暴食（尤其是加工食品和動物性產品）會使粒線體產生能量的能力不堪負荷，進而加速了ROS的生成。此外，過多的熱量會導致白血球產生更多的ROS，肥胖者尤其嚴重。吃了大餐之後，自由基和氧化壓力增加的波動，驅動了脂肪組織的發炎反應，繼而又損害了胰臟 β 細胞（產生、釋放和儲存胰島素的細胞）的功能，因為這些細胞對氧化壓力特別敏感。[61] 相較之下，減肥和攝取略低於你的熱量需求的食物，會減少氧化壓力指數。[62]

　　AGEs也是飲食中氧化壓力的一個主要來源。AGEs高的食物包括油炸食品、燒烤肉類、高脂動物性食品以及乾式烹調的澱粉食品，例如炸或烤馬鈴薯皮以及烘焙食品。[63] 熱量過多，尤其當它們是來自高升糖食品時，會導致血糖值持續且重複地升高，並促使人體組織中AGEs的形成，因為糖與蛋白質和脂質發生反應，改變了結構並破壞其正常功能。AGEs的產生易導致氧化壓力和發炎，甚至讓情況更加惡化，反過來，氧化壓力也促使AGEs的生成，導致動脈粥狀硬化和糖尿病併發症。[64]

氧化壓力促使癌症、心臟病和失智症

　　對DNA的氧化損傷可能導致DNA鏈突變或斷裂，細胞既無法迅速修復這些缺陷，也無法終止細胞分裂，進而導致癌症的生成。[65] 例如，皮膚癌是由暴露於紫外線（UV）導致的氧化損傷而引發的。氧化壓力也透過促進促炎基因表達模式，破壞細胞訊號傳導途徑並促進

細胞增殖，來促進其他癌症的發展，接著，在進展階段產生更多的突變。[66]癌細胞也會利用大量的ROS來維持其快速的增殖。[67]

氧化壓力也是心臟病背後的主要驅動力。光是一餐富含動物性脂肪和精緻碳水化合物的飲食，就會因為這些不健康食物引起的氧化壓力而導致可測量的血管功能降低。[68]其實並非是你的LDL使得你心臟病的風險升高，而是氧化的LDL。氧化形式的LDL比一般的LDL更容易導致動脈粥狀硬化（促使斑塊形成），氧化的LDL會被巨噬細胞吸收並累積在動脈壁中，進而加速動脈粥狀硬化的生成，它也吸引發炎的細胞並對內皮細胞造成毒性。LDL在氧化壓力的情況下更容易被氧化。[69]

大腦對能量和氧氣的需求很高，但它的抗氧化防禦能力很弱，此外它的細胞膜富含多元不飽和脂肪酸，這些原因使得大腦特別容易受到氧化壓力的影響。大腦的粒線體DNA修復能力有限，因此會發生神經退化性疾病。氧化壓力也直接參與了澱粉樣β蛋白的堆積（阿茲海默症形成和發展進程中的特徵），以及多巴胺神經元喪失（帕金森氏症的特徵）[70]。大腦需要抗氧化劑的持續供應，然而在現代飲食中它卻經常缺乏。

由於氧化壓力是生理的自然組成部分，因此人體具有一套抗氧化劑防禦系統，可以預防或修復對DNA、蛋白質和脂質的氧化損傷，進而抵禦潛在的組織損傷。飲食中的抗氧化劑補足了我們的內源性抗氧化劑，建立起我們對氧化壓力的防禦能力。相反的，飲食中抗氧化劑的攝取不足使我們更容易遭受氧化壓力的傷害。**植物營養飲食法經過精心設計，優化抗氧化劑的數量和種類，以防止自由基、AGEs和氧化壓力的形成。**

類胡蘿蔔素與類黃酮素的抗氧化功能

● 類胡蘿蔔素

世上有超過750種類胡蘿蔔素，它們是在植物和某些藻類和光合細菌中所發現的黃色、橘色和紅色的色素。類胡蘿蔔素具有清除並破壞自由基的優異能力。我們飲食中最常見的類胡蘿蔔素是 α -和 β -胡蘿蔔素、 β -隱黃素、番茄紅素、葉黃素和玉米黃素。富含類胡蘿蔔素的食物包括羽衣甘藍、胡蘿蔔、地瓜、菠菜和番茄。

α -胡蘿蔔素， β -胡蘿蔔素和 β -隱黃素都是維生素A先質的類胡蘿蔔素，它們是人們維生素A的植物性來源；人體可以將它們轉化為維生素A，而維生素A本身在植物性食物中找不到。維生素A對視力和免疫功能至關重要。[71]

這些類胡蘿蔔素（維生素A先質和非維生素A先質）都具有抗氧化功能，許多研究都已證實它們的重要性，這些研究顯示出血液類胡蘿蔔素數值較高，與較長的壽命有關。

人口研究顯示，飲食中攝入較多含類胡蘿蔔素的水果和蔬菜，與降低肺癌、攝護腺癌、乳癌和頭頸癌的風險之間存在關聯。在一個對超過13,000位美國成年人的研究中，發現血液中類胡蘿蔔素數值低，是導致較早死亡的預測因素。血液中總類胡蘿蔔素、 α -胡蘿蔔素和番茄紅素的降低均與各種原因導致的死亡風險增加有關。[72]

一項針對 α -胡蘿蔔素的研究，在14年間追蹤了15,318名參與者，發現隨著血液中 α -胡蘿蔔素濃度的增加，因各種原因導致的死亡風險有顯著降低的趨勢。在 α -胡蘿蔔素最高的組別中，死亡風險降低了39%。[73]

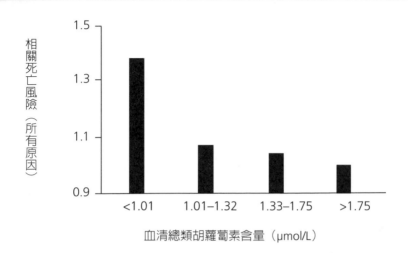

類胡蘿蔔素與壽命

相關死亡風險（所有原因）

血清總類胡蘿蔔素含量（μmol/L）

資料來源：Shardell MD, Alley DE, Hicks GE et al. Low-serum carotenoid concentrations and carotenoid interactions predict mortality in US adults：the Third National Health and Nutrition Examination Survey. *Nutr Res.* 2011;31:178–89.

α-胡蘿蔔素是蔬菜攝取量的良好標誌，因為它在綜合維生素中並不常見（大多數傳統的綜合維生素中都有 β-胡蘿蔔素），深綠色和橙色蔬菜富含 α-胡蘿蔔素。另一項關於數種不同類胡蘿蔔素的研究報告指出，血液中的總類胡蘿蔔素、α-胡蘿蔔素和番茄紅素較低，均與較高的死亡率有關，而番茄紅素低是早死的最強預測因子。[74]

第三個研究著眼於血液類胡蘿蔔素與白血球端粒長度的關係。端粒是DNA的所在部位，會隨細胞分裂而縮短，端粒縮短是細胞衰老的指標，因此我們需要較長的端粒長度。血液中最高濃度的 α-胡蘿蔔素、β-胡蘿蔔素和 β-隱黃質均與端粒長度增加5%至8%有關。類胡蘿蔔素的自由基清除作用被認為可以保護端粒的DNA區域免受氧化損傷。[75]

類胡蘿蔔素也因其對眼睛疾病的顯著保護作用而聞名。葉黃素和玉米黃素選擇性地累積在視網膜的中央部分（黃斑部），以防止氧化損傷並保持良好的視力，葉黃素和玉米黃素具有過濾藍光的特殊能力。藍光是陽光的組成部分，儘管我們需要在白天接觸藍光以調節我們的晝夜節律，但是過多的藍光會導致黃斑部的氧化損傷。來自飲食中（特別是綠色葉菜）的葉黃素和玉米黃素會累積在黃斑部，吸收高達90%黃斑部接觸到的藍光。[76]除了過濾藍光，葉黃素和玉米黃素也能減少眩光，並增強對比及視力的敏銳度。[77]葉黃素和玉米黃素或其食物來源（例如菠菜和羽衣甘藍）的攝取量較高，與老年性黃斑部病變（AMD）的風險較低有關，而老年性黃斑部病變是全球老年人失明的主要原因。在AMD中，黃斑部的感光細胞逐漸受損和／或喪失，進而損害了視力。[78]這種疾病是由於我們飲食中攝取的保護性蔬菜不足所造成，不應怪罪給老化。

老年相關之眼睛疾病研究II（Age-Related Eye Disease Study 2）試驗使用了包含10毫克葉黃素和2毫克玉米黃素的營養補充劑，試驗結果顯示AMD的發展減緩了。[79]一杯煮熟的菠菜含有20毫克的葉黃素和玉米黃素；羽衣甘藍含有6毫克；綠葉甘藍含有12毫克。[80]植物營養飲食含有更大量的這些成分，但與類胡蘿蔔素和其他支持性的植物生化素協調作用得更好，與吃SAD飲食、然後服用僅包含其中一些保護性營養素的營養補充品相比，其預防和治療AMD的效果高出一百倍。植物生化素在天然的狀態下所發揮的效益是最強的，當血液中未被空熱量以及它們誘發的毒素和氧化壓力塞滿時，它們發揮的效果也最好。

2009年，賓州醫學大學（University of Pennsylvania School of Medicine，現為佩雷爾曼醫學院或Penn Med）的Scheie眼科研究所

（Scheie Eye Institute）的約書亞‧杜納弗（Joshua Dunaief）和其他8位領導專門研究黃斑部病變的醫師，注意到我有好幾位患者因為執行了植物營養飲食而逆轉了黃斑部病變，於是他們聯絡了我，表明有興趣進一步研究這些出色的結果。他們設計了一個研究專案，並將其提交給美國國立衛生研究院（National Institutes of Health）以尋求資助，不幸的是，由於NIH對營養研究的資助有限，而且由於這些醫師／研究人員儘管在眼科方面進行了大量研究，但與營養無關，所以NIH拒絕了該項贊助。我們需要更多的研究來證明這種飲食方法確切有效，但即使在目前缺乏更多研究的情況下，也不能阻止我們回顧我們已有的研究和臨床證據並應用它們來挽救生命。

類胡蘿蔔素對於維持皮膚健康和預防皮膚癌也至關重要，因為它們會在皮膚中聚集並抵抗日晒帶來的氧化損傷。研究指出，食用富含類胡蘿蔔素的食物不僅可以預防、甚至可以修復因暴露於紫外線而引起的皮膚損傷。被指示在12週之內每天吃番茄醬（富含番茄紅素）的女性，可以提高皮膚抵抗紫外線導致皮膚發紅的能力，並減少等量的紫外線對DNA造成的傷害，無論是補充 β-胡蘿蔔素或葉黃素和玉米黃素都能產生類似的結果。[81]植物營養飲食法所提供的營養能完全協調作用，是對抗皮膚癌的最強防護。

● 保護你的心臟、血管和大腦

氧化壓力是形成動脈粥狀硬化的主要因素之一，許多研究都發現，在飲食中攝取較高的類胡蘿蔔素，或者在血液中類胡蘿蔔素的指數較高，都與降低心血管疾病的風險有關。類胡蘿蔔素的抗氧化活性被認為有助於防止LDL的形成和氧化。[82]2週的飲食中多吃番茄（富含番茄紅素）可以改善內皮功能（血管內壁的健康狀況），這與抗氧

化作用有關。[83]

　　番茄紅素除了具有抗氧化作用外，還能促進心臟健康。它抑制HMG-CoA還原酶，該酶負責膽固醇的合成，與被他汀類藥物抑制的酶相同。[84]在針對12項試驗的統合分析中，發現在每天的飲食中使用約1杯的番茄汁或3至4湯匙的番茄醬來補充番茄，可令LDL膽固醇降低10%。[85]番茄紅素還有抗發炎作用，並能對抗血管平滑肌細胞的增生，有助於預防動脈粥狀硬化。[86]

　　在此有個很重要的事要提醒，那就是類胡蘿蔔素補充劑無法提供與來自食物的類胡蘿蔔素相同的益處。針對 β-胡蘿蔔素營養補充的臨床試驗並未發現它能降低心血管疾病的風險，在某些情況下風險甚至會增加。[87]如果想要獲得類胡蘿蔔素的好處，你需要取得在食物中發現的所有能協同作用的天然化合物，而不是只追求單一的營養素。

● **類黃酮**

　　類黃酮是植物生化素中的一類，包括綠茶兒茶素、莓果花青素、大豆異黃酮、可可黃烷醇和柑橘黃烷酮。它們具有抗氧化活性，並在保護粒線體DNA方面扮演關鍵角色，但它們本身並不是飲食抗氧化劑。儘管它們確實具有抗氧化活性，但它們在被攝入之後會快速代謝掉，它們不會直接中和自由基，而是去增強細胞抵抗損傷的防禦力。

　　類黃酮的攝取與細胞穩定性和抗氧化損傷能力有關。[88]它們可改善免疫系統防禦力，並對癌症有直接的保護特性，例如使受損的細胞在癌化之前死亡（細胞凋亡）。此外，當癌細胞出現時，類黃酮可以抑制其複製。事實上一些研究顯示，冷凍乾燥的莓果粉（充滿類黃酮）可以幫助消化道癌前病變回復成正常細胞。[89]

類黃酮也與心血管系統密切相關。它們在內皮中驅動訊號傳導途徑，導致一氧化氮產生，調節血流量和血壓。類黃酮透過活化蛋白質Nrf2及抑制產生自由基的酶來抵消氧化壓力。它們也具有其他生物作用，例如在過量的銅和鐵造成損害之前與其結合，並抑制促炎細胞因子和促炎轉錄因子NF-kB。[90]因此，較高的類黃酮攝入量與降低高血壓、心血管疾病和整體心血管疾病死亡率的風險有關。[91]

類黃酮也具有抗糖尿病的作用。研究顯示，蘆丁、山奈酚和槲皮素等類黃酮，藉由直接與碳水化合物結合或與參與吸收碳水化合物的轉運物質交互作用，能抑制碳水化合物的消化和吸收。它們也抑制了碳水化合物的消化酶α-澱粉酶，進一步減緩了碳水化合物的吸收。[92]

在大腦中，類黃酮能促進訊號通路的活性以及與神經元存活相關的基因表達，它們也能抑制發炎並增強血流。重要的是，類黃酮會影響突觸可塑性，也就是腦細胞之間的通訊點（突觸），以適應細胞活性改變的能力，這種適應包括記憶和學習新資訊。類黃酮的攝取量高與老年人認知功能的維持有關。[93]

研究發現，患有輕度記憶障礙的老年人每天補充野生藍莓汁達12週，其學習和記憶皆有所改善。[94]另一項研究給予一組患者冷凍乾燥藍莓粉（相當於每天1杯藍莓）持續16週，發現與安慰劑組相比，他們在工作記憶任務期間，大腦的活化程度增加了。[95]對老年人提供可可黃烷醇以進行多重干預，也被發現能使認知功能得到改善。[96]

類黃酮在食品加工和加熱過程中能保持穩定，通常能完整到達小腸。它們是透過腸細胞、腸道菌叢或肝臟進行代謝的，在大多數情況下，具有相關生物活性的是它們的代謝產物。[97]

維生素、礦物質、類胡蘿蔔素和植物生化素共同運作

我將食物分為四大類：農產品、全穀物、加工食品和動物性產品。這四類食物中，只有農產品和全穀物含有抗氧化劑、植物生化素以及具保護力的類胡蘿蔔素和類黃酮。這些化合物的主要來源是蔬菜、豆類、堅果、種子和水果，而全穀類稍少一點。這些重要的微量營養素在加工食品和動物性產品中並未發現，這是動物性產品含量高而天然植物含量低的飲食會加速人們老化的關鍵因素。

● 具有類黃酮的食物

類別	類黃酮	食物來源
花青素／花色素苷	花青基，翠省花素；飛燕草素，丁香素，天竺葵苷素，芍藥色素，牽牛花素	莓果、葡萄、紅洋蔥、紫高麗菜、茄子、黑豆
黃烷-3-醇	兒茶素	綠茶、可可、葡萄、莓果、蘋果、杏桃、大豆
	原花青素	蘋果、蔓越莓、可可、葡萄、核桃、開心果、有核水果、肉桂
黃烷酮	聖草素，橙皮素，柚皮素，柚皮苷	柑橘類水果
黃酮類化合物	芹菜素，木犀草素，黃芩素，白楊素，蔓荊素，荘草素	巴西利、芹菜、胡椒、百里香、奧勒岡
黃酮醇	檞皮素，楊梅黃酮，山柰酚，異鼠李素，芸香苷（蘆丁），銀椴苷，山奈二氫素，水飛薊素	洋蔥、紅蔥頭、十字花科蔬菜、藍莓、茶、番紅花、蔓越莓、蘆筍、羌菱、菊苣、茴香、薑、秋葵、胡椒、蕪菁、豆子、燕麥
異黃酮	木質素黃酮，金雀素黃酮，黃豆素黃酮	大豆

資料來源：ꞏ"Flavonoids." Oregon State University, Linus Pauling Institute, Micronutrient Information Center. https://lpi.oregonstate.edu/mic/dietary-factors/phytochemicals/flavonoids. Last updated Nov 2015; Alkhalidy H, Wang Y, Liu D. Dietary flavonoids in the prevention of T2D：an overview. *Nutrients.* 2018 Mar 31;10(4):E438; Panche AN, Diwan AD, Chandra SR. Flavonoids：an overview. *J Nutr Sci.* 2016 Dec 29;5:e47.

加工食品和動物產品中也未能發現維生素C和E等營養素。維生素C會供應電子，這意味著它可以使未配對的自由基電子配對，因而終止其致病潛力。這種抗氧化作用是維生素C在人體中發揮的主要功能之一。[98]維生素E也被當成主要的抗氧化劑。蔬菜、種子和堅果尤其富含這種脂溶性維生素。事實上，維生素E對脂肪的親和力有助於其保護細胞膜脂質和LDL膽固醇免受自由基的傷害。[99]只有當你食用富含維生素E的食物時，才能明白其益處，維生素E含有數種形式的維生素以及輔助性植物生化素，能維持其非氧化狀態。維生素C和其他抗氧化劑有助於維生素E的保護作用。當我們從食物中攝取這些營養素並讓它們在整個食物基質中起作用時，它們能發揮最大的效益，也最具保護性。

食物基質

食物基質指的是全食物其營養素、纖維和生化結構的獨特組合構成的複雜架構，食物基質甚至包括尚未被鑑定和命名的植物生化素。加工食品和營養補充品提供的營養完全不同於天然植物，尤其是纖維的清除以及纖維結合營養的能力。

像小麥和稻米等穀類，去除麩皮或將穀物磨成細粉會大大改變其基質，缺點是增加了食物的熱量負荷和升糖負荷。當食物完整無缺，尤其是未經煮熟時，其纖維會經過消化道排入馬桶，並帶走一些熱量，這能減少熱量的吸收，有助於體重減輕或體重控制。這也就是為什麼去除纖維的果汁無法幫助減肥，以及為什麼富含纖維的生胡蘿蔔和生豌豆其熱量利用率遠低於煮熟的胡蘿蔔和豌豆。

對於全穀物的提醒

　　小麥麵粉、杜蘭小麥粉、硬粒小麥粉、有機麵粉、石磨麵粉和濃縮麵粉**都不是全穀物**。由全穀物製成的百分之百全麥麵粉當然比精製麵粉好得多，但是當它被磨成麵粉並用於烘焙食品中時，它仍然不算是完整的穀物。研磨穀物會增加其升糖指數，而且還使得在烘烤過程中發生的損壞更容易累積。當我們直接購買麥仁然後加水煮熟時，是小麥最有營養的時候。至於其他穀物最好直接食用完整穀物，不要磨成粉，也可以將它們稍微發芽，然後在攪拌機中粗磨一下，接著浸泡並當穀物餐或做成麵包。當你購買市售商業麵粉時，即使是全麥麵粉，其內容物也無法像完整穀物那樣保持新鮮，因它已被氧化，與完整的全穀物（小麥的麥仁）相比，它的升糖負荷較高。全麥糕點粉甚至更糟，因為它被磨得更細，因此升糖指數更高。

　　食物基質還可以將纖維、水和營養素結合在一起，讓食物在咀嚼後也能增加飽足感。水纖維基質的重量和體積以較少的熱量滿足飢餓或食慾，它也能使排便更規律、更通暢。

　　完整的全穀物也富含維生素E，並含有抗氧化劑，完整的穀物是指麩皮（穀物的多層外皮）和胚芽（新生植物的初芽）未被破壞。與胚乳相比，麩皮和胚芽含有更多的維生素E、礦物質和植物生化素，胚乳是廣受歡迎的澱粉類「白色」食品，幾乎不含微量營養素。推薦的完整全穀物包括麥仁、鋼切燕麥、藜麥、蕎麥、大麥、小米、苔麩（teff）和莧菜籽（amaranth），但就像前面說的，不包括糙米。

食物基質也可能會干擾某些營養素的吸收，單獨從生蔬菜中攝取的類胡蘿蔔素吸收率就很低，部分原因是類胡蘿蔔素通常緊密地結合在食物基質中。透過磨碎、攪打或榨汁來破壞蔬菜的結構，可顯著提高其類胡蘿蔔素的生物利用度。

烹調蔬菜也能提高類胡蘿蔔素的生物利用度，而且好消息是類胡蘿蔔素不會被高溫破壞。事實上，當食物基質因烹飪而被分解時，類胡蘿蔔素更容易進入消化系統。[100]在飲食中加一些脂肪（例如用堅果和種子為基底的沙拉醬）是增加類胡蘿蔔素生物利用度的另一種方法。在一項關於類胡蘿蔔素吸收的研究中，發現蘿蔓萵苣、菠菜、胡蘿蔔和番茄沙拉上的含脂肪沙拉醬與不含脂肪的沙拉醬相比，可以大大增加 α-胡蘿蔔素、β-胡蘿蔔素和番茄紅素的吸收，和脫脂醬汁一起，則吸收率少得可憐。[101]

當我們烹調食物時，最好使用液體為基底，例如燉菜或炒菜，以防止褐變或燒焦，產生有毒化合物。我們也不希望過度烹煮蔬菜，因為營養會在烹調過程中流失。炒鍋主要用於許多亞洲料理中，重點在以短時間用高溫烹調食物。但是，一些廚師與我開始用可以帶來最佳風味和最大健康利益的方式來利用炒鍋，因為我們用少量的水（而不是油）來炒，然後熄火接著添加調味料。

保持低AGEs，高NRF2活性

人體因應氧化壓力和有毒化合物的最主要調節者是Nrf2（核因子E2相關因子），它能轉錄與細胞保護相關的基因。Nrf2結合並活化了基因裡的抗氧化反應因子（antioxidant response element, ARE），它們對製造解毒酶、抗氧化蛋白質和其他有助於抵消氧化壓力的蛋白質

進行編碼。[102]許多飲食中的植物生化素（包括類黃酮）活化了Nrf2，在預防癌症上發揮了重要作用。[103]

　一旦被富含植物生化素的食物活化，ARE就會製造穀胱甘肽過氧化物酶、過氧化氫酶和超氧化物歧化酶之類的酶，它們能清除自由基，或將它轉化成較不具傷害的形式。[104]Nrf2同時是飲食植物生化素的感應器，氧化壓力的增加會活化Nrf2，激發它啟動製造解決此壓力所需的抗氧化酶。

　Nrf2還是人體排毒系統的調節器，該系統會代謝並分解藥物、致癌物和外來化學物質。排毒分為三個階段：在第一階段進行初始化學改變後，第二階段酶將有害的化學物質代謝成毒性較低的化合物，防止它們造成損害。第三階段則是轉運該物質的廢棄物。第二階段酶的可用性使人體能夠解除致癌物和其他有害化合物的毒性，Nrf2是控制第二階段酶的表現的核心。[105]

　因為大腦對氧化壓力有高度敏感性，因此Nrf2在大腦中尤其重要，大腦中的氧化壓力與神經元細胞死亡和神經退行性疾病有關。[106]在心血管系統中，Nrf2的抗發炎作用可預防動脈粥狀硬化，Nrf2信號傳導也可強化心肌細胞的存活和更新。[107]

　綠色十字花科蔬菜中的異硫氰酸酯（如蘿蔔硫素）是最具保護性的植物生化素之一，對活化Nrf2尤其有效。[142]一旦被蘿蔔硫素活化，Nrf2會抑制內皮細胞表面粘附分子的活性，以防止發炎細胞的結合，[143]多項研究顯示，蘿蔔硫烷或其他異硫氰酸酯可透過活化Nrf2阻斷人體內皮細胞中的發炎基因表現和氧化壓力。[144]蘿蔔硫素還有助於維持血腦障壁的完整性，對大腦的正常功能至關重要。[145]

　其他研究指出，蘿蔔硫素對心血管系統中其他類型的細胞（心肌

細胞和血管平滑肌細胞）具有保護作用。也有證據顯示，來自蘿蔔硫素的抗氧化防禦能力增強，有助於降低血壓，而且蘿蔔硫素能抑制血小板凝集，因而有助於預防心臟病和中風。[146]異硫氰酸酯在綠色植物成長初期的濃度較高，在芽苗（未成熟的綠色植物）和發芽時含量更是非常高。花椰菜芽中含有大量的這些保護性化合物。

我們每天坐下來用餐時，都可以做選擇。我們可以吃有益身心的食物，也可以吃對我們有害且會增加健康危險因子的食物。我們太多人持續做出錯誤的選擇，多數人只是不知道這個每日的選擇代表的意義。當我們吃高營養、富含植物的飲食時，就會在體內注入強大的、能賦予我們生命的養分和植物生化素，這些養分和植化素能夠逆轉既存的疾病並保護我們的健康。科學是明確的，你要自己做選擇。

常見的Nrf2活化物

- 大蒜素／二烯丙基二硫（大蒜）[108]
- 花青素（莓果）[109]
- 鞣花酸（莓果和石榴）[110]
- 枸杞[111]
- 類黃酮（黃烷醇、黃酮醇、黃酮類化合物、黃烷酮、丁苯醚、異黃酮）[112]
- 莓果花青素[113]
- 槲皮素[114]
- EGCG（表沒食子兒茶素沒食子酸酯）（綠茶）[115]
- 蘿蔔硫素（青花菜/青花菜芽）[116]
- 十字花科蔬菜/異硫氰酸酯[117]
- 白藜蘆醇（葡萄）[118]
- 阿卡[119]
- 孜然[120]
- 葉黃素[121]
- 可可[122]
- 茄紅素（番茄）[123]
- 發卡二醇（胡蘿蔔）[124]
- 石榴[125]
- 羥基酪醇（橄欖）[126]
- 鼠尾草酸（迷迭香、鼠尾草、其他香草）[127]
- 鋅[128]
- 芹菜素（芹菜、巴西利、洋甘菊）[129]
- 柚皮素（柑橘類水果）[130]
- 木犀草素（芹菜、胡椒、奧勒岡、巴西利）[131]
- DHA和EPA[132]
- 大豆異黃酮[133]
- 黑醋栗[134]
- 丁酸（由膳食纖維和抗性澱粉而來的腸道菌產生）[135]
- 生育酚（維生素E）[136]
- 肉桂[137]
- 迷迭香酸和鼠尾草酚（迷迭香）[138]
- 花薑酮（薑）[139]
- 熊果酸（蘋果皮）[140]
- 綠原酸（咖啡、蘋果、杏桃、奇亞籽）[141]

▶▶ 第4章：快速摘要

▶ 植物營養飲食法的第四個原則

應避免合成化學物質、毒素、病原菌、寄生蟲和其他會引起疾病的物質。

儘管環境毒素的破壞作用已廣為人知，但不可否認SAD也會使人們接觸多種毒素。煮熟的肉和其他動物性食品含有危險的化合物，例如雜環胺、多環芳香烴和脂質過氧化物，這些化合物是在高溫烹飪過程中形成的，與癌症風險的增加有關。

此外，我們接觸了包裝上的化學物質（例如BPA）以及其他毒素（例如戴奧辛）、食品添加劑、砷、有毒金屬、甚至除草劑嘉磷塞，和用於商業作物的其他化學物質。

● 丙烯醯胺和AGEs

丙烯醯胺是在油炸、烘烤、燒烤或以其他高溫的乾烹方式烹飪食物時形成的，而不是在沸騰過程中產生的。IARC已將其歸類為2A類致癌物（可能對人類致癌），許多研究也證實其存在明顯的風險。

AGE（也稱為糖毒素）是當丙烯醯胺和類似化學物質與食物中的蛋白質或體內的蛋白質結合時而產生的。AGEs是各種累積在體內的高度氧化合物，它們會造成致病性損害，進一步導致疾病、過早老化和死亡。儘管這些毒素主要與烘焙的高升糖碳水化合物有關，但AGE含量最高的卻是在熟的動物產品中被發現的。

● 減重32公斤，並逆轉2型糖尿病
蒂娜・費格利（Tina Feigley）

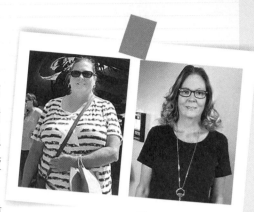

　　身為一個忙碌的小學老師，我沒有時間做飯 ── 我有作業要批改，要備課，還有上千個小細節要顧及以創造良好的課堂體驗。每當一天結束，我筋疲力盡回到家時，我總是吃速食、薯條、餅乾和糖果，而體重也持續累積。我重達94公斤，當我被診斷出患有2型糖尿病時，我一點也不驚訝，但得知我的HbA1c值為11時，我嚇呆了，因為這代表我的糖尿病已經完全失控。我決定採取大規模行動。我不想要一輩子吃藥以及面對糖尿病帶來的問題。我父親患有糖尿病，而我弟弟最近也得了，我不希望自己也走上這條路。

　　我決定要學習使自己康復的方法，所以我讀了傅爾曼醫師的著作《這樣吃！糖尿病消失了！》，並立即開始遵從植物營養飲食法。我告訴我的醫生，我想照著這個營養計畫做，而不是開始服用藥物。我請他給我12週來改變我的健康指數，但他非常為難，只同意給我6個星期的時間來讓我的HbA1c降至7%以下。後來指數下降到了6.9%，所以他說如果我繼續做我正在做的事情，那麼他就不會要我服用糖尿病藥。我從傅爾曼醫師那裡得知，6週的時間不足當成記錄，因為HbA1c是反應3個月來的葡萄糖指數。他是對的，我六個月後的指數是5.1，代表完全正常。我減掉了32公斤，已經完全擺脫糖尿病。

　　我從傅爾曼醫師的書裡學到的東西救了我一命。在此之前，老實說，我不知道可以逆轉糖尿病。我以為一旦確診，就必須持續服藥並讓這個病跟我一輩子。當我讀完《這樣吃！糖尿病消失了！》並意識到我可以做某些事來改變我的處境時，我知道我非這麼做不可。它比我想像的還要容易，而且給了我驚人的能量。

　　我現在很享受烹飪，而且我喜歡我所吃的東西。我很高興地發現

我不再對垃圾食品感到渴望，我一點都不想念它們。我愛上了新的飲食方式，包括吃所有的蔬菜、豆類、素菜和水果。我減掉很多體重，感覺好極了！在12個月內，我穿的衣服從22號減到8號。我現在充滿活力，更有自信，並且很滿意自己的外表。以前我體重超重時，我總是感到侷促不安，我討厭出去吃飯，因為我總感覺到人們在盯著我看。夏天我不會去海灘，因為我太胖了。

前2到3週對我來說非常艱難，但是當我看到體重下降且血糖值也下降時，我在想，我可以繼續做這些事情，或者我可以放棄並終生吃藥和持續生病。我選擇不放棄，各位，這真的值得！我喜歡這種飲食方式，而且鼓勵其他人也這樣做。這種飲食方式有助於你重新掌握人生並充分享受生活！

● 持久性有機汙染物

　　儘管幾十年來已經沒有繼續生產或使用某些農藥和其他工業化合物，但它們仍留存在環境中。這些現在被禁用的物質，有許多是持久性有機汙染物。這些物質透過廢棄物焚燒、燃料燃燒和森林火災，釋放到環境中。由於它們是脂溶性的，因此會在動物的脂肪組織中累積；因此，我們的主要接觸途徑是透過食用脂肪量高的動物性食物，例如魚、奶油和牛絞肉。

● N-亞硝基化合物

　　N-亞硝基化合物（NOCs）是由亞硝酸鹽和血基質鐵（heme iron）互相反應所形成的致癌物。對NOCs的暴露主要來自食用加工肉，它們含有作為防腐劑的亞硝酸鈉。飲食中的NOCs暴露與結腸癌、直腸癌和其他胃腸道癌有關。

● 雜環胺和多環芳香烴

　　所有種類的肉在大約攝氏150度（華氏300度）或更高溫度的烹飪過程中，都會形成HCA。全熟的肉具有最高的HCA。攝入較熟的肉類和／或HCA與乳癌、攝護腺癌和胰腺癌的風險較高相關，而攝入紅肉與大腸直腸癌密切相關。多環芳香烴（PAHs）是在熟肉中發現的另一種致癌物，特別是在明火下烹煮時。

● 內分泌干擾素

　　在食物和食品包裝中發現的內分泌干擾化學物質（EDCs），是能夠模仿我們體內天然荷爾蒙或干擾其活性的合成化學物質。BPA可能是最為人所知的EDC，它存在於許多塑膠和罐頭內襯裡，BPAs數值高，與罹患糖尿病、肥胖和／或高血壓的風險較高有關。

▶ 健康的土壤造就了健康的人們

有機農業能帶來許多環境利益，例如可提高土壤品質和生物多樣性，減少農夫對合成農藥的接觸，以及增加農產品中的某些抗氧化營養素。再生有機農業使有機農業往前邁進了一步，它試圖保護土壤的珍貴價值，並恢復昆蟲、蠕蟲和營養素的天然微生物組。這會造就健康的土壤，也將使子孫後代受益。

▶ 預防氧化壓力

氧化壓力是導致老化的主要原因，而攝取充足的天然抗氧化劑可降低氧化壓力。在氧化壓力下，自由基能夠損害膜脂質、細胞蛋白質和DNA。

世上沒有神奇藥丸或藥水可以確保你長生不老。要健康地活到100歲，關鍵是要吃富含營養的、以植物為基礎的飲食，這種飲食富含能延長壽命的抗癌超級食物。創造你健康的力量就在你手中。

年復一年氧化損傷的累積導致過早老化，以及癌症、糖尿病、失智症和心臟病等疾病。AGEs含量高的食物是氧化壓力的主要飲食來源，AGEs的產生惡化了氧化壓力和發炎。相對的，氧化壓力會造成更多AGE產生，這會導致動脈粥狀硬化和與糖尿病相關的併發症。

▶ 氧化壓力（ROS）的催化劑

除了細胞粒線體會產生自由基外，我們還可能會接觸到來自外部的自由基，例如香菸、紫外線、汙染物、不良飲食、過多的熱量和酒精。超重和／或吃大餐會導致ROS加速產生和氧化壓力增加，進而驅

動脂肪細胞的發炎。相反的，保持適當的體重並根據你的熱量需求少量進食會減少氧化壓力。

● DNA損傷和癌症

對DNA的氧化損傷可能導致DNA鏈突變或斷裂。細胞若無法修復這些缺陷或停止細胞分裂，就會導致癌症的形成。氧化壓力也會透過強化促炎基因表現模式、破壞細胞訊號傳導途徑和促進細胞增殖，促進癌症的發展，接著在進展階段也會產生更多的突變。

● 氧化壓力與心臟病

氧化壓力是心臟病背後的主要驅原因。富含動物脂肪和精緻碳水化合物的飲食會引起氧化壓力，光是一餐吃這種不健康食物就能導致可測量的血管功能下降。氧化的低密度脂蛋白加速了動脈粥狀硬化的發展，吸引了發炎細胞，並毒害內皮細胞。

● 氧化壓力與大腦健康

大腦由於對能量和氧氣的需求高、抗氧化防禦能力弱以及富含多元不飽和脂肪酸的細胞膜的關係，特別容易受到氧化壓力的影響。大腦的粒線體DNA修復能力有限，因此與神經退化性疾病有關。氧化壓力也直接參與了阿茲海默症和帕金森氏病的發生和進展。

▶ 堅強團隊：抗氧化劑

抗氧化劑這種物質能抑制氧化，它可由身體製造或從食物取得。它透過結合自由基，將其中和，並預防或修復對DNA蛋白質和脂質損傷，來達到此目的。我們從健康飲食中獲得的抗氧化劑補足了人體自然產生的抗氧化劑，打造了我們對抗氧化壓力的防禦力。相反的，

飲食中抗氧化劑的攝入不足使我們更容易遭受氧化壓力的傷害。植物營養飲食法精心設計的飲食含括了精確數量和種類的抗氧化劑，可防止自由基的形成、AGEs和氧化壓力。

● 類胡蘿蔔素

類胡蘿蔔素是黃色、橙色和紅色的色素，具有抗氧化活性和可觀的清除自由基的能力，在植物、一些藻類和光合細菌中發現了750多個類胡蘿蔔素的變種。人體會將 α-胡蘿蔔素、β-胡蘿蔔素和 β-隱黃質轉化為維生素A，它對於視覺和免疫系統功能至關重要。血液中類胡蘿蔔素的數值較高，與以下幾點相關：

- 端粒長度增加，壽命更長
- 皮膚健康和預防皮膚癌
- 降低心血管疾病風險
- 降低LDL形成和氧化的風險
- 改善內皮功能
- 眼睛健康

重要的是要提醒，類胡蘿蔔素的營養補充劑無法提供與食物來源的類胡蘿蔔素相同的益處。為了獲得類胡蘿蔔素的好處，你需要的是在食品中發現的所有能協同作用的天然化合物，而不是單一的營養。

● 類黃酮

類黃酮是植物生化素中的一類，包括綠茶兒茶素、莓果花青素、大豆異黃酮、可可黃烷醇和柑橘類黃烷酮。雖然它們具有抗氧化活性並保護粒線體DNA，但它們本身並不是飲食中的抗氧化劑。它們無法直接中和自由基，而是增強細胞防禦損傷的能力。攝入類黃酮與以

下相關：

- 強化細胞穩定性和抗氧化性
- 改善免疫防禦力
- 在受損細胞癌變之前使其死亡
- 抑制受損／癌細胞的複製
- 促進一氧化氮的產生，進而調節血流和血壓
- 藉由抑制產生自由基的酶來抵消氧化壓力
- 降低高血壓、心血管疾病，以及總死亡率和心血管疾病死亡率的風險
- 抑制碳水化合物的消化吸收

在大腦中，類黃酮可促進神經元的存活、限制發炎並增強血液流動。類黃酮攝入量高與老年人認知功能的維持有關。

▶ 食物基質

食物基質是指全食物的營養、纖維和生化結構的獨特組合。加工食品和營養補充品的食物基質所呈現的營養，與天然植物是不同的。當穀物被除去麩皮並被磨成麵粉時，它們的基質發生不良的變化，且它們的熱量和升糖負荷也會增加。當食物完好無損時，食物基質將纖維、水和營養素維持在一起，以增強飽腹感，讓纖維通過消化道，同時帶走一些熱量，因而減少了可利用的熱量。

▶ NRF2：身體的「主調節器」

NRF2是一種蛋白質，能夠使參與細胞保護的基因轉錄，它是人體因應氧化壓力和有毒化合物的主要調節劑。NRF2結合並活化了基

因裡的抗氧化反應因子（antioxidant response element, ARE），能編碼排毒酶、抗氧化蛋白質和其他蛋白質以對應氧化壓力。許多飲食中的植物生化素會活化NRF2，NRF2在預防癌症中扮演了重要角色。綠色十字花科蔬菜中的異硫氰酸酯（例如蘿蔔硫素）在活化NRF2方面特別有效。

● 30年來血液疾病首次恢復正常

芙莉西亞．蘇伯（Felecia Suber）

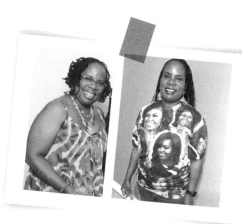

我患有一種罕見的血液疾病已經超過30年了，我的血小板高得危險。我終於在2016年被診斷出是JAK2誘導的血小板增多症（thrombocytosis），這是一種非常嚴重的疾病，伴有脾腫大和其他併發症。關於我的未來，醫生給了我一長串恐怖的簡單說法：骨髓活檢（bone marrow biopsies）、骨髓移植、強效的有毒藥物、化學治療。當我的醫生開始解釋我們需要做什麼時，我覺得自己快要暈過去了。在所有訊息中，我聽到他說：「取決於妳的免疫系統如何反應。」因此，我拒絕了所有的治療，開始尋找能夠自然增強我的免疫系統的方法。

當我偶然看到傅爾曼醫師的書《吃出超級免疫力》時，我覺得這就像上天刻意要來幫助我的。我一讀再讀。根據我所學到的知識，我開始採用100%的植物營養飲食。一年之內，我康復了！現在，我的血小板超過30年來第一次處於正常範圍內！

我以前每3個月就會去見一次腫瘤科醫師，後來是每6個月去一次。現在我每年只去一次。我告訴我的醫師我是如何使用傅爾曼醫師的植物營養飲食法來治癒我的身體的。我以為他會很興奮，但是他就一副「好吧」的樣子，對我的病情明顯康復感到有些困惑。為了「以防萬一」，他仍試著開處方給我。我拒絕了而且告訴他，「我已經有別的處方了。」我當然希望優質的營養是所有患者的第一大處方。

一年後我獲得了更多結果：我的血壓原為152/74mmHg，現在是106/68；現在總膽固醇為110；HbA1c在5.1的正常值（之前是臨界值）；到目前為止，我已經減掉了40公斤。我當時在貧血邊緣，但現

在已不再貧血。我什麼藥都不用吃。我每天走路超過8公里，每週騎自行車130公里。我現在58歲，我認為自己非常年輕。

　　我每6個月閱讀一次傅爾曼醫師的書，也聽有聲書，以保持我對這些知識的熟悉度。我已送出20多本書，也一直放著幾本在汽車後車廂中，以便隨時與他人共享。抱歉，我的故事太長了，我只是太高興、太想分享了！

我們能預防癌症

不幸的，我們大多數人並不知道，很多疾病包括心臟病、中風、糖尿病及許多癌症，都是不良飲食直接造成的結果。我們以為都是基因、年紀或其他超出我們控制的因素導致這些疾病，但事實是，只要我們提供完美的飲食及良好的營養給身體，它就有能力能抵抗疾病，這也就是我們有能力逆轉疾病並治癒我們自己的原因。我到目前為止已經分享了大量針對各種主題的研究報告，現在我想要帶大家一起探究對抗癌症的營養防禦力的主題。

我們已經成為高科技、大規模生產的飲食文化的受害者，這種飲食文化助長了人類歷史上史無前例的癌症流行。[1]現今，我們在美國看到的高比例癌症是最近的歷史現象；在過去食用天然食物的人類文明中，癌症幾乎未曾聽聞。接受研究的人裡面，幾乎都吃天然、未經加工的植物性食物者，其預期壽命較長，發生癌症的機率也較低。[2]舉例來說，如果我們檢視一下世界各地的「藍色寶地」，那兒的人們食用較多採集和種植的植物性食物，因而擁有較長的壽命，癌症根本不會成為常見的死亡原因。

現今，我們能取得數千個科學研究資料，它們證實了許多植物性食物具有抗癌能力，但是人類卻比以往任何時候都更胖，也更容易罹患癌症。儘管我們挹注了數十億美元在製藥公司和癌症中心上，但仍有數百萬人死於可以預防的疾病。我們幾乎不曾教導人們卓越的營養

對預防癌症的力量，大眾也仍然處於困惑中。

　　植物營養飲食法的設計，不僅是減緩老化和預防癌症的最佳飲食，而且在許多情況下還具有逆轉早期癌症的潛在能力。研究顯示，最能有效地預防癌症的食物和植物生化素，同樣也能逆轉早期癌症，並防止已經被診斷出癌症的人再次復發。3無論你是想要尋求預防癌症還是打擊癌症的最強力營養計畫，此方案都能符合你的需求。

多數癌症能歸因於有毒的食物環境

　　癌細胞在本質上原是正常細胞，只是它們的DNA被破壞到無法再控制其複製的程度。當我們對植物生化素的需求被滿足時，人體細胞就能有一切必要的功能，以保護自身遠離化學物質對DNA造成的損害。但是，我們不良的營養以及有毒的飲食使發炎因子和缺陷最終累積到足以導致致癌性變化的程度。造成我們現代癌症流行的過程是雙重的，一方面是因為我們的細胞暴露在破壞性的壓力之下，例如：

　　化學致癌物、石棉、塑膠微粒、殺蟲劑、氡、丙烯醯胺、菸草、油炸食品、過多的動物性蛋白質、雜環胺、亞硝胺、酒精和甜味劑。

　　另一方面是我們對植物來源的植物生化素攝取不足，這種缺乏使我們的細胞無法發揮最大的修復和維護潛力。我們的細胞具有強大的內建機制，可以去除或破壞有毒物質、抑制DNA損傷、修復斷裂的DNA交聯，並在受傷或異常的細胞發生癌變之前將它們清除掉。唯有當我們食用大量蔬菜時，才會啟動這些強大的癌症保護機制。

● 潰瘍性結腸炎和睪丸癌痊癒了
湯瑪士·強生（Thomas Johnson）

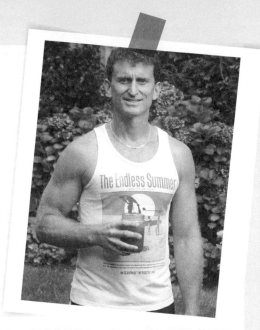

我是吃標準美國飲食長大的。我的母親是位道地的義大利人，每個假日和傳統節日，我都沉迷在我愛吃的各種食物裡。如果我不是在吃千層麵或通心粉加乳酪肉丸，那就是在吃拌著濃稠奶油醬的雞肉或魚肉。我們的冰箱裡裝滿了諸如熱狗、漢堡和比薩之類的垃圾食品，以及冷凍肉、牛奶和奶酪，而櫥櫃裡則放滿了蛋糕、餅乾和甜甜圈。這種飲食和飲食習慣的背後，是滿滿的愛和好意。雖然很幸運能有這樣一個超棒的家庭，但我卻不知道它對我的身體產生了巨大影響。

從我有記憶開始，我總是在生病。長大後，我經常服用感冒藥和流感藥，且每天都苦於過敏和氣喘。我總是在流鼻水，總是喉嚨痛，胃經常不舒服。5歲時，我因發燒超過攝氏40度住院，而我的小學時就因為我長期生病，常得一次請假好幾週。15歲時，在我長期服用抗生素Biaxin治療單核白血球增多症後不久，我被診斷出潰瘍性結腸炎。當時有人告訴我潰瘍性結腸炎是「無法治癒的」，這個病一輩子都會跟著我。我的醫生還告訴我，飲食與疾病之間沒有關連，我一生都得吃藥。

在接下來的25年中，我一直在這種可怕的狀況中掙扎，我每天都感到抽筋和疼痛。在發作時，我需要繼續服用更強效的藥物——高劑量類固醇——然後再處理所有副作用。從我24歲開始當小學老師起，我就經常生病，並定期服用抗生素來治療似乎永無止境的鏈球菌性喉炎和支氣管炎。在校期間我就常得進行6到10種不同的抗生素療程。我仍然被過敏持續折磨，並像吃糖果一樣吃著鼻塞藥。

2006年夏末，我35歲時，潰瘍性結腸炎突然發作導致我住院了。我從未經歷過這樣的事情：才一個多星期，我就掉了20公斤。我從185公分高、90公斤的體重掉到剩68公斤左右，那時，我不再量體重了。我的醫生竭盡所能幫我，但無濟於事。潰瘍已遍布整個結腸，而且不受控制地出血。失血量和劇烈的疼痛簡直無法描述，我的生命岌岌可危。

為了救我的命，醫生們進行了一個治療，將一根管子插入我的頸靜脈，給了我一組強效的藥物，最後終於發揮作用。在醫院待了將近一個月後，我開始康復並被送回家中，但是這次我服用一種更強效卻也更危險的藥物，是一種免疫抑制劑，它具有不良副作用，包括使我置身罹癌的高風險中。

2012年春天，我41歲時被診斷出患有一種稱為典型精母細胞瘤的睪丸癌。腫瘤標記和組織樣本都證實了這個診斷。醫生想要為我切除腫瘤並接著進行化學和放射治療，但鑑於我的潰瘍性結腸炎病史，他們和我都很擔心我的身體無法對這種治療有良好的反應。另外，我因為結腸炎而服用的免疫抑制劑在這種治療中會出現問題。我陷入了困境：我是否該只做手術而不要進行後續的化學和放射治療，但這可能會使我的癌症擴散到其他部位；還是我去做手術、化療和放療，但冒著潰瘍性結腸炎的風險？兩個選擇我都不喜歡。

令人難以置信的是，那年春天，我看到了傅爾曼醫師關於健康飲食的公共電視台（PBS）特別節目，並因他的訊息而大受啟發。那時醫生們正在和我談論5年和10年的存活率，但是我有一個2歲的兒子，所以我需要的是50年計畫！傅爾曼醫師的節目使我去思考，或許還有另一種方法，一種一開始就解決疾病原因的方法。我違背了我的醫生的希望和建議，推遲了所有的傳統治療，轉而改以遵循傅爾曼醫師的營養方法以尋求療癒。當我告訴我的醫生我將暫停接受他推薦的治療方式時，他說：「你很快就會死，而我不會再理你了！」然後把我趕出他的辦公室。

我從傅爾曼醫師那裡學到，如果你給身體正確的食物，並透過運

動和休息來照顧自己的身體，那麼你的身體就能以你從未想像的方式自我修復和轉化，甚至連癌症和潰瘍性結腸炎等疾病也可能消失。在採用這些飲食變化的短短幾週內，我的身體開始發生變化。我的體能、心智明晰度、身體整體狀況發生了翻天覆地的變化，而且是變得更好。

那個夏天拍攝的腫瘤超音波圖顯示它開始縮小，我開始緩慢地逐漸減少潰瘍性結腸炎的藥物，因為自15歲以來我第一次感受不到自己有任何症狀。幸運的是，我找到了一位出色的免疫學家，他監控我的進步並支持我的努力。最終，我能夠完全擺脫結腸炎藥，而腫瘤也縮小到什麼都不剩了。我在沒有接受任何傳統治療，也沒有任何與其相關的副作用的情形下，擺脫了癌症和潰瘍性結腸炎的困擾。除此之外，我的整體健康狀況獲得了極大的改善，實在很難完全量化前後的結果。

現在我已經47歲了，我可以驚奇地跟大家報告，我的癌症仍然偵測不到，潰瘍性結腸炎消失了，困擾我一輩子的過敏也沒了，自2012年以後，我不需要再服用任何抗生素或藥物。我繼續過著傅爾曼醫師在他的書中指示的生活方式。過去6年來的每一天，我都遵循傅爾曼醫師的飲食指南，不曾偏離。我從未感覺比現在更好、更強壯、更健康、以及在情緒上更加平衡。我感謝他救了我的生命，讓我第一次擁有健康的身體。這是他給我的禮物，我永遠對他心懷感激。

PS. 我正在用植物營養飲食法養育我的8歲兒子，他非常健康、長得很快，而且像牛一樣強壯！他喜歡以這種方式飲食以維護自己和地球的健康。傅爾曼醫師給我的人生以及後代的禮物，是無價的！

根據美國癌症研究所（American Institute for Cancer Research）的資料，大約50%的常見癌症可以透過不吸菸、減少日晒、維持健康體重、規律運動以及遵循健康飲食來預防。[4]我認為該比例要高得多，**而且如果我們優化飲食攝取並採取合理的抗癌生活方式，則至少可以避免現代社會中可見的90%的癌症。**

許多早期的社群和生活在地球偏遠地區的人並沒有現今常見的癌症，原因是那些人主要吃的是天然植物性食物。[5]

如今，現代的營養科學已經發現了最強大、最有效的植物性食物，可以預防癌症，它們都是植物營養飲食法會使用到的食物。當然，開始吃這種健康飲食的時間越早，保護作用就越強大且完整。

美國國家癌症機構（The National Cancer Institute）建議每天吃5份水果和蔬菜，但是，科學研究指出，攝取越多蔬果，就越能減少癌症風險。[6]不幸的是，很少美國人遵循這個建議。

儘管我們在癌症研究上投入了超過1,000億美元，大部分用於發展藥物化學療法以及篩查和檢測技術，但我們在抗癌戰疫中仍無法得勝。癌症已超過心臟病，成為45歲至64歲美國人過早死亡的首要原因。[7]從1999年到2015年，美國癌症總死亡率，女性每年下降約1.4%，而男性則是1.8%。同時，女性的癌症新確診者一直保持穩定，男性則是每年下降2.2%。

這些微不足道的改善有兩大主因，一是吸菸的情形持續減少，吸菸影響的不只是肺癌，而是更多種癌症。此外，醫生為更年期後婦女開立的雌激素和黃體素大大減少，導致乳癌死亡率的降低。但是，某些癌症的發病率卻顯著增加，例如惡性黑色素瘤、骨髓瘤、甲狀腺癌

和肝癌，甚至最近的乳癌。最近乳癌發病率上升的情形，被認為部分應歸因於肥胖症的增加，[8]吃較多的加工食品和增加體重會誘發較多的癌症，而癌症發生者年輕化的趨勢更是個警訊。

儘管可獲得最新和最先進的醫療照護，但晚期癌症的存活率仍然很低，值得注意的是，將近75%的晚期癌症是復發，原本是在較早期被確診的。[9]癌症的化學療法通常無法殺死體內的所有癌細胞，有一些殘留的細胞存活下來，數年後，這些少量存活的細胞會激增繁殖，而癌症可能更加致命，因為癌細胞已對化療產生了抗藥性。如果在沒有最佳營養療法的情況下使用化學療法，則人體成功識別、攻擊和清除這些殘留異常細胞的機會實屬渺茫。

大腸直腸癌在年輕成人身上發生率升高（年齡<50）

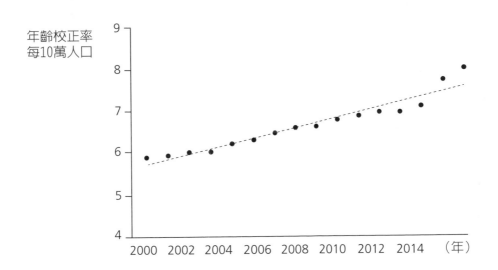

年齡校正率
每10萬人口

資料來源：Siegel RL, Fedewa SA, Anderson WF et al. Colorectal cancer incidence patterns in the United States, 1974-2013. *J Natl Cancer Inst.* 2017 Aug 1;109(8); National Cancer Institute. Surveillance, Epidemiology, and End Results (SEER) Program. https://www.seer.cancer.gov.

所有水果和蔬菜都是極佳的營養來源，但是五顏六色的蔬菜，尤其是綠色的蔬菜，在減少癌症方面更有幫助。這是因為它們含有較大量的抗癌成分，[10]甚至葉綠素（綠色植物進行光合作用的色素）也具有極大的益處，因為它可以與數種致癌化學物質緊密結合並抑制這些化學物質的被攝入。[11]

在所有蔬菜中，十字花科家族——包括綠花椰菜、抱子甘藍、白花椰菜、羽衣甘藍、小白菜、寬葉羽衣甘藍、芝麻菜、西洋菜和高麗菜——顯示出最顯著的抗癌作用。十字花科蔬菜含有豐富的植物生化素，具有強大的抗癌效應。異硫氰酸酯和吲哚類化合物是十字花科蔬菜中的硫代葡萄糖苷（glucosinolates）衍生的植物生化素，可抑制多種促進癌症的細胞進程，包括癌細胞的生長、增殖和血管新生。[12]吲哚-3-甲醇（I3C）特別可預防荷爾蒙相關的癌症，因為它有助於人體分泌雌激素和其他荷爾蒙。I3C和蘿蔔硫素（sulforaphane）被發現均會抑制雌激素對乳癌和子宮頸癌細胞的生長促進作用。[13]

什麼是血管新生？

代表新血管的生長，特別是當血管生出新的分支以滿足生長組織的營養需求時。

腫瘤會產生化學訊號以促使血管新生。癌症就像是在你體內生長的外星人，它劫持了你的生物功能以幫助自己生長。來自植物的植物生化素可以保護你的「地球」免受外星人的入侵，它們不允許細胞發育不良（異常）、增殖和癌變（成倍增加而失控）。這些植物生化素能抑制血管新生，而血管新生是支持細胞異常生長和轉移所必需的。

讓這項研究更加引人注目的是基因—飲食交互作用，某些食物會活化某些基因，發動DNA修復和其他保護機制。這些植物生化素，例如綠色蔬菜中的異硫氰酸酯和吲哚，不僅具有抗血管新生的作用，而且還透過誘導中和潛在的致癌物的解毒途徑，顯示出對暴露於環境致癌因子的保護作用。這些化合物還透過抑制癌細胞複製並促進癌細胞死亡來對抗癌症。這些來自綠色蔬菜的化合物也能有效地抑制發炎，並具有抗病毒和抗菌的作用。它們的抗雌激素效應有助於預防荷爾蒙相關的癌症。

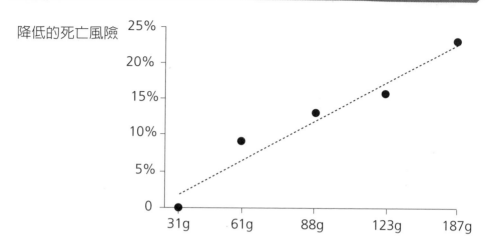

十字花科蔬菜與長壽：針對134,796名中國成人所做的研究

降低的死亡風險

25%

20%

15%

10%

5%

0

31g　61g　88g　123g　187g

平均每天攝取的十字花科蔬菜克數

資料來源：Zhang X, Shu XO, Xiang YB et al. Cruciferous vegetable consumption is associated with a reduced risk of total and cardiovascular disease mortality. *Am J Clin Nutr.* 2011;94(1):240-46.

　　經常吃十字花科蔬菜與乳癌、攝護腺癌和大腸癌的風險降低相關。[14]食用這類蔬菜還能降低心血管疾病和所有死亡原因的死亡率，所獲得益處並無上限。[15]這意味著你吃這類食物越多，你能得到的保護力就越大。

　　如我們所見，抗氧化劑反應因子（ARE）是我們基因中的一個片段，該片段為排毒酶、抗氧化劑蛋白質和其他可抵抗氧化壓力的蛋白質進行編碼。Nrf2轉錄因子被十字花科植物的異硫氰酸酯活化，與ARE結合並驅動這些基因的表現，進而使細胞能夠中和氧化分子並解

決和修復氧化損傷。[16]

蘿蔔硫素（Sulforaphane，在青花菜、抱子甘藍和高麗菜中可發現）和其他異硫氰酸酯也會活化Nrf2，抑制內皮細胞表面上的粘附分子，因而防止發炎細胞的結合，繼而阻止動脈粥狀硬化斑塊的形成。[17]內皮細胞中Nrf2的活性，可維持血管彈性並抑制血管因氧化而老化。[18]

一個含有被異硫氰酸酯活化的ARE片段，為穀胱甘肽-S-轉移酶（GST）進行編碼，GST這種酶參與生物轉化、解毒及移除有害化合物。 GST基因的某些常見改變被認為透過減緩和減少致癌物的解毒作用而增加了患乳癌的風險。有趣的是，攝取較多的十字花科蔬菜，可以恢復下降的解毒功能與這些基因缺陷相關的風險。[19]這意味著食用十字花科蔬菜可以減少並消除與遺傳易感性相關的癌症風險。

黑芥子酶（myrosinase）是在十字花科蔬菜的細胞壁中發現的一種酶，它可催化形成這些有益化合物的化學反應。這些珍貴的異硫氰酸酯不在蔬菜中；而是在你咀嚼蔬菜時在口中形成的。當細胞壁被破壞時，細胞液泡中的硫代葡萄糖苷與被分隔在植物細胞壁中的黑芥子酶混合，因此可以形成異硫氰酸酯和吲哚。這意味著你越充分咀嚼蔬菜和沙拉，就能獲得更多有益的營養。

如果你有高血壓或心臟病，而你希望逆轉這些狀況，那麼多吃綠色十字花科蔬菜，無論生的或熟的，都將有助於讓你康復。因為黑芥子酶會因為加熱而失去活性，所以每天吃一些生的十字花科蔬菜並仔細咀嚼，是非常重要的。將一些紫高麗菜或大白菜切成絲放在沙拉上，加一點芝麻菜或西洋菜，再用一點芥末籽粉調味。

十字花科植物細胞

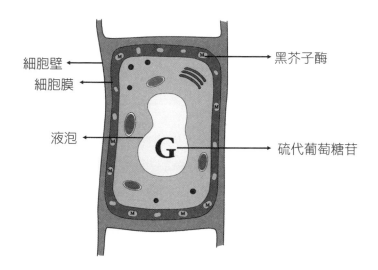

細胞壁

細胞膜

液泡

黑芥子酶

硫代葡萄糖苷

G

　　如果我們在這些蔬菜是生的時候就將它們攪打或榨汁，或者好好咀嚼它們，它們所含的酵素就會從細胞膜中釋放出來，和硫代葡萄糖苷混合，接著這些抗癌化合物就會形成。如果你過度烹調這些蔬菜，之後才咀嚼或攪打它們，黑芥子酶就會失去活性，而這將會妨礙具保護性的異硫氰酸酯的形成。

　　要在燉菜或湯中添加十字花科蔬菜而不會令黑芥子酶失去活性，請在它們還是生的時候先用一點液體將其攪打一下，然後再加入鍋中烹煮。在蔬果機中形成的異硫氰酸酯在蒸煮過程中仍然保持穩定。在你的沙拉中添加一些十字花科蔬菜。芝麻菜、西洋菜、高麗菜或小白菜都可以提供黑芥子酶，這些芥子酶可以活化煮熟的蔬菜中部分硫代葡萄糖苷，並運送到胃裡而無需轉化，因此增強了異硫氰酸酯的生成。在炒鍋中炒菜也很有幫助，因為它們通常僅部分煮熟，與蒸煮或

煮熟的蔬菜相比，保留了更多的黑芥子酶活性。

研究顯示，十字花科蔬菜在已經患有癌症的人身上，也帶來鼓舞人心的結果。對攝護腺癌男性患者進行的研究顯示，他們吃綠花椰菜和含蘿蔔硫素的花椰菜苗，對抑制癌症的生長具有深遠的益處。[20]研究顯示，即使使用冷凍花椰菜也能帶來效益。[21]十字花科蔬菜對乳癌也有效，在一項研究中，更年期後婦女每週吃14杯十字花科蔬菜，在6週之內觀察到癌症指數的降低。[22]

豆類，特別是大豆，也能抗癌

豆類是飲食中碳水化合物的主要來源之一，但它帶來的健康效益不僅只於此，它還具有抗癌效應。當然，它們的低升糖特性、高纖維和抗性澱粉含量以及植酸（phytate）含量均有助於其抗癌特性。[23]腸道中豆類的發酵也會產生具有抗癌作用的化合物，其中之一是短鏈脂肪酸丁酸酯（butyrate），它可抑制細胞生長和增殖並誘導腫瘤細胞程序性死亡（programmed cell death）。它也具有抗氧化活性，可保護正常細胞免受DNA氧化的損害，有助於預防大腸直腸癌。[24]

與其他豆類相比，大豆尤其具有抗癌作用。在一個對包含190萬名參與者在內的14項前瞻性研究所進行的統合分析中，豆類攝取量增加與大腸直腸癌風險降低9%有關，而攝取大豆甚至降低比例達15%以上。[25]相同的，針對10項前瞻性研究所做的統合分析顯示，豆類的攝取量與降低攝護腺癌比率有關，每天吃20公克豆類，與降低攝護腺癌3.7%有關，其中大豆顯示出的效益最大。[26]一個大型統合分析發現，大豆攝取量也與降低乳癌、子宮內膜癌和攝護腺癌的風險有關。[27]

大豆因為含有被稱為異黃酮的植物雌激素，可能對激素相關的癌症具有特殊的抗癌作用。異黃酮根據不同類型的雌激素受體而產生不同的作用，可以在乳房組織中發揮抗雌激素作用，進而有助於預防癌症，還可以在骨骼系統中發揮雌激素模擬作用，有助於維持骨量。[28]然而，大豆的抗癌作用並非只限於與雌激素相關的那些。異黃酮也能抑制癌細胞的增殖和血管新生。[29]除了與生殖系統有關的癌症外，大豆攝取量較高，與降低胃癌、肺癌和大腸直腸癌的風險有關。[30]

但是，你必須知道，大豆蛋白粉和大豆分離蛋白、大豆濃縮蛋白等加工食品無法改善健康。由於大豆蛋白粉和動物性蛋白兩者的胺基酸分布非常相似而且高度濃縮，因此這類粉末會增加IGF-1的含量，對預防或治療癌症無益。[31]吃毛豆或天貝並在湯和燉菜中加入乾大豆，是利用大豆的最有助益和最具保護性的方法。豆腐和豆漿去除了豆纖維，儘管它們可能仍然有好處，但是它們的抗癌潛力沒有那麼大。使用全豆（包含纖維和豆子全部）並配合其他豆類（如小扁豆和豌豆），可提供更強效的保護。

多吃蔥、洋蔥和大蒜

蔥屬蔬菜家族，包括洋蔥、大蒜、蔥、韭菜和紅蔥頭，具有很強大的抗癌特性。統合分析發現，食用大蒜與降低罹患攝護腺癌和胃癌風險有關，流行病學研究顯示，攝取洋蔥和大蒜與多種癌症的發生率呈負相關。[32]一項大型的歐洲研究發現食用洋蔥和大蒜量最多的參與者，其結腸癌風險降低56%，卵巢癌降低73%，食道癌降低88%，攝護腺癌降低71%。[33]

蔥屬蔬菜中的有機硫化合物，是你在切洋蔥時會刺激你眼睛的物質，這種物質是它風味和健康效益的來源。除了含硫化合物之外，洋蔥和大蒜的抗癌作用也可能是因為它們富含類黃酮，尤其是槲皮素。來自蔥屬蔬菜的化合物影響許多細胞訊號通路，導致抗發炎作用和抑制與癌症相關的進程，例如癌細胞的增殖和轉移。[34]

與十字花科蔬菜中的異硫氰酸酯類似，蔥屬蔬菜中的有機硫化合物是在將生蔬菜切碎、壓碎或咀嚼後才產生的。舉例來說，大蒜在被壓碎後的10到60秒內，會形成一種稱為大蒜素的化合物，然後分解為數種不同的有機硫化合物。[35]這些化合物具有廣泛的強大抗癌效應，包括阻止癌細胞生長、啟動Nrf2及抑制血管新生。[36]大蒜還能強化免疫系統。

洋蔥和大蒜的植物生化素對心血管系統也有助益，例如可抑制膽固醇合成、血小板凝集、發炎和血管平滑肌的細胞增殖。[37]甚至大蒜萃取物的營養補充品也被發現可以降低血壓、總膽固醇和低密度膽固醇。[38]

蘑菇是抗癌超級明星

蘑菇在植物性食物中有一個明顯的特性——它們並非完全是植物性食物。它們是真菌，它們的細胞壁含有稱為 β -葡聚醣（beta-glucans）的生物活性多醣體，可以與免疫細胞上的受體相互作用，包括巨噬細胞、樹突狀細胞、T細胞和自然殺手細胞。[39]

蘑菇多醣體具有直接和間接的抗癌作用。在直接的作用方面，這些多醣能對癌細胞顯示出抗血管新生和抗增殖的作用。[40]蘑菇對血管新生具有強大影響力。[41]脂肪細胞產生多種血管新生因子（包括瘦

素、血管新生素和其他生長因子），這些因子刺激新血管的生長以促進脂肪細胞的擴增和成長。蘑菇抑制了這個過程，進而阻止了脂肪在體內的儲存。同時，蘑菇的這些抗血管新生特性會抑制不正常的細胞和癌症的生長，因為異常的細胞如果沒有發展出自身強大的血液供應系統，就不會快速複製並變危險。因此，蘑菇可防止異常細胞的複製，並幫助免疫系統在第一時間發現並破壞這類細胞。

在間接方面，蘑菇多醣透過增加天然殺手細胞（NK）的活性來增強免疫系統的監控功能，NK細胞是一種免疫細胞，作用是偵測並消滅癌化及受病毒感染的細胞。[42]使用高劑量蘑菇萃取物的臨床試驗，證實了蘑菇改善免疫功能的潛力，因為這項研究明確指出，蘑菇萃取物可以消除化療患者的免疫抑制作用。[43]

蘑菇還含有可附著於癌細胞並抑制其生長的特殊凝集素。[44]各種蘑菇（包括白蘑菇、褐色蘑菇、波特貝拉蘑菇、秀珍菇、舞茸和靈芝）對大腸直腸癌、乳癌和攝護腺癌細胞的抗血管新生、抗增殖和其他抗癌作用，已經有許多研究。[45]

蘑菇與預防乳癌的關係特別顯著。蘑菇的植物生化素能抑制會產生雌激素的芳香酶，多數常見的蘑菇，包括白蘑菇、褐色蘑菇和波特貝拉蘑菇，均顯示出具有強烈的芳香酶抑制作用。[46]在一項研究中，經常食用蘑菇（每天約食用1個白蘑菇）與罹患乳癌的風險降低64%有關。[47]

在對10個食用蘑菇和乳癌的研究所進行的統合分析中，發現了劑量反應效應；意味每天吃越多蘑菇，降低的風險就越多。每天食用蘑菇20公克，風險降低了60%，這結果在更年期前和更年期後的婦女身

上皆類似。[48]

在針對癌症病患的臨床試驗中，蘑菇通常被作為濃縮補充劑使用。但是，一項針對攝護腺癌和生化復發男性的研究發現，白蘑菇粉降低了36%的患者的PSA（攝護腺特異性抗原）指數，[49]其免疫調節作用促進了身體對微生物入侵者和發展中腫瘤發動攻擊。[50]

蘑菇多醣體的免疫提升作用也能防止呼吸道感染。一項針對健康自願受測者的研究發現，連續一星期每天食用白蘑菇可增強唾液抗體分泌，代表經常吃蘑菇可增強免疫力。[51]

我建議只吃煮熟或乾燥的蘑菇，因為好幾種生蘑菇都含有一種稱為傘菌氨酸（agaritine）的潛在有害物質，而煮熟會顯著降低傘菌氨酸的含量。[52]

莓果和石榴（和類黃酮）引人注目

莓果和石榴（以及百香果、李子、柑橘類水果、蔓越莓和櫻桃）富含類黃酮，這些類黃酮集中在它們的外皮上，並賦予它們深藍色、紅色和紫色等色彩。[53]儘管類黃酮含量很高，但它們不是莓果中唯一的植物生化素；鞣花酸（ellagic acid，也能在石榴中發現）、白藜蘆醇（resveratrol）和其他多酚（polyphenol）也是莓果能防癌的有效成分，能夠抑制發炎、調節基因表現和DNA甲基化，使得癌化細胞的細胞週期停滯，並抑制血管新生。[54]即使是乾燥的莓果凝膠和粉末在癌症前期和罹癌患者的防癌試驗中也顯示出正向的結果。[55]

石榴像莓果和蘑菇一樣，具有抗血管新生的特性，但是它們也含有天然的芳香酶抑制劑。石榴和蘑菇是含這些化合物的少數幾種食

物，它們限制了會促使乳癌和攝護腺癌生長的雌激素含量。[56]若每天給攝護腺癌患者服用240毫升石榴汁，他們的平均PSA成倍增長所需的時間，從15個月增加到54個月。[57]有另一項類似的研究針對PSA升高的男性，讓他們每天接受1或3公克石榴萃取物，18個月後，PSA中位數倍增時間從11.9個月增加至18.5個月，兩種劑量所導致的結果並無差異。[58]

許多低糖水果，如百香果、芭樂、金桔和酸櫻桃，也提供了豐富的類黃酮，但它們的升糖指數卻很低。金桔和一種名為金橘（mandarinquats，金桔和橘子的混種）的獨特之處在於，它們整個連皮都很好吃，並充滿了諸如檸檬烯等化學保護性化合物，它已被證實對人類攝護腺癌細胞具有抗增殖作用，並能防止皮膚癌。[59]沒錯，吃柑橘類水果的皮可以保護我們的皮膚，這實在很酷！因此，不要低估在飲食中這些水果強大的抗癌潛力，此外，它們真的很好吃。

堅果和種子：唯一能對抗癌症的脂肪食物

過去20年來，數百項研究中關於營養最有趣的發現之一，就是吃堅果和種子對於提高健康和壽命具有顯著效應。每天食用堅果和種子與降低癌症死亡的風險有關。[60]

研究發現，女性在青春期食用堅果（每天食用一或多份堅果比每月少於一份），與老年之後罹患乳癌的風險降低了24%有關。[61]吃核桃也與抑制乳癌有關，[62]研究人員指出，每天食用60公克核桃，短短2週即可顯著改變被確診的乳癌中的基因表現。在一個臨床試驗中，進行細針切片以評估乳房腫瘤情況的婦女，被要求從首次切片後開始，每天吃60公克核桃，直到2週後進行追蹤手術為止。組織評估顯

示，已確認的456個的基因表現已獲得了改善。在大型的前瞻性研究中，同樣也是研究女性，證實每日食用堅果與降低大腸直腸癌和胰臟癌的風險有關。[63]營養學史上規模最大的流行病學研究，例如醫師健康研究（Physicians' Health Study）、護士健康研究（Nurses' Health Study）和基督復臨安息日會研究（Adventist Health Studies）一致證明，每天食用堅果和種子對於所有的死亡原因具有保護作用。[64]

種子類由於富含木酚素（lignan），證明了它對普通癌症有顯著保護作用。亞麻籽、奇亞籽和芝麻籽中富含被稱為木酚素的植物雌激素，這些化合物具有抗雌激素作用，研究指出它具有預防乳癌和攝護腺癌的潛力。[65]木酚素的代謝產物——亞麻木酚素（enterolignans）是在消化道中形成的，它會弱化雌激素的生成和活性。植物木酚素也會增加性荷爾蒙結合球蛋白的濃度，因而削弱了雌激素的作用。[66]

木酚素含量最豐富的是亞麻籽（85.5毫克／盎司），其次是奇亞籽（32毫克／盎司）和芝麻籽（11.2毫克／盎司）。[67]

觀察型研究顯示，若亞麻籽攝取量增加，則罹患乳癌的風險降低，而隨機對照試驗也獲得了令人鼓舞的結果。[68]儘管若在生命早期就開始這麼做，效果會更明顯，但即使是對那些已經患有癌症的人進行試驗，也顯示出益處。在一個試驗中，新近被診斷出乳癌的婦女被指定每天吃安慰劑瑪芬或含有25克亞麻籽的瑪芬，持續約35天，直到他們接受手術為止。在干預前和手術時分析她們的腫瘤組織，亞麻籽組顯示出明顯的腫瘤細胞死亡，腫瘤細胞的增殖也減少了。[69]更令人印象深刻的一項研究，追蹤了患乳癌的女性達10年，發現攝取較多木酚素的女性其死亡率降低了71%。[70]

木酚素還可以抵消攝護腺癌的進展。一項研究證明，提供患有攝護腺癌的男性30天的亞麻營養補充品（每天30公克），可降低癌症的增殖。另一項研究提供患有攝護腺癌的男性亞麻籽、低脂飲食或兩者併用，為期30天，直到進行攝護腺根除術為止。低脂飲食沒有效果，但是兩個亞麻籽組均顯示出腫瘤細胞的增殖減少了。[71]

從C反應蛋白的數值降低，令木酚素的抗發炎效果獲得證明，C反應蛋白降低具有抗癌和保護心血管的益處。在全亞麻籽或木酚素營養補充品的研究中，顯示出能降血壓。亞麻籽具有降低血壓的能力，這可能是其所含的纖維和木酚素的綜合作用而導致。木酚素和纖維結合起來的抗發炎效應使亞麻籽和奇亞籽成為日常食用的重要食物。[72]

番茄及其他含類胡蘿蔔素的水果和蔬菜

人口研究顯示，飲食中多攝取含類胡蘿蔔素的水果和蔬菜，與肺癌、攝護腺癌、乳癌以及頭頸癌的風險降低有關。[73]血液中的類胡蘿蔔素數值低與過早死亡的風險高有關。[74]在血液循環中的類胡蘿蔔素也會運送到皮膚，有助於防止日晒引起的氧化損傷，進而預防皮膚癌。[75]

多吃水果和蔬菜，可提供多種類胡蘿蔔素。蔬菜汁（胡蘿蔔、番茄、菠菜和其他綠色蔬菜）是類胡蘿蔔素的一種特別有效的形式。與生蔬菜相比，煮熟的蔬菜提供更多可吸收的類胡蘿蔔素。類胡蘿蔔素嵌在蔬菜的基質中，必須破壞某些細胞結構（例如透過攪打、加熱或榨汁），以使類胡蘿蔔素更易於被消化系統吸收。[76]吃生菜時搭配富含脂肪的堅果、種子或酪梨一起吃，也可以改善吸收率。[77]

煮熟的番茄富含番茄紅素和其他有效的抗氧化劑。番茄是番茄紅素的主要飲食來源，提供了飲食中約85%的番茄紅素。[78]番茄紅素具有抗癌活性，[79]而番茄紅素的攝取量較多，血液中番茄紅素的指數較高，皆與降低攝護腺癌的風險有關。[80]有兩個針對攝護腺癌男性補充番茄的臨床試驗，發現了PSA降低的結果，其中一項試驗指出攝護腺組織DNA損傷的標誌物減少以及腫瘤細胞凋亡增多。[81]富含類胡蘿蔔素的食物可預防乳癌，而且多項研究顯示，番茄紅素的攝取多與乳癌發生率的降低有最強力的關聯。[82]

較多體脂肪 = 較多癌症

規律運動與降低乳癌、胃癌、食道癌、子宮內膜癌和大腸直腸癌的風險有關，[83]運動也與癌症病患擁有更佳的生活品質及更好的存活率有關。[84]運動不僅能燃燒熱量並降低體脂肪，還能增加細胞的效率和廢物的清除。隨著細胞殘骸和化學殘骸的累積，細胞會更快老化，但人體可以利用細胞膜來吞噬這些殘骸，並將其運送到溶小體（lysosomes），它們在此燃燒以獲得能量。換句話說，運動可增強細胞的自我淨化活性，並破壞老化和耗損的部分（稱為「自噬」），進而減緩衰老並降低罹癌的風險。[85]

體內多餘的脂肪會妨礙我們的生存，因為脂肪細胞會分泌血管新生促進劑、腫瘤壞死因子和白介素6。這些化合物會創造出慢性發炎狀態，並升高由肝細胞製造的發炎反應指標CRP（C反應蛋白），增加得癌症的風險。[86]脂肪的堆積甚至可能滲入到諸如肝臟和心臟等器官，導致細胞功能障礙。

腫脹的脂肪細胞帶有「脂毒性（lipotoxic）」，這意味著它們是發炎、促進疾病的化合物的來源，增加了多種癌症的風險，且在已被診斷出有癌症的患者中，例如乳癌復發者，有較差的預後，大腸直腸癌及攝護腺癌患者，存活率較低，疾病的進展也更具侵襲性。[87]

大多數人被洗腦，認為油（例如橄欖油）是健康食品，但我在這裡要說的卻相反：如果橄欖油顯著增加你的體脂肪，那麼它可能是導

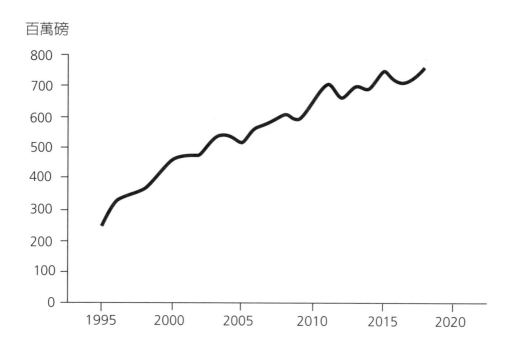

1995-2018年橄欖油消耗量的增加

百萬磅

資料來源：US Department of Agriculture, Economic Research Service. Oil Crops Yearbook 2019. https://www.ers.usda.gov/data-products/oil-crops-yearbook/. Last updated 20 August 2019; Ash M, Dohlman E. "Oil Crops Year in Review: US Soybean Demand Powered by Record 2006/07 Supply." June 2008. https://downloads.usda.library.cornell.edu/usdaesmis/files/jw827b648/hm50ts447/v405sb103/OCS-yearbook-06-18-2008_Special_Report.pdf.

致癌症的主要因素。所有的油每一湯匙都含有120大卡的熱量，這些熱量會被迅速吸收。更多的油等同於更多的體脂肪，而更多的體脂肪意味著更多的細胞激素（cytokine）和脂質激素（lipokine）的分泌，它們會引發芳香環轉化酶的活性。這會使得雌激素刺激乳房和攝護腺細胞的生長，伴隨促進血管新生，進而令癌症生成和轉移。大多數美國人每天透過添加的油和脂肪而攝入500卡以上的熱量，這使他們無法減掉危險的體脂肪。

堅果和種子會抑制食慾，而油則會刺激食慾並讓人無法產生飽足感，這通常會造成熱量過多並增加體內不正常和危險的脂肪。減少飲食中的油，並在你的沙拉醬和調味料中利用較少熱量的全堅果和種子當成油脂，是減少體脂肪的有效方法，也是已被驗證能夠預防癌症和心臟病的方法。[88]

還可以做什麼來避免和預防癌症

● 酒：少量也很危險

由於酒精會被人體代謝成致癌化合物（乙醛），因此過量飲酒被認為是癌症的危險因子；但是即使少量也很危險。國際癌症研究機構（IARC）發布的《2014年世界癌症報告》（2014 World Cancer Report）得出的結論是，考慮到癌症的風險，不要攝入酒精才是安全的。[89]

飲酒被認為是多種癌症的致病因素：口腔癌、咽癌、喉癌、食道癌、大腸直腸癌、乳癌和肝癌。[90]對於女性，飲酒還可能增加雌激素，進一步增加罹患乳癌的風險。[91]超過一百項研究著眼於飲酒與乳癌之間的關係，綜合分析顯示，即使少量飲酒或中度飲酒，乳癌的發生率也會些微增加（超過10%），增加率隨著酒精攝入量的增加而上升。[92]

● 你需要葉酸而不是葉酸補充劑

葉酸補充劑（folic acid）並不是葉酸（folate），葉酸補充劑是蔬菜中真正葉酸的模擬合成物，真正的葉酸不僅可以預防先天缺陷，還提供更多保護，這些廣泛的保護作用無法透過服用葉酸補充劑來實現。避免癌症的關鍵是遠離含有葉酸的補充品和以葉酸強化的食物，用這種會促使細胞複製和癌症的合成「營養素」，很容易服用過量。

葉酸在綠色蔬菜、豆類和其他植物性食品中含量豐富。事實上，遵循植物營養飲食的人血液中的葉酸指數通常高於正常範圍。血液中多出來的葉酸並不會造成傷害；相反的，它顯示這個人的飲食很健康，並且已經接觸到蔬菜中所發現的數百種其他保護性化合物中。只有不吃足夠蔬菜的人葉酸含量會很低。

葉酸除了眾所周知的能對孕婦和小孩帶來正面效應，在支持我們成年後的健康上也扮演了非常重要的角色。[93]它是紅血球妥適地輸送氧氣所必需的眾多營養素之一，它也支持我們神經系統和心血管系統的功能。包括葉酸在內的維生素B群足夠，對維持終生良好的認知功能很重要。[94]

缺乏葉酸是有害的，但以葉酸補充劑的形式攝取過量卻是危險的。合成葉酸存在於營養補充品和強化食品中，吸收率是人體吸收天然葉酸的2倍，[95]含有強化葉酸的食品包括營養酵母、包裝的穀片和白麵包，雖然人體能將一些合成的葉酸補充劑轉化成葉酸，但這樣做的能力有限，大部分未轉化的剩餘葉酸補充劑會在血液和組織中循環。

目前尚不清楚這些未被轉化的葉酸補充劑對人體確切的影響，但它有可能會破壞正常的葉酸代謝，且有充分的證據顯示它可以降低免疫細胞的保護功能並促使癌症發展。[96]癌細胞的表面有較多的葉酸接受器，且會比正常細胞製造更多依賴葉酸的酶；血液循環中的過量葉酸補充劑會參與這個過程，並讓癌細胞增殖。過多的葉酸補充劑也會透過改變基因表現而導致癌症的發展。

葉酸補充劑可能促進癌症的這個想法並不新奇。在1940年代，對白血病患者進行了大劑量的葉酸補充劑實驗性治療，結果癌細胞的增殖增加了。這個發現是現今使用抗葉酸藥物來進行癌症化學療法的起源。[97]無數的研究發現，葉酸補充劑會增加罹患癌症的風險，而以葉酸強化的食品其潛在的促癌作用也受到強烈關注。[98]2011年一項針對6個葉酸補充劑的試驗所進行的統合分析發現，葉酸補充劑組的癌症發生率比對照組高21%。[101]科學研究也支持來自綜合維生素的合成葉酸會促進癌症，而只有食物中的葉酸具有保護作用的結論。[102]

因為混淆變項（confounding variables），有關使用綜合維生素和乳癌的研究出現了不一致的結果。綜合維生素中的某些成分是有益的，而其他成分則有害，然而數個研究顯示，乳癌風險的增加代表葉酸補充劑是主要的罪魁禍首。[103]避免吃葉酸補充劑和經過加入葉酸強化的食物對預防癌症是非常重要的，幸運的是，我們可以從飲食中就攝取到適量的葉酸。

懷孕期間的葉酸補充劑和葉酸

因為我們的飲食不健康，沒有攝取足夠的蔬菜和豆類，衛生當局普遍建議育齡婦女（尤其是懷孕初期者）攝取葉酸補充劑，以防止神經管畸形。這個建議可能是導致兒童癌症，尤其是急性淋巴球白血病以及兒童期腦瘤發病率上升的原因。急性淋巴球白血病和其他兒童癌症，與孕婦飲食不良和懷孕前缺乏綠色蔬菜有關。[99]

葉酸補充劑不僅會促進癌症，還會使人產生一種錯誤的安全感，因為它讓人忽略了應該在懷孕前和懷孕期間多吃蔬菜和選擇其他健康食物。大家對於正確飲食並沒有急迫感，也沒認知到其重要性。用這個合成且簡單的解決方法來應對複雜的問題，可能會增加心臟先天缺陷、兒童呼吸道疾病和兒童癌症的發生率。[100]

相反的，如果鼓勵婦女吃綠色蔬菜和健康飲食來滿足對其葉酸的需求，則會帶來廣泛的好處。當我們從健康飲食中攝取葉酸時，它自然會與其他數百種能提供母親和她的寶寶具有防癌保護力的微量營養素結合在一起。

● 從自體免疫肝炎完全痊癒

凱莉‧莫里諾（Kelly Molino）

在2016年4月，我50歲時接受了血液檢查，因為我的尿液顏色很深，體重在非預期狀況下減輕，而且感到疲勞。結果令人震驚：我的肝功能檢測數值比正常高20倍，我的醫生說：「馬上去醫院！」我發現自己患了自體免疫肝炎。我內心希望這些最初的結果可能只是一時的錯誤，所以我選擇再做一次血液檢查。令我沮喪的是，我的情況其實更糟。幸運的是，大約在同一時間，我丈夫恰巧看到了傅爾曼醫師在PBS的節目，更巧的是，我有一個朋友透過遵循傅爾曼醫師的植物營養飲食法而治癒了另一種自體免疫疾病。

感謝上帝，第二天我就開始進行傅爾曼醫師的自體免疫飲食計畫，其中含括了去除自身免疫疾病的兩種最常見誘因：動物性產品和麩質。此外，我開始根據傅爾曼醫師的自體免疫原則攝取高微量營養素飲食。

我還去看了肝臟專科醫師，並詢問他對營養治療的意見。他告訴我，我必須認真對待這個問題，因為我「由於肝衰竭，1個月左右就可能需要住院。」他也告訴我，我需要立即開始服用類固醇，且在我的餘生中都不能停。我堅決地想給傅爾曼醫師自體免疫疾病的治療方案一個機會。我加入DrFuhrman.com網站的會員，並在線上的「請教醫生」論壇上提出了一個問題：「我的ALT（血清轉胺酶）肝酵素指數大約是每公升500個單位（正常約為7-50），在開始使用類固醇之前，我還有機會嘗試你的飲食法嗎？」

傅爾曼醫師的回答令我充滿希望和信心，我相信他的方法是正確的。他說我可以嘗試這種飲食2個星期，如果那時ALT沒有降低，我可以服用低劑量的類固醇，直到飲食開始起作用。然後他會幫助我戒除類固醇，因為長期使用類固醇會增加罹患癌症和其他嚴重疾病的風險。這就是我全力信奉這種飲食所需要的鼓勵，我永遠感謝他那迅速且令人鼓舞的回答。

我和我丈夫繪製了一份我的血液檢查結果圖表，從圖表可看出這套飲食改善我健康的速度。在短短的2週內，我的ALT指數不僅停止上升，甚至開始下降。4個星期時，我的ALT下降了一半以上。我很高興，因為我不需要服用任何類固醇了！

　　我對食物的力量感到驚訝。總而言之，我大約花了1年時間執行傅爾曼醫師的飲食計畫，就讓我完全痊癒。我蒙受了上帝的恩惠，因為傅爾曼醫師和他的助手班森博士（Dr. Benson）幫助我治癒了自己，並教導我健康食物的真相。我不僅被治癒，而且比以往任何時候都更加健康。我希望每個人都能知道優質營養的力量。

透過卓越的營養

顯然，我們應該試著避免攝入藥物、農藥、殺真菌劑以及其他人造化學物質和合成營養素。資料甚至顯示，營養補充劑中的合成營養素，例如 β-胡蘿蔔素、維生素A和維生素E，具有負面效應，也增加了癌症的發病率。[104]

當我們以健康的方式生活時，就可以避免非必要的醫療、危險的藥物、非必要的醫療檢查、侵入性醫療手術以及現代醫療可能帶來的潛在危害。為了活得長壽且健康，我們希望過一個能使我們盡可能避免使用藥物和醫療干預措施的生活。

這種令人大開眼界的營養科學非常強大，也許令許多人震驚。但是從研究得知，我們很難否認我們有能力透過卓越的營養來保護自己免受大多數癌症的傷害，這些能拯救生命和賦予生命的工具完全在我們的掌握中。在接下來的章節裡，我請你信任我，帶你踏上一段能改變你人生的美好旅程。

▶▶ 第5章：快速摘要

癌細胞本質上是正常細胞，只是其DNA被破壞到無法再控制自己複製的程度。大多數疾病，包括大多數癌症，都是飲食不良的結果。儘管所有因素都有可能導致癌症，但飲食的影響比其他環境的影響（例如接觸殺蟲劑、化學藥品、汙染和感染原）更大。植物營養飲食可以使微量營養素達到最佳狀態，增強人體強大的疾病防禦能力。

被證明對預防癌症最有效的相同食品和植物生化素，也可以逆轉早期癌症，並防止罹癌者的癌症復發。

▶ 癌症：有毒的環境和不良的飲食選擇

癌症已經超過心臟病，成為45至64歲美國人過早死亡的主要原因。儘管從1999年到2015年，美國癌症和新確診癌症的總體死亡率稍稍下降，但某些癌症的發生率還是有顯著上升，尤其是乳癌，這應該是隨著美國人逐漸增加的腰圍而來的。

現代癌症流行的兩個主要驅動因素，第一是我們對化學致癌物和有毒食物的暴露，第二個原因是我們對植物生化素攝取不足，這種缺乏將使我們的細胞無法發揮最大的修復和維護潛力。

▶ 富含各種食物的飲食原則

● 蔬菜

彩色蔬菜含有較大量的抗癌化合物，因此更有助於減少癌症。

綠色蔬菜是最強大的抗癌物，因為它們含有非常多的植物色素和植物生化素，它們結合了致癌化學物質並增強了防禦力。十字花科蔬菜提供了異硫氰酸酯，例如蘿蔔硫素和吲哚-3甲醇，它們可以：

- 限制癌細胞的生長及增殖
- 幫助抑制血管新生
- 中和潛在的致癌物
- 促進癌細胞的死亡（凋亡）
- 抑制發炎

■ 具有抗病毒和抗菌的作用

■ 具有抗雌激素作用，有助於預防荷爾蒙相關的癌症

● 豆類，尤其是大豆

豆子、小扁豆和豌豆因其含有豐富的類黃酮以及其他高度保護性的植物生化素而擁有強大的抗癌作用。大豆因為含有異黃酮（一種植物雌激素），特別能預防胃癌、肺癌和大腸直腸癌。但是，應避免使用大豆蛋白粉和和分離或濃縮的大豆蛋白食物，因為它們的胺基酸特性與動物性蛋白相似，且會導致IGF-1指數升高太多。

● 紅蔥頭、洋蔥和大蒜

蔥屬植物中的蔬菜，例如洋蔥、大蒜、紅蔥頭、韭菜和蔥，都含有有機硫化合物，這些有機硫化合物具有多種強大的抗癌作用，包括停止癌細胞的生長、活化Nrf2並抑制血管新生。它們還含有具有抗發炎作用的槲皮素（一種類黃酮），有助於抑制癌細胞的增殖和轉移。

● 蘑菇

蘑菇的細胞壁含有 β-葡聚醣，這是一種生物活性多醣。β-葡聚醣透過增加自然殺手細胞的活性來增強免疫系統的監視功能，自然殺手細胞可以偵測並破壞癌化和被病毒感染的細胞。除此之外，蘑菇還含有可附著於癌細胞並抑制其生長的特殊凝集素，以及抑制芳香酶（一種增加乳癌風險的酶）的植物生化素。

● 莓果和石榴

莓果和石榴（以及百香果、李子、柑橘類水果、蔓越莓和櫻桃）的糖含量低、類黃酮含量豐富，這些類黃酮集中在它們的表皮中。莓

果含有鞣花酸（石榴中也能發現）、白藜蘆醇和其他多酚，可抑制發炎、調節基因表現和DNA甲基化、使癌細胞生長週期停止，以及抑制血管新生。

● **堅果和種子**

　　堅果和種子裡的植物生化素具有抗氧化、抗發炎和抗增殖等作用。種子，尤其是亞麻籽、奇亞籽和芝麻籽，富含被稱為木酚素的植物雌激素。這些化合物具有抗雌激素作用，已有許多研究針對其預防乳癌和攝護腺癌的潛力進行了探討。木酚素的代謝產物——亞麻木酚素會在消化道中形成，弱化雌激素的生成和活性。木酚素還具有抗發炎作用，有助於抗癌並具有心血管益處。

● **類胡蘿蔔素：番茄和其他蔬菜**

　　水果和蔬菜（尤其是番茄、胡蘿蔔和綠色蔬菜）提供了豐富的類胡蘿蔔素。血液中類胡蘿蔔素含量高與許多癌症的風險降低有關；相反的，類胡蘿蔔素含量低與過早死亡風險較高有關。番茄（特別是煮熟的番茄）富含番茄紅素，可降低攝護腺癌和乳癌的風險。使類胡蘿蔔素具有較高生物利用度的最有效方法是攪打、加熱或榨汁，以破壞細胞結構。當吃生的蔬菜沙拉時，加入一些富含脂肪的堅果和種子，可提高類胡蘿蔔素的吸收。

▶ 避免過多體脂肪、酒精、其他毒素和合成營養素

　　體內多餘的脂肪是危險的，因為脂肪細胞會分泌多種有害的物質，包括血管新生促進劑、腫瘤壞死因子和白介素6。腫脹的脂肪細胞具有「脂毒性」，增加了許多癌症的風險，並且使罹癌者病況惡

化。體內多餘的脂肪還會促進雌激素的生成，雌激素是讓肥胖與乳癌和攝護腺癌產生關聯的另一個原因。

飲酒被認為是多種癌症的致病因素，包括口腔癌、咽癌、喉癌、食道癌、大腸直腸癌、乳癌和肝癌。對於女性，酒精還會增加雌激素，增加罹患乳癌的風險。

除了避免使用藥物、農藥、殺真菌劑和其他人造化學物質外，營養補充劑中的常見成分還會增加罹癌的風險。綠色蔬菜和豆類中有高含量的葉酸，葉酸補充劑是葉酸的合成形式，存在於營養補充品和強化食品中。有大量證據顯示，過量的葉酸補充劑可透過抑制免疫細胞的功能並改變基因表現而促進癌症。營養補充劑中的合成營養素例如 β-胡蘿蔔素、維生素A和維生素E，具有負面作用，可能增加癌症的風險。

與減肥的戰爭

　　人們因為各種不同的社會、情緒、娛樂和上癮的因素而暴飲暴食。事實上，現今所有大眾都生病了，體重過重。儘管衛生當局在2016年公布70%的美國人超重或肥胖，但我不認同這個過低的百分比。這70%是根據BMI 25來做為「超重」和「正常體重」的分類點而得出的。我認為超重的美國人比例要高得多，因為BMI等於或大於24的人就應被視為超重。

　　如果我們看一下世界上藍色寶地中最健康、壽命最長的人，我們會發現男性的BMI小於24，女性的BMI小於23。壽命和BMI之間關係的數據，儘管因為人的體形和骨骼質量的不同而有些例外，但是：

平均身高（約165公分）的女性體重不應超過57公斤，即BMI為21.0。

平均身高（約178公分）的男性體重不應超過75公斤，即BMI為23.7。

● 減肥70公斤，改變了人生

丹尼爾·舒曼（Daniel Shuman）

將我所學到的知識拿來運用並分享出去，這機會是無價的。我29歲那年，體重達161公斤。我是一個悲慘的食物上癮者，對自己的生命感到恐懼。我的次子出生後，我決定要設法活久一點，但因為我無法控制自己飲食的習慣，加上家族病史的關係，我擔心這個心願成真的機會渺茫。

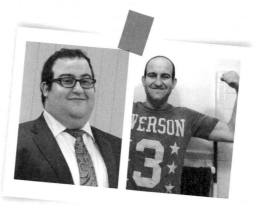

一開始，我先遠離所有的加工食品，並限制精製糖。幾個月後，我的體重減輕了約10公斤，我開始去學習越來越多的營養知識。我父親讀過《傅爾曼醫生教你真正吃出健康》，這是他的醫生推薦給他的。我決定試一試植物營養飲食法，它讓我的減肥速度加快且更容易。

現在我已減掉了70公斤！我的生活沒有任何一件事不是因減肥和生活方式的改變而改善。我的社交、工作甚至親密生活都提升了。我現在可以和我的孩子們玩在一起，而不會喘不過氣。現在，我可以以不到10分鐘跑1.6公里的速度跑6.5公里，而在過去，只走一小段樓梯上到我家，就讓我氣喘如牛。現在我可以騎65到80公里的單車，卻好像什麼事都沒有發生一樣。

世界為我展開了雙臂。我住在紐約皇后區的一個多元化社區，所有來自各種文化、目睹了我的進步的陌生人都不斷在鼓勵我，並請我對他們提出建議，我很高興能與大家分享。我覺得我的整個人都在往更美好的狀態前進。

藍色寶地

　　藍色寶地是作家兼教育家丹‧布特納（Dan Buettner）在2005年所記錄的區域，住在這裡的人通常比世界其他地區的人更長壽、更有活力、生活更健康。藍色寶地裡百歲老人的百分比通常是最高的，百歲老人不會超重；沒有肥胖的百歲老人，而且大多數人的BMI相對較低，在21以下。[1]

　　布特納指出的五個藍色寶地分別是：

· 薩丁尼亞半島（義大利小島）

· 日本沖繩

· 居住在加州洛馬林達區的基督復臨安息日會教徒

· 尼科亞半島（哥斯大黎加）

· 伊卡里亞（希臘的島嶼）

　　對於大多數擁有正常肌肉組織的人來說，即使BMI低於23，體重也可能過重。舉例來說，我身高大約178公分，體重在64到68公斤之間。我的體脂肪大約10%，且一直都維持這個數值。我的BMI在21到22之間。我定期做重量訓練，無論我做多少，只要依照植物營養飲食法，體重都不會增加。為了變得更壯，我必須吃含有更多動物性食物的飲食，但這會減損我的健康和壽命。

　　換句話說，一個人即使身體大部分是肌肉，但增加其BMI對健康壽命仍然沒有好處。在美國，壽命最短的人是橄欖球隊的前鋒，他們把自己的體型養得過大。美國國家職業安全與健康研究所（National Institute for Occupational Safety and Health）於1994年進行的NFL死亡

率研究顯示，橄欖球運動員整體來說有正常的壽命；然而，前鋒的早期心血管死亡風險增加了50%，而那與體型直接相關。與身材矮小的運動員相比，那些身材最魁梧的人早期心臟病死亡的風險增加了6倍。[2]吃得過多以把自己練得強壯來打橄欖球（或出於任何原因）對於晚年的健康並不是明智的作法。

現在，讓我們仔細看看美國BMI值比較優良（低於23）的人，他們的占比還不到總人口的15%。我們發現，在這群BMI比較好的人群中，大多數人不是吸菸，就是對藥物上癮（合法或非法），或是酗酒，抑或患有某種疾病，例如憂鬱症、焦慮症、消化系統疾病、自體免疫疾病、氣喘或隱性癌症（尚未偵測出來的癌症），這都直接或間接導致他們BMI值的降低。多數BMI值良好的美國人都有嚴重的健康問題，因此該群體不能代表透過正確飲食和運動達到適當體重的健康人。僅有2.7%的美國人說他們吃得很健康，擁有適當的BMI值，不吸菸且經常運動。[3]來自美國國家健康與營養調查研究（National Health and Nutrition Examination Survey, NHANES）的數據記錄了人們遵循健康生活的四個基本原則：「良好」的飲食習慣，適度的運動，不吸菸，以及控制體脂肪——並非以卓越的超高標準米衡量。

研究人員還研究了NHANES的BMI數據，並確定攝取較多的水果和非澱粉類蔬菜與身體健康和適當的體重有關。水果和非澱粉類蔬菜與所有食物相比的總克重，是決定BMI的主要變數。腰圍、LDL膽固醇、空腹血糖值以及胰島素和三酸甘油酯指數均由健康食品與總熱量的簡單比率而決定。結果顯示，一個人吃的低熱量蔬菜越多，則他的健康狀況就越好，也越長壽。[4]

97.5%的美國成年人在健康生活習慣上的分數不及格。

有些利益集團試圖說服我們，說我們能在體重過重的情況下，同時保有健康。他們經常提供一些數據顯示，輕度超重的人其健康統計數字要比體重正常或較低的人更好。但這只是騙人的統計數據。事實上，生病會使你減輕體重，美國大多數體重正常的人都在生病或吸菸，因此他們並能不代表這個國家中那一小部分身材纖瘦又吃得健康的人。相較於2.7%透過健康生活來擁有正常體重的人，靠吸菸和飲酒來達到目的者就算只是體重超過一點點，也會顯著縮短壽命；即使稍微超重也會對健康和壽命帶來不利的影響。[5]

我一直很驚訝的是，看到有非常多受歡迎且知名的健康專家和健康領袖，他們自己體重超重且不健康。如果他們的飲食建議合理，他們就不會超重！

為何節食會失敗？

如果你的飲食不營養，就很難控制食慾。你吃得越不健康，身體內部命令你吃更多食物的訊號就越強烈。

為何人們要過度飲食把自己逼上健康困境？其他動物只有在被供應不健康的食物（人工飼養）時才會超重，因為這會令牠們的自然食慾失去控制甚至喪失。

吃熱量密度高、營養低下的加工食品會增加人們對過量熱量的需求，並影響你的大腦。你會變得越來越依賴暴飲暴食來讓自己感覺好一點。最需要徹底改變飲食的食物成癮者，就是那些對食物成癮最嚴重的人。不幸的是，太多的人在嘗試減肥失敗多次後放棄了，以至於他們向超重的體重投降，並在疾病中度過餘生。

然而，食物成癮者需要知道，他們的成癮不是他們的錯。沒有人告訴他們「假」食物是如何設計來使他們上鉤，也沒人教他們要如何消除這種危害。一旦他們知道這是如何運作的，而且只要他們攝入大量的非澱粉類蔬菜，減肥就會變容易，他們就能成功。當人們，甚至那些有食物成癮和情緒性暴食習慣的人得到適當的指導和支持時，他們會發現改變成吃健康的飲食既舒服又令人愉悅，而不是不斷的掙扎。

　　減重時最常見的障礙是飢餓感加劇和不適感，導致過度飲食而節食失敗；吃少一點實在太不舒服了。在我鑽研這個領域30年的經驗中，我已經發現（並發表了我的觀察結果），提高飲食中的微量營養素品質可以大大地減少飢餓感。[6]我和我的研究同僚記錄並分類了768位選擇植物營養飲食方式者的結果，發現他們越堅持營養豐富、富含植物性食物的飲食方式，他們的飢餓感就越有可能轉化。那些至少遵守9成規定的食物建議數個月的人，其飢餓感都降低且改變了──他們對熱量的渴望減少了。他們發現自己的飢餓感不再那麼強烈；飢餓的感覺是在喉嚨和上胸部，而不是在胃裡；而且更容易控制了。

解決毒性飢餓和食物上癮問題

　　疲倦、虛弱、胃痙攣、震顫、易怒和頭痛通常被解釋成飢餓，但它們是我所稱的「毒性飢餓」。對於大多數採取高營養飲食的人來說，這些感覺會逐漸消失，並被沒那麼不舒服的感覺所取代，我將其稱為「真實」或「喉嚨」飢餓。

　　抗氧化劑和植物生化微量營養素含量低的飲食，會導致氧化壓力加劇和有毒代謝物的堆積，進而促進疾病和癌症的發展，這已是獲得證明的事。[7]研究也顯示，攝取較多營養含量高的植物性飲食，可以

減少可觀的發炎性副產物，降低生病的風險。[8]當飲食中缺乏植物內含的微量營養和植物生化素，發炎性副產物就會在體內堆積，不只會衍生疾病，還會讓你吃更多。這些增加的毒素會導致不舒服的感覺，讓你吃更多、更頻繁。

當你的身體「毒性」較高時，你沒在消化食物時就會感到不適，通常會覺得疲勞。這是不良飲食的戒斷症狀。疲勞是戒斷時的一種常見症狀，而非飢餓的症狀。就像是為了停止尼古丁戒斷的痛苦而更頻繁地抽菸，那些飲食中缺乏營養的人，為了緩和在停止進食後產生的疲勞，並讓自己感到更有「活力」，就會暴飲暴食且更常吃東西。這就是為什麼許多人仍然超重的原因。你飲食中的營養品質越差，你就需要消耗更多的熱量才能感覺「正常」。

消化週期分成兩個階段：合成代謝階段（anabolic phase，也稱同化階段），即進食和消化階段，以及分解代謝階段（catabolic phase，也稱異化階段），即能量利用階段，從消化活動停止時開始。在分解代謝階段，當身體利用儲存的能量儲備時，身體能最有效率地治癒、修復和自我淨化。消化會抑制肝臟的廢物處理活動。在分解代謝階段，當毒素被動員且被處理並清除時，人們會感到不舒服的症狀，一般會以為這是飢餓。人可以透過再次進食來停止這些不適的戒斷症狀，這會使分解代謝階段停止並減少排毒的運作。這種戒斷症狀引發暴飲暴食的行為，是導致肥胖的主要因素。

合成代謝（同化）階段

吸收階段

分解代謝（異化）階段

利用儲存的能量

健康飲食對於長期的體重控制較有效，因為它可以改變並減少與戒斷有關的飢餓感。如果你目前正在和超重的體重奮戰，我所建議的飲食方法有助於減輕那種不適感和隨後繼續吃東西的慾望，因而能令你攝取較少的熱量，也就是你真正需要的熱量。對於所有努力減肥的人來說，這個事實是個好消息：當你吃更健康的飲食且變得更健康，那些強烈且往往無法抗拒的飲食慾望會隨著時間的流逝而減少。

假食品、甜食和過量的動物性產品都加劇了毒性飢餓增強食慾的作用。想像一下，你每天喝6杯咖啡或抽1包菸：你可以識別出由於咖啡因或尼古丁不夠而出現的頭痛和顫抖感，而當你再喝下一杯咖啡或抽下一根菸時，你的不舒服會被緩解並再次感覺好一點了。這些不適的感覺事實上是你的身體在與有毒廢棄物結合並加強清除過程中努力自我修復所造成。你可以透過更頻繁地攝入咖啡因來緩解咖啡因戒斷的頭痛，你也可以透過再次進食來緩解疲勞和其他食物戒斷症狀。

但是，不要誤會了：疲勞不是飢餓的徵兆；而是遠離不良食物選擇的症狀。

人體對食物的攝取、消化和吸收工作完成後，肝醣儲備和脂肪酸儲備的分解代謝利用便可以滿足人體的能量需求。飢餓感的強度，通常在肝醣儲備減少時增加，直到糖解結束，而且在糖解通常不應在分解代謝階段啟動時開始。

但是，從合成代謝階段（當熱量進入人體時）到分解代謝階段（當儲存的熱量燃燒成為能量時）的轉換是個重要的生理變化。肝臟從儲存營養的合成代謝階段，轉到利用儲存的儲備以及分解並清除廢棄物的分解代謝階段。細胞廢棄物的高度動員和移除帶來了毒性飢餓

的症狀。

　　簡單來說，你越嚴格遵循我建議的植物營養飲食法，就能越快擺脫相當常見的身體和情感上的飢餓感。這意味著隨著時間的流逝，當你遵循植物營養飲食時，諸如疲勞、頭痛、震顫、胃痙攣和情緒變化等戒斷症狀將會得到解決。重要的是要注意，憤怒、敵意、焦慮和沮喪的加劇也可能是食物成癮和戒斷的症狀，但這些症狀也會隨著時間而消失。9

　　相反的，肝醣儲備將近完成的數個小時後，真正的飢餓才會發生，因此你可以補充肝醣儲備，防止糖質新生（gluconeogenesis）。糖質新生是指一旦肝醣儲備已耗盡，就會利用肌肉組織以獲得所需的葡萄糖。真正的飢餓不會助長脂肪的堆積；它的存在是為了防止瘦體組織（lean body mass）被用來作為能量來源。

　　當飲食中的抗氧化劑、植物生化素和其他微量營養素含量低時，細胞內的廢棄物如自由基、糖化終產物（AGEs）、脂褐素（lipofuscin）、脂質A2E、醛類等就會堆積。10科學文獻指出，這些廢棄物和有毒物質會導致疾病，並伴有典型的食物戒斷症狀，類似某些人戒除成癮性藥物時所經歷的那些症狀。11這些不舒服的症狀常被誤認為是飢餓，可以透過進食來緩解，但卻停止了分解代謝和排毒的過程。

　　我們所生活的社會，大家的飲食方式是攝取少量彩色的植物性食品以及大量加工食品和商業烘焙食品。我想再次指出這一點，是因為它至關重要：對於大多數不吃主要含有蔬菜、水果、堅果和莓果等健康飲食的人而言，經常會發生的飢餓感是因為微量營養素不足而產生

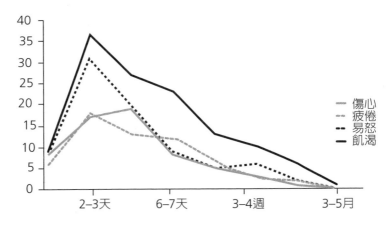

摒棄食用高度加工食品

自陳有戒斷症狀者數量

圖例：
- 傷心
- 疲倦
- 易怒
- 飢渴

X 軸：2–3天　6–7天　3–4週　3–5月

資料來源：Adapted from Schulte EM, Smeal JK, Lewis J, Gearhardt AN. Development of the highly processed food withdrawal scale. *Appetite*. 2018 Dec 1;131:148-54.

的飲食戒斷症狀。這種飲食使得促炎性代謝廢棄物的戒斷症狀幾乎如影隨行。

　　有愈來愈多證據顯示，食物上癮是最普遍的臨床病理狀況。[12]對於目標在減輕體重並永久保持適當體重的人來說，充分了解飢餓的本質至關重要。如果我們不能控制升高的飢餓感，那麼我們注定要失敗。除非我們改善所吃食物的微量營養素品質，否則將無法控制這些症狀。我們吃什麼，是影響我們想要吃多少的主要因素。

某些人的毒性飢餓特別嚴重

　　有證據顯示，與正常體重的人相比，超重的人在攝取低營養的餐點時，會形成更多的發炎標記物和氧化壓力。[13]這是許多人必須與極

度超重奮戰的重要原因之一。

　　某些人在不吃東西時會感到非常不舒服，以致於他們必須一直確保熱量的攝入。我們習慣稱其為低血糖症，但現在我們知道這個名詞是錯誤的，因為大多數在低血糖時感到不適的人，單純是因為他們處於低營養、高蛋白飲食的戒斷狀態。所有含氮副產物，例如氨、尿素和尿酸，都使他們感到不舒服。這些人並不是苦於低血糖，他們是因為伴隨低血糖而出現的排毒作用而不適。當然，當他們吃更多的蛋白質以停止戒斷症狀時，這些排毒產生的症狀就會緩解。所謂的低血糖症狀幾乎都可透過實行植物營養飲食4個星期來解決，除非這些症狀真的是因為胰島素瘤或罕見的升糖素生成缺陷而導致的血糖過低，那麼，這些就不是飲食問題，而是醫療問題了。

　　有肥胖傾向的人其潛在發炎風險升高，其特徵是血液和尿液中刺激性物質的增加，例如脂質過氧化物酶（lipid peroxidase）和丙二醛（malondialdehyde），以及肝臟解毒酶的活性降低。[14]這跟我的經驗相同，也就是容易肥胖的人在非消化（分解代謝）階段，當毒素分解和轉移增加時，會出現更不舒服的戒斷／飢餓症狀，結果就是需要再次進食並攝入過多的熱量。這是一個惡性循環，促使持續性的（同化代謝的）消化、頻繁進食以及攝入的熱量增加。

　　在典型的美國飲食環境中，長期超重的人只有在經常吃東西或吃大餐時，才能感到「正常」，因而使合成代謝的消化和吸收過程一直持續到下一頓飯為止。他們需要額外的熱量才能感覺正常。這樣的人幾乎總是在吃，不然就是在消化他們所吃的東西。有些人甚至會在半夜醒來，只因為想吃點東西。

充分且全面地接觸植物生化素，並同時去除促炎食物，可以減少發炎和發炎標記，減少等待被排除的代謝廢棄物。也有證據顯示，採用高營養飲食的人可以長時間不會感到「飢餓」症狀。

其他研究顯示，攝入較大量的纖維和／或微量營養素會導致食慾下降。[15]2008年發表的一個加拿大研究發現，服用綜合維生素和礦物質補充劑的女性，其餐前的飢餓及飯後的食慾都會降低。[16]然而，我的植物營養飲食計畫更全面也更有效，因為營養補充品的成分無法複製完整天然食物的抗炎和全面的生化益處。植物營養飲食計畫既獨特且值得關注，因為它能讓改變成吃高微量營養素飲食的人，顯著降低食慾、血壓、LDL膽固醇、空腹血糖值和體重。[17]

飲食中的微量營養素密度對超重者是否可以重新設定食慾並保持正常體重有很大的影響力。在最初的調整階段中，人們由於戒斷促炎性食物而出現毒性飢餓感，高營養密度的飲食可以緩解促使人們渴望過多熱量的強烈症狀。

此外，正如我們所看到的，大量研究證明了富含微量營養素的飲食對癌症和心血管疾病的保護效益。[18]如果臨床醫師能夠有信心地向患者保證，他們在「排毒」階段結束後不會有不舒服的飢餓感，就能讓這些患者有動力承受他們在飲食轉變初期所經歷的戒斷症狀。這些患者將持續減下可觀的體重，以及預防許多重大慢性疾病。

在照護數千人之後，我觀察到營養豐富、富含植物的植物營養飲食法，對於絕大多數人而言，戒斷症狀通常在不到一周的時間內就能獲得控制。但對於某些人而言，戒斷症狀可能會很強烈，偶有類似流感的症狀，包括低燒（low-grade fever）、頭痛、身體疼痛、喉嚨

痛、煩躁不安和沮喪。但是在我提供的現場課程或專注訓練中，人們通常會在進行潔淨、富含營養的飲食後的4至5天內解決SAD帶來的不適，並且感覺變好很多。

飲食中多少的鹽是可被接受的？

如果你住在美國，則一生中患有高血壓的可能性約為90%。[19]這個統計數據令人震驚，因為高血壓會增加人們患心臟病的風險（心臟衰竭、心臟病發作或心因性猝死、腎衰竭和中風。降低高血壓的治療，也降低了中風和心臟衰竭的風險。[20]

經過多年攝取高鹽之後，血壓會開始上升，此時降低鹽分攝取無法輕易解決問題，這是因為血管已經受損，神經系統的交感神經產生不利的改變。大量攝取鹽還會使得心臟纖維化，增加心律不整的風險。[21]同樣的，腎臟包含約一百萬個細小而精細的血管過濾器，這些過濾器會因壓力過大而喪失功能，導致我們所說的「高血壓性腎硬化（hypertensive nephrosclerosis）」，是腎臟疾病的主要原因。大量的觀察性研究和隨機對照試驗顯示，鈉的攝入量高會升高血壓。[22]

過度攝取鈉是高血壓的主要原因，這已經成為「壓倒性的」證據。[23]2007年發表的一項大型長期生活方式干預研究顯示，在10到15年的飲食中，鈉的攝入量減少25%至35%，心血管不良情況導致的風險降低了25%至30%。[24]據估計，美國的鈉攝取量減少50%，每年可以預防至少150,000例死亡。[25]根據對61個研究的統合分析研究顯示，個人的血壓越低，例如至少降至115/75 mmHg，則中風和心臟病發作的風險就越低。[26]並沒有一個能衡量風險不會降低的「門檻」，因為較低的血壓是透過健康飲食、運動、避免吃鹽而「賺來」的，並不僅

僅是調降藥的劑量。

但這不僅僅跟血壓有關。許多不同研究發現，高鹽攝入量與全因死亡率的增加有關，且其致死作用發生在血壓「對鹽不敏感」的人身上。換言之，即使你的血壓不高，鈉的高攝入量也會增加各種原因造成的死亡。[27]

● 鹽分過多

如果我們只吃天然食物而不加鹽，那麼我們一天可能會消耗約500至750毫克的鈉。真正的食物可以提供人們所需最適量的礦物質，讓我們變健康。人體本來就會與食物發生作用，而早期的人類並不吃鹽。石器時代的人類祖先飲食主要包括水果、蔬菜、堅果、種子、魚類、昆蟲和野味，這些天然食物中含有人類需要的鈉以及其他礦物質。

這種「有什麼吃什麼」的飲食持續了10萬個世代，在這段期間並沒有在食物中加鹽。人類在300多個世代前發展出農業，而工業時代在5到10個世代之間再度改變了我們的飲食習慣。「加工食品時代」開始於二次世界大戰後，而那只不過是2到3代之前的事。這意味著我們以採集者飲食的「節儉基因」來過生活，長期下來選擇要留住鈉，而不是擺脫它，因為我們的祖先必須應付鹽的攝取量過低、飢餓和熱量不足的情況。[28]問題是當今世界上大多數地區的鈉攝取量是天然「無鹽」飲食中鈉含量的5至10倍。

由於幾乎所有美國人和現代工業化社會都消耗大量鹽，因此我們必須研究獨立的或原始的人群，才能真正了解低鹽攝取量的長期結果。我們仍然可以找到大部分依賴自然飲食而不加鹽的人，新幾內亞、亞馬遜河流域、馬來西亞的高地和烏干達農村的土著部落都很少

吃鹽，在這些地區，高血壓是未曾聽聞的，而且人們的血壓也沒有像美國和其他鹽分攝取量高的國家人民一樣，隨年齡而不斷上升。這些人群中年齡最大的成員，其血壓數值與我們在兒童身上看到的相似，但是，當鹽被引入這些無鹽文化中以後，他們的血壓就會上升。[29]在醫學人類學家研究的所有人群中，無鹽文化（即不使用鹽作為調味品的文化）中的人即使進入老年期，血壓也幾乎沒有增加。相反的，在食物中添加大量鹽分的所有人群中，血壓經過許多年都顯著上升。結果就是，在所有這些加鹽的社會中，大多數人遲早都會有高血壓。

儘管有人聲稱自己對鹽不敏感，因為他們雖然吃高鹽飲食但血壓卻低，但這些年來，鹽的高攝取量已成問題，幾乎每個人都出現高血壓。大多數美國人到60多歲時就會有高血壓，而那些幸運地在65歲還沒有高血壓的人，如果能活到80歲，那麼有90%會出現高血壓。[30]到那時，減少鹽分並修復所有的損傷就不是那麼容易了。

為了最大程度地預防疾病，應將鈉的數值維持在符合我們生物需求的正常值，差不多是每天1,000毫克以下。在美國，成人平均每攝入2,000大卡熱量，鈉的攝入量就約為4,000毫克。天然食物每卡路里只包含約半毫克或更少的鈉，除了一些鈉流失的健康問題或不尋常的人以外，很少有人需要比自然狀態下的真實食物中含有的更多的鈉。

疾病管制中心（Centers for Disease Control）也指出，鹽殺害的美國人比菸草（或其他任何東西）要多得多，幾乎70%的美國人，包括40歲以上的所有人，應將鹽的攝取量減少近三分之二，達到每天1,500毫克。 越來越多醫師和科學家認知到，改善飲食和減少鹽分所能得到的好處，是藥物達不到的。光是去除鹽分就能使血壓恢復正常，進而讓心臟病的風險降低近70%。

我們知道，高血壓是早期死亡的最有力預測指標之一。2014年發表的一項統合分析評估了66個國家的數據，並進行了107項隨機干預試驗，評估了若按照世界衛生組織（World Health Organization）的建議將每日飲食中的鈉限制為每天2,000毫克（2公克，約1茶匙）的結果。[31]這項研究十分健全，採用24小時的尿液檢測和飲食記錄，並且還考慮了干預的持續時間。研究人員確定，如果實施減鹽措施，每年大約可避免165萬人死於心血管疾病。

更驚人的是這個研究的計算結果顯示，若將鹽的攝取量從每天2公克的鈉到1公克，那麼心血管疾病的死亡率降低40%。如果這項研究的人們做了這個改變，則可以避免230萬例死亡，其中40%的死亡發生在70歲之前。顯然，鈉的攝入量越低越好。

研究人員發現，2010年全球平均鈉的攝取量為每天3,950毫克，幾乎是世衛組織建議的2,000毫克的2倍，是美國心臟協會建議（American Heart Association）的低於1,500毫克的理想限量的3倍。在對於對照干預研究的統合分析中，研究人員也發現降低飲食中的鈉可以降低所有成年人的血壓，其中老年人、黑人和高血壓患者的影響最大。研究人員承認，這些數據可能低估了過量攝取鈉對整體健康的影響，這也與非致命性心臟病、腎臟病和胃癌（全球第二致命的癌症）等疾病高得多的風險有關。

- 全球每天平均的鈉消耗量：每天3,950毫克
- 每天消費超過世界衛生組織建議的2,000毫克鈉的世界人口百分比：99.2
- 每年因鈉攝取過多而導致的全球心血管死亡人數：165萬

● 天然鹽和海鹽

鹽或氯化鈉（NaCl）可以從地下開採或從海洋取得，所有的鹽，無論是來自海洋、鹽礦或是鹽沼，源頭都可以追溯到海洋。如今，市面上銷售著各種類型的鹽，從昂貴的海鹽凱爾特鹽（Celtic salt），到法國稀有的鹽之花（fleur de sel），以及秘魯粉紅鹽（Peruvian Pink）和夏威夷黑熔岩鹽（Black Lava salt）。但事實上，這些產品全都是不同大小、形狀、顏色、質地和價格的氯化鈉。人們感知到的不同口味主要與質地有關。舉例來說，海鹽由較大的薄片狀晶體組成，當你咬下較大的鹽結晶時，味道就會有所不同。但是當你用鹽烹飪時，因為鹽會溶解到液體材料中，因此任何差異都會消失。

海鹽和特殊鹽的擁護者聲稱，由於它們所含的微量礦物質，所以它們的味道更好，營養更佳。但事實是：鹽就是鹽。鹽裡面存在微量的礦物質（例如1%毫克）並不能使所有過量的鈉的破壞性降低。

即使鹽確實含有大量的礦物質，但過量食用不會有害嗎？當然不是。鈉的大量接觸使其成為高風險食品，而一點點額外的礦物質含量並不會使其變得無害。這只是代表綠色蔬菜中的礦物質含量很高，如果你將其與大量的鈉一起食用，礦物質將使過量的鈉變得安全。

不管什麼鹽都沒有明顯的營養益處。所有的鹽，即使是所謂富含礦物質的鹽，無論它來自何處，都含有超過98%的氯化鈉（NaCl）。它們所含微量礦物質的量可以忽略不計，且對人體健康沒有明顯影響。你最好的礦物質來源是食物；是的，蔬菜含有人類所需的所有微量礦物質，對人體健康具有重要意義。

● 一個人攝取多少鈉？

如果一份食物含有100大卡的熱量，在自然情形下它含有的鈉不會超過50毫克。因此，如果你發現一份包裝食品中每100大卡熱量含200毫克的鈉，那麼你就會知道150毫克鈉是被添加到食物中的。**我建議你在每天的飲食中，除了食物中的天然鈉以外，不要額外添加超過300至400毫克的鈉。**也就是說，你每天可以吃1份添加鈉的食物，例如低鹽番茄醬，但所有其他食物都應只含有大自然所給的鈉。

請記住，加工食品每份可能含有1,000毫克或更多的鈉，而且許多典型的餐廳餐點含有2,300至4,600毫克，[32]而且，不只是普通的「速食惡魔」加了鈉，看起來無害的健康食品也可能有問題。1杯蔬菜高湯可以提供940毫克的鈉，而1杯罐裝豆子也有770毫克。在沙拉上加2大匙義大利調味料可增加486毫克，而1杯普通的義大利麵醬則含有1,100毫克。

為什麼加工食品中充滿了鈉？因為鹽可以提升風味，降低苦味並增強甜味，這非常適合加工食品。它很便宜，可以防止食物變色，並可延長保存期限。它也會與水結合，使食物變更重，因此你需要支付更多的費用。[33]消費者研究顯示，除非食物夠鹹，否則人們不會喜歡它們的味道。消費者已經習慣了越來越多鹽，在多年接觸高鹽食物後，他們的味蕾對鈉的敏感性消失，並且也喪失了品嚐真實食物中其他細微風味的能力。因此，除非過分醃製，否則所有食物的味道都會很淡。在食物中加入大量鹽的人們，需要含有大量鹽的包裝食品和餐廳餐點，因為他們已經習慣了這樣的口味。我保證，當你停止食用含鹽的食物幾個月後，再吃以前愛吃的加工食品時，你將會發現它幾乎無法入口。

● 增加調味料，減少鹽分

不加鹽的食物，其天然的風味是一種後天的味覺，漸漸地，你的口味喜好會改變，你將學會偏愛不含鹽的食物。你可以發揮創意，使用其他調味劑，例如香草、香料、洋蔥、烤大蒜和生大蒜、檸檬或萊姆汁、醋或檸檬胡椒。試著用新鮮的香草代替乾燥的香草，新鮮的薄荷、香菜和蒔蘿能增添有趣的風味，我就使用多種類型的無鹽香草綜合調味料。

番茄醬、芥末醬、醬油、照燒醬和佐料等調味品都含有大量的鈉，因此請閱讀食品標籤，選擇低鈉版本，並謹慎使用以保持鹽分攝取量達到可允許的程度。你可以根據自己的喜好混合調味料。以下舉個例子：

> 1茶匙芹菜籽粉
> 2又1/2茶匙碎墨角蘭
> 2又1/2茶匙壓碎的夏香薄荷（summer savory）
> 1又1/2茶匙碎百里香
> 1又1/2茶匙碎乾羅勒
> 1茶匙碎大蒜

你也可以加入乾燥的洋蔥、奧勒岡、辣椒粉、茴香或其他任何你喜歡的味道。

被食物損傷的大腦

許多機制會發揮其作用，導致我們暴飲暴食並使許多人難以減

肥。這些日子以來，速食、垃圾食物和商業烘焙食品中的濃縮熱量刺激大腦獎勵系統中的多巴胺分泌，這個概念已廣被接受。隨著時間的流逝，我們對多巴胺變得越來越不敏感，需要越來越多的食物以獲得相同程度的刺激性愉悅。

動物研究揭示了食物成癮的機制，因為當餵老鼠吃垃圾食物時，老鼠的大腦結構會發生變化。腦中多巴胺神經受體的數量直線下降，大腦的某些區域萎縮，降低了學習能力。[34]

研究人員在一項研究中發現，餵食垃圾食物會逐漸破壞大腦的獎勵系統。[35]他們測試了兩組老鼠：一組餵食高脂肪、高熱量食物，另一組餵食正常食物。被餵食不健康飲食的老鼠很快變得肥胖、活力降低，對不健康食物產生偏愛。用餐時，老鼠受到輕度電擊，餵食正常飲食的老鼠立刻停止進食，但是吃垃圾食物的老鼠即使受到驚嚇，也繼續進食。他們變得遲鈍且具強迫性，這與速食誘發強迫性進食有關，而大腦功能的下降反過來又影響了飲食不良者的社交行為。

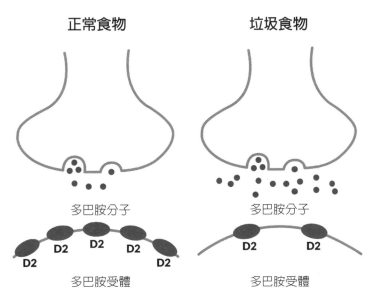

像被餵速食的老鼠一樣，絕大多數美國人由於過度攝取垃圾食物使得多巴胺的功能降低，他們也減少了化學感受的知覺，因此嗅覺和味覺能力都降低了。這點在老年人身上尤其明顯，他們無法享受真正食物較為細膩的風味，變得更加依賴使用鹽和糖來幫助自己感受味道。[36]阿茲海默症患者的嗅覺缺陷比健康的老年人還嚴重，這是一種與失智程度相關的效應。

我們無法享用健康的食物與大腦的改變有關，最終大腦的改變會變成永久性的，結局就是失智症。諷刺的是，食用不健康的食物會使我們對健康飲食失去興趣，反過來傷害我們。好消息是我們可以恢復，但是恢復過程需要有意識的努力，因為不健康的飲食會改變個性和口味偏好。

在我們長期被濃縮且快速吸收的熱量過度刺激後，我們對食物的渴望越來越重。在長期吃速食之後，我們從吃高脂肪、低營養的食物中所獲得的樂趣變成了對食物的強烈渴望，而且難以滿足。有趣的是，對速食的渴望和飲食失控的原因，與衝動性暴力者經歷的自我控制力喪失類似。豐富、不健康的飲食同時損害大腦中多巴胺、血清素和其他神經遞質的功能，這些改變與動物研究和人類研究中的憤怒和暴力相關。[37]食用不健康速食的人，其自我控制能力較差，控制食物攝取的能力降低；他們也更具敵意，更容易生氣。非天然的食物從內而外摧毀了我們，並影響了我們和他人的相處情形。相較之下，健康的飲食具有充足的植物生化素、營養多樣性和omega-3脂肪酸，可以提高血清素並使受體敏感性正常化，進而改善情緒並消除因情緒因素而進食的需求。[38]

我和其他研究人員都注意到，戒除加工食品、甜食和油炸食品的

人會感到沮喪。[39]2011年發表的一項研究評估了速食（漢堡、香腸、披薩）和加工糕點（瑪芬、甜甜圈、可頌）的消費量，平均追蹤了6.2年。這些研究人員發現，速食和商業烘焙食品與憂鬱症呈現劑量依賴性關係。[40]結果顯示，就算每週只吃2份速食或商業烘焙食品，與很少或不吃的人相比，罹患憂鬱症的可能性增加了51%，而吃更多的人其患病風險更大。就這一點，憂鬱症與我們飲食中的某些成分（例如Omega-3脂肪酸和維生素B群）之間的關係已得到充分研究和證實；[41]但速食和白麵包產品的作用卻很少受到關注。

不容易確認的是，多少量的速食和含有白麵粉的商業烘焙食品會導致持續性憂鬱症，也就是較輕度且慢性的情緒低潮以及喪失對生活的幸福及興奮感。換句話說，並不是每個食用加工食品的人都會有憂鬱症，但是大多數人會出現情緒變化，幸福感和對生活的滿意度消失，注意力和創造力變弱。接觸不健康的食物會減弱改善生活和健康的決心。

擺脫食物上癮、惡性飲食失調及情緒性進食

斷絕食物誘因是擺脫食物上癮和相關疾病的祕訣。禁食是激進的，但它能使受食物上癮所苦的人們獲得最棒且最持久的結果。始終如一這麼做會比較容易，因為你不需一直在混亂中嘗試決定吃什麼，是否應該作弊以及能否矇混過關。當你沒有決策權，且你必須做出堅定承諾時，無論你做什麼，你肩上巨大的情感壓力都會消失。那是魔法生效的時候，你可以真正看到這個植物營養飲食計畫的成效，以及減輕多餘體重有多麼容易。

無論我們是在談論對古柯鹼、尼古丁、酒精或垃圾食品的上癮，

人們都需要一段時間的禁食才能從成癮的誘因中恢脫離，這通常意味著要徵召其他人來幫助你移除誘惑以及你周圍的環境中能輕鬆取得的加工食品，尤其是在你處於恢復的初始階段時。說「我會試試看」並不能解決問題，事實上它只會代表一旦事情變得困難，你就會立刻回到那種上癮的行為模式。要改變不良習慣，**你需要100%許下承諾，並事先計畫以預防會破壞你成果的阻礙出現**。

你可以從半禁食開始，並做好在不久之後就開始認真執行的準備。先從把不健康的食物「擠出」飲食開始。從午餐全面改變開始：每天吃一大盤沙拉或一碗蔬菜豆子湯和一塊水果。提前準備健康的沙拉醬。接下來，加入有燕麥片（含亞麻籽、奇亞籽或大麻籽）和水果的早餐；然後在不久後，加入一大盤炒蔬菜作為晚餐。以下的章節將為你提供所需的所有菜單和配方。

吃這麼多的健康食物將幫助你開始重新訓練味蕾。接著，在幾週內，你必須透過減去飲食中的甜味劑、麵粉、油脂和鹽，來實現卓越的飲食。這是你真正改變口味偏好並學習愛上天然食物的唯一方法，換句話說，如果沒有夠長的時間完全放棄甜味劑、鹽和油，你的味覺就會變弱，你將永遠學不會如何喜歡口味較溫和的天然食物。

午餐全面改變的期間，你可以設定日期、進行學習和準備完全戒斷垃圾食物、速食、油、甜味劑、鹽和商業烘焙食品等最容易上癮的食物的計畫。經過幾個月吃100%符合健康的植物營養飲食之後，你將不會再需要這些食物。

為什麼午餐是最重要的一餐？原因如下：

■ 你可能不在家中。

- 工作場所中充滿誘惑。
- 最好不要在睡前吃豐富的一餐。
- 最好在運動後（而不是運動前）盡快進食。
- 豆類和堅果類組成的豐盛午餐，會使你不會想在晚餐前進食。

改變你的食物偏好

當人們因為超重且有健康問題而來找我時，我問他們：「你想要什麼樣的結果？你要我為你設計哪種飲食？你是否要我設計一種飲食計畫，讓你可以在這個月減掉7公斤，下個月再減4.5公斤，並擺脫你的糖尿病、高血壓、高膽固醇和頭痛，而且在接下來的幾個月中擺脫所有藥物？還是你只是想做一些溫和的改善，減個2、3公斤，且仍然需要藥物治療？」

按照慣例，他們會告訴我，他們想要最強大的計畫——一個可以讓他們完全康復並擺脫所有藥物的計畫，然後我指示他們，我將全權決定他們的飲食。以下我也要為你提供相同的建議：

- 不要想你「認為」自己應該吃什麼。
- 不要吃你「想要」吃的或你「喜歡」的食物。
- 不要對吃什麼做任何決定。

你根據自認為應該吃什麼和喜歡吃什麼而做的決定，使你陷入了健康難題。現在所有這些決定都應該由我來做，而不是你，**你必須吃我要你吃的東西，即使你不喜歡**。我會提供很多美味的食物選擇給你，你幾乎都可以吃得飽足，但你不能指望像喜歡以前的飲食味道一樣喜歡現在的飲食，至少在一開始是如此。

我向你保證，如果你遵照我的飲食指示吃6個月，你的糖尿病、高血壓和體重超重將會消失，你的味蕾將有機會變得更加敏感且健康，你將會愛上植物營養的飲食方式。因此在一開始，就算你不喜歡它，你還是得照做。

大多數的飲食效果不佳，因為多數人不遵守那些飲食規定，不能接受它們所施加的限制。[42]這不令人驚訝。如果人們始終不停地在成癮誘因中吃東西，並且吃得不夠健康，那麼他們將會發現限制熱量或繼續健康飲食幾乎不可能。而且，如果人們未被清楚告知可以預期有什麼結果、如何克服食物上癮以及如何對熱量感到滿足，那麼他們不太可能長期堅持任何計畫。

植物營養飲食法之所以如此獨特，是因為它是一個能逆轉疾病、預防癌症以及延長壽命的最強力計畫，執行這個飲食計畫的人，無論體重多少，都能透過它來獲得持久的健康。我們不是「節食」，而是選擇這種飲食方式，因為其好處十分深遠。隨著時間的流逝，我們變得比較喜歡植物營養的食物和食譜。但是，也有人永遠都無法喜歡這種飲食方式。如果是這樣，必須嚴格遵守這種飲食習慣大約6個月。

許多人抽菸、喝酒和服用鴉片類藥物，即使他們知道這些有害健康並會毀了他們的人生。顯然，飲食也是如此。許多人不會為了找回健康而去選擇或致力於健康飲食。但是，就像毒品上癮一樣，人們在打敗上癮惡魔時，他們接受到的支持、教育和服務越多，所能獲得的結果就越好。

憂鬱症康復

憂鬱症並非源自特定的單一原因，但不健康的飲食會導致憂鬱

症。在討論精神健康困境時，這點幾乎從未被提及過。含有油炸食物、甜點、加工肉和精製穀物的飲食模式與憂鬱症有關，食用全天然的食物則顯示出對這種情緒障礙具有強大的保護作用。[43]2016年發表的一項研究也證明，增加蔬菜和水果的攝取會顯著提高心理健康和人們的「幸福感」。[44]這項研究超越了傳統上多吃水果和蔬菜可以降低癌症和心臟病發作風險的發現，是探討心理健康的首次重大科學嘗試之一。

從憂鬱症中康復

對於患有憂鬱症的人，有自然的方式能幫助他們不須在餘生中持續服藥就能康復。憂鬱症藥物的問題之一是長時間下來人們可能會對藥物產生依賴，如此一來一旦他們停止服藥，憂鬱症就會捲土重來。除了正確飲食加上運動，以下幾點可以有助於對抗憂鬱症：

- **晨光療法**：2005年的一項統合分析顯示，晨光療法與抗憂鬱藥一樣有效。[45]
- **EPA / DHA營養補充品**：多項研究顯示，EPA在幫助憂鬱症方面比DHA更有效。[46]
- **番紅花**：這種烹飪用香料具有改善輕度至中度憂鬱症的潛力，因而已在多個試驗中進行研究。[47]
- **SAMe（S-腺苷甲硫胺酸）**：這種參與神經遞質合成的甲基供體（methyl donor），顯示出對抗憂鬱症的效果。[48]
- **聖約翰草（St. John's Wort）**：一個2008年的考科藍（Cochrane）文獻分析顯示，它對憂鬱症的改善效果與抗

憂鬱藥相似。[49]

● 5-HTP（5-羥色氨酸，5-hydroxytryptophan）或L-色氨酸（L-tryptophan）：有一些研究顯示，利用這些血清素前質比起用安慰劑更具正向的作用。[50]

● 椰子油：低膽固醇可能會加劇某些易感人群的憂鬱情形。對這些人來說，椰子油可能有助於提高膽固醇以增加神經遞質的生成。關於飲食和健康最有趣的議題之一是數據的不一致，顯示膽固醇數值最低的人患憂鬱症和自殺的風險提高。[51]很多人對這些不一致的發現發表了意見，但事實是我們不確定這是精神病理上偶然發生或者是附屬的狀況，我們也不確定藉由飲食來提高膽固醇是否真的有助於改善憂鬱症。但是，在患有嚴重憂鬱症並伴有極低膽固醇的狀況下，我們只是不餘遺力地想要做出貢獻且提供幫助。

研究人員追蹤了超過12,000名隨機選擇的個案2年多的時間，並結合了「Australian Go for 2&5」活動，該活動倡導每天食用2份水果和5份蔬菜。每天額外多食用數份水果和蔬菜，多達8份的話，可以看到對幸福健康的好處。研究人員發現，那些本來幾乎不吃水果蔬菜轉變成每天吃8份的人，生活的滿意度提高了，程度相當於從失業變成找到工作。而這種健康的改變在24個月之內發生。

這項研究的作者之一，昆士蘭大學（University of Queensland）的穆吉西克（Redzo Mujcic）說：「或許我們的結果在說服人們進行健康飲食方面比傳統訊息更有效。水果和蔬菜現在還具有心理上的回

報，而不僅只是讓你降低幾十年後的健康風險。」[52]

誘發憂鬱的飲食模式不單是由糖和白麵粉所引起的，但是這些高升糖碳水化合物對大腦造成的危險影響現已獲得證實。2015年的一項研究顯示，高升糖負荷食物（白麵粉和甜味劑）對憂鬱症有著劑量效應關係。[53]許多人注意到吃含糖食物與第二天的情緒低落有關，但現在我們知道這種效應是累積性的，它會一直持續，而且可能很嚴重。

這些數據是從「女性健康促進觀察研究」（Women's Health Initiative Observational Study）中大約7萬名婦女收集而來，該研究開始時沒有人有憂鬱症。這些婦女在1994至1998年之間進行了基線測量，然後在3年後再測量一次。升糖指數較高的飲食，包括富含精製穀物和添加糖的食物，與發展成憂鬱症的機率較高有關。研究人員還發現，吃全穀物、完整的水果和蔬菜等高纖維食物降低了患病機率。

吃速食的人不僅出現情緒低落和臨床憂鬱症，還會導致肥胖、代謝症候群、糖尿病前期和糖尿病、以及注意力不集中和學習困難。過量的糖對整個人體都有害。即使是血液中葡萄糖升高的單次發生也可能對大腦有害，會導致認知功能下降以及記憶力和注意力缺乏。[54]在健康的年輕人中，大腦影像顯示，升高血糖會損害情緒處理能力。[55]隨著熱量濃縮的加工食物對大腦的刺激不斷增加，可能會出現悲傷和焦慮，而且這個結果並不局限於糖尿病患者。

過量的糖會損害大腦的認知能力和自我控制能力，因為吃糖會刺激人們對更多糖的渴望，糖、鹽和油的混合物會使人體喪失控制熱量的能力以及對正常食物的滿足感。速食讓人類成為飲食機器──沒有熱量「關閉」開關的人。經常食用速食會導致缺乏自我控制力，就像

打開了肥胖驅動開關，導致糖尿病和其他危及生命的疾病。這些健康問題繼而會加劇所有的情緒問題。

很多時候，醫師只能轉而尋求於治療憂鬱症的藥物。然而若沒有營養改善的覺知並加以執行，他們很難令患者獲得滿意的結果。

對纖維的考驗

高纖維的植物性食物不僅含有纖維，還富含能延長生命的植物生化素。這也難怪，當我們測量某群人的纖維攝取量時，發現那些攝取最多纖維的人，也獲得深遠的健康和壽命利益。當我們追蹤食物來源的纖維攝取量時，可以確定人們攝取的植物性食物量，並衡量其健康狀況。在美國，美國人平均每天纖維攝取量少於20公克。在世界上有些地方，例如在中國農村和非洲農村的某些地區，心臟病和癌症實際上是未曾聽聞的，這些人每天攝取的纖維量多達100公克甚至更多。[56]

在分析現代原始狩獵採集部落的飲食和人類化石糞便後，科學家們推測，我們舊石器時代的祖先食用了這大量的纖維。看來我們的非人類靈長類動物親戚和我們古老的人類祖先主要都以高纖維植物性食物為生。這一點也不奇怪，因為人類身為地球上一個獨特的物種，在歷史上有99%的時間，沒有狩獵和殺死大型動物所需的工具，他們大多是食用富含纖維的植物。

如同我說過的，吃富含纖維的食物會抑制食慾，因而幾乎不可能超重。當我們攝取足夠的纖維時，吃東西的慾望就會停止。我們的腸道菌叢將纖維代謝為短鏈脂肪酸，它會結合並啟動我們細胞表面和大腦中的受體，進而阻斷我們的食慾。當我們吃的高纖維食物不夠時，就容易因為身體未被完全滿足而過度飲食。

纖維越多意味著短鏈脂肪酸丁酸酯的產量越高，下丘腦中食慾調節中樞的調降也會更多。纖維在腸道中還能留住水分，發出誘發飽足感的訊號給容量受體，因此，維持這種飲食很容易，你不會想吃太多，也不必像小鳥般只吃一丁點食物。

　　總而言之，少吃以及減少吃東西的頻率，會延長大多數生物的壽命，包括靈長類動物和人類。但是人們被洗腦了，認為吃得多、把孩子身材養得壯碩，讓他們以最大的程度長大才是健康的，也以為隨時提供零食給他們能增加健康和壽命。然而，事實上卻是相反的。

「間歇性斷食」延長壽命

　　間歇性斷食意味著在你的每週飲食模式中分散式地減少熱量攝入。作法是，你可以一整天或在一天的某段時間只喝果汁或水，或者跳過晚餐不吃。處於禁食狀態會引導人體細胞轉向維持和修復過程，而非向生長過程轉移。[57]周期性限制熱量會提高療癒力，並刺激幹細胞去修復組織。研究已發現重覆清水斷食和限制進食時間，有助於預防與老化有關的幹細胞減少和與老化有關的端粒毀損。[58]

　　間歇性斷食的人體研究顯示，斷食也可以改善胰島素敏感性並幫助減重。[59]斷食時人體所經歷的這種修復模式與減少胰島素和IGF-1訊號傳導有關，進而減少發炎、改善胰島素敏感性和抗壓性，減緩細胞增長，改善免疫功能，並降低氧化壓力。[60]重要的是，定期斷食還激發受損細胞和分子的移除，從本質上淨化這些受損成分的細胞和組織。[61]

營養豐富、富含植物的飲食充滿健康的植物生化素，可以驅動酶的生成，使得致癌物和其他可能有害的化合物被排出體外。但是，在營養豐富的飲食習慣中，加入定期減少熱量的作法，可以延長身體處於增強修復模式的時間，並強化身體天然的療癒力和修復力。進一步自然而然地恢復健康。即使是健康飲食者，偶爾不吃晚餐或以蔬菜汁代替餐點也可以幫助你改善健康狀況，並進一步減緩衰老。

● 在夜間禁食，延長至過夜

對於間歇性斷食或健康飲食，要記住的最重要的事就是晚上不要飽著肚子去睡覺。早一點吃晚餐，在睡前至少3個小時吃完飯；如此一來，在睡覺之前就能把食物消化完，胃就可以排空。如果你不可能這麼早吃東西，那麼晚上就應該吃得很清淡，例如只吃沙拉和水果。有證據顯示，晚餐早點吃、晚餐不吃或晚餐吃清淡，得到的健康益處比早上晚一點吃早餐還多。[62]在減肥–干預試驗中，限制夜間飲食，並將主餐或大部分的熱量轉移到一天中稍早一點的時段，能增加減重效果，改善血糖值並減少發炎。[63]

晚上斷食時間較長的婦女，睡眠的時間也較長。[64]因為胰島素敏感性在早晨較高，而晚上則較低，因此，在白天較早的時候攝取大部分熱量，與胰島素敏感性的晝夜節律較符合，對於維持胰島素穩定也較有益處。[65]對於有乳癌的婦女，夜間斷食少於13小時與斷食13小時或更長時間，與7年內乳癌復發的風險增加36%相關。

如果你有時在深夜或就寢之前覺得餓，那就去睡覺吧。盡量不要在深夜再吃東西。

● 減重27公斤，並擺脫糖尿病、高血壓、脂肪肝等疾病

史考特・麥匹克（Scott McPeak）

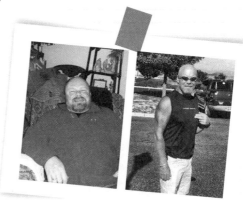

我成長於南達科他州（South Dakota），飲食中少不了肉和乳製品。50歲時，我的身高約183公分，體重123公斤，有糖尿病、高血壓、脂肪肝等疾病，以及一堆其他危及性命的問題。

我總是感覺非常疲倦無力，所以去看了醫生。我的血壓是201/110，HbA1c是11，血糖385，膽固醇270，而我的眼角膜開始長出血管。我還患有脂肪肝、黑色素瘤，下顎有顆腫瘤，且手腳都出現了神經病變。我的免疫系統已經崩潰，我將不久於人世。我的醫生希望我服用5種不同的藥物來治療我的症狀，但基本上他只是死馬當活馬醫。我同意吃糖尿病藥，但決定用其他方式改善健康。

我的妻子研究了逆轉2型糖尿病的方法，並發現了傅爾曼醫師的著作《傅爾曼醫生教你真正吃出健康》。我從那天展開了健康之旅，因為當天我就轉換成植物營養飲食法。我也開始定期走路，不想再回到以前的生活。信不信由你，不久之後，我發現我愛上了植物營養的飲食方式。我的味蕾發生了變化，我愛上了各種新的食物，許多我以前從來不吃的蔬菜現在吃起來味道棒極了。

我的健康狀況發生了巨大的改變。在實行這種健康飲食方式的2個月後，我就能停止服用糖尿病藥。我最後一次去看醫生時，我的HbA1c數值降至5，血糖為83，總膽固醇為120，血壓為107/78，此外，我的手腳神經疼痛也消失了。

我眼角膜的血管也消退了，現在我的肝臟恢復了正常功能。我接受了手術切除了黑色素瘤和下顎的腫瘤，體重減輕了27公斤，現在我的體重降到96公斤。目前，我已從所有疾病中完全康復，這也促使我

的妻子和家人開始採用這種飲食方式。他們見證了它如何挽救了我的生命。傅爾曼醫師的書也將改變你的生活；它們確確實實改變了我的人生。我的生活更加明晰，並重新燃起了希望。我現在可以享受人生並讓它得以充分發揮。

　　傅爾曼醫師幫助我擁有健康的生活方式，這對我和我的家人來說真是太美好了。謝謝您，傅爾曼醫師！

▶▶ 第6章：快速摘要

　　人們由於不同的社會、情緒、娛樂和上癮等諸多因素而暴飲暴食。飲食越不健康，促使你吃不健康食物的身體內部訊號就越強，因此你必須遵循健康、富含微量營養素的植物營養飲食方式。

▶ 輕度超重和健康的謬誤

　　許多「專家」聲稱，體重稍微超重的人其健康統計數據比體重正常或低於正常體重的人還好。這是一種欺騙，因為大多數體重正常的美國人是因為生著病或有抽菸，因此它們並不能代表一小部分苗條並正確飲食的人。

▶ 什麼是食物上癮？

　　吃高熱量、高度加工食品的人，必然會增加對過多熱量的需求，並越來越依賴暴飲暴食來讓自己感覺好一點。這會導致食物上癮——長期、強迫性地過度食用美味的食物，即使這對健康有不良後果。令人上癮的食物過度刺激大腦的獎賞中樞，使人們幾乎無法抗拒。

▶ 處理飢餓

　　我已經證明了提高飲食中微量營養素的品質，會大大改變並降低飢餓的感覺。植物營養飲食減少了主要在喉嚨和上胸部的強烈飢餓感，受試者還發現他們對熱量的渴望減少了。

消化週期分為兩個階段：同化階段（進食和消化階段）；以及異化階段（能量利用階段）。在分解代謝階段，身體可以最有效地進行療癒、修復和自我淨化。在此階段，肝臟的糖原儲備和脂肪酸儲存被用來滿足人體的能量需求，毒素被動員並處理，最後清除出去。

▶ 「真實飢餓」與「毒性飢餓」

當我們吃充滿了加工食品、油脂、甜味劑和動物性產品等不健康飲食時，我們會感受到「毒性飢餓」，這是由於從發炎、氧化壓力和有毒代謝物堆積脫離（或排毒）而產生的不適感。戒斷症狀會導致暴飲暴食，因為我們透過經常進食且進食過量以防止這種不適感。

當我們吃富含微量營養素的健康飲食時，就會體驗到「真實飢餓」，這是一種溫和的感覺，發生在人體的糖原儲備幾乎耗盡時。健康飲食對於長期控制體重較為有效，因為它可以改變並減少與戒斷有關的飢餓感。這使人們攝取較低的熱量卻能感到舒服。

毒性飢餓惡化了食物上癮的問題，因為使人感覺好一點並緩解飢餓症狀的最快方法，是多吃會引起症狀的不健康食物。這將導致永無止境的痛苦循環。單單限制不健康食物的份量的飲食方式無法維持長久，因為人們會不停地渴望攝取更多的熱量。

▶ 被食物損傷的大腦

速食、垃圾食品和商業烘焙食品會刺激大腦獎勵系統的多巴胺。長久下來，我們對多巴胺會變得越來越不敏感，需要增加加工食品的量才能獲得相同的愉悅感。這也會導致化學感知（味覺和嗅覺）減弱，這點在老年人身上尤為明顯。不健康的飲食會損害大腦中的多巴

胺、5-羥色酸胺和其他神經遞質的功能，這些變化會升高憤怒和暴力的傾向。此外，攝取速食和商業烘焙食品與較高的憂鬱症風險存在著劑量關係。

▶ 斷食是成功的關鍵

克服食物上癮的關鍵是避免食物的誘發因素，尤其是商業烘焙食品和速食食品。斷食使你擺脫要吃什麼或何時可以作弊的情緒波動。要改變不良習慣，你需要100%投入，並提前計畫以預防會破壞你的成果的障礙。

▶ 間歇性斷食延長壽命

研究顯示，間歇性斷食可以改善胰島素敏感性、促進體重減輕、減少發炎和氧化壓力、減緩細胞生長並強化免疫功能。在吃富含營養的飲食之餘，再進行定期減少熱量的作法，會增強人體自癒和自我修復的自然能力。

我們能逆轉疾病

如果你正在接受任何藥物治療，很要緊的是在你準備導入植物營養飲食計畫前，請務必向你的醫師諮詢。例如，如果你正在吃高血壓藥，請先跟你的醫師討論出一個慢慢降低用藥量的計畫，這步驟十分重要，能夠避免你的血壓過低或用藥劑量太高。植物營養飲食法會快速降低你的血壓，假若你不隨之調整你的用藥的話，會使你有昏倒或腎臟損害的風險，大多時候隨著你的體重減輕且健康獲得改善，你最終將能停止藥物。

讓我說明白一點：食物是高血壓、高膽固醇的原因，但同時也是解決之道。其他的東西只是浮誇的表象，事實是，心臟病是食物造成的問題，而優質的飲食能夠相對迅速地恢復你的健康。如果你嚴格遵守本書的飲食計畫，你將能夠在3個星期或更短的時間內，顯著降低你的血壓和膽固醇。很多時候，你將不需要再服用任何藥物。這個計畫真的有效！

植物營養飲食法處理的不只是一兩個心臟疾病的風險因素。不像服用膽固醇藥或者是降血壓藥，這種飲食型態會處理和修復那些在未來會影響你心血管健康的因素。舉例來說，血管壁內側會變得光滑及較不易發炎，血管壁也會變得更有彈性，因此將有更多的含氧血液可以進入冠狀動脈。更重要的是，你體內的LDL將不會再氧化。記住，氧化的LDL不是什麼好東西。

● 成功減重55公斤，並且從心血管疾病及其他疾病中康復
馬丁・貝克（Martin Becker）

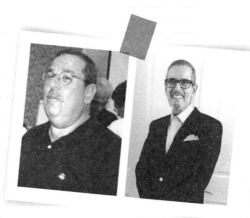

2014年，我66歲，當時我深受肥胖、心律不整、心臟肥大、高血壓、腳部水腫、長期背痛以及各種疾病的折磨。我服用11種藥物來控制我的症狀。我的心臟科醫師對我的情況抱持著一種「再觀察看看」的態度。但我知道，我沒有時間了。我因為先天性二尖瓣脫垂所造成的雜音愈來愈大聲，我的健康開始快速的衰敗。我的體重瞬間增加到120公斤，腰圍51吋（130公分），BMI為40.6。我極度想要改變，所以2014年時，我決定尋求第二意見，而這個決定救了我的命。

新的醫師幫我做了檢查，看了我的血液檢查結果，然後直接了當的說，如果我不改變我的飲食方式，我將會在10年內死亡。這句話給了我當頭棒喝，我不想死。

那天，我收到了我一生最重要的處方箋。他寫下傅爾曼醫師的書名《終極減肥聖經》，並說如果我認真想要改變我的人生並且變得健康的話，那就去讀這本書。就是這樣，我踏上了我的健康之旅。

我吃標準美國飲食，大量的蛋、肉、起司、白麵包和牛奶讓我變成一個胖小孩，我曾在高中和大學時減重，但畢業後，體重又會再度上升。身為一位組織管理顧問，我經常在各地旅行，和客戶應酬，即便我一直在嘗試減肥，但大量高檔的餐點和酒，讓我難以維持合理的體重。我開始出現呼吸困難的症狀，甚至連在出差時走路穿越機場都有困難。

在我讀了《終極減肥聖經》之後，我開始投入植物營養的飲食方式。我的確有所進步，但一場緊急的心臟手術打斷了我的工作行程。

我心臟瓣膜裂縫惡化得很嚴重，唯一的辦法就是進行體外循環心臟手術來修復我的二尖瓣。在經過很長一段的心臟復健過程後，我像是被給予了第二個人生一般。不過我在想，我已經減重失敗這麼多次了，我還有機會嗎？但我同時也知道，我的生命只能靠它了。

我重新讀了一遍《終極減肥聖經》並督促我自己邁向完全健康的生活方式。我意識到了僅僅把減重當成目標完全沒有用，最終目的始終都是健康，維持健康，體重自然會下降。我買了《傅爾曼醫生教你真正吃出健康》的食譜，並享用了其中多道美味的料理。對我和我太太來說，一天中最重要的一餐就是享用一大碗經過傅爾曼醫師完美調味過的沙拉。我們也十分享受依照網站上所取得的許多美味食譜來準備餐點。

手術至今已經4年了，我不再需要使用任何的藥物。我的心跳和血壓回復正常，水腫、呼吸困難和背痛等問題也隨之消失。我也不再疲勞，反而充滿能量，每天都是一覺到天亮。

我成功減重了55公斤，現在體重65公斤，BMI是22.2，腰圍33吋（84公分）。重拾健康給了我很大的激勵，使我成為一位合格的健康教練。傅爾曼醫師教的東西給了我希望和目標，即便我現在已經高齡70，但我仍然有時間將它傳遞出去。

植物營養飲食提供身體滿滿的抗氧化物，可顯著降低氧化的LDL。這代表你將逐漸對心臟病、癌症及糖尿病有抵抗性，你的免疫系統也能獲得改善，幫助你抵抗因為病毒所產生的疾病及危險的傳染病。

我們是否可以預測在未來幾年內會罹患心臟病？可以的，因為當我們的血管壁內側（內皮）變得凹凸不平，開始發炎且LDL嚴重氧化的時候，心臟病發作的風險就變高了。[1]這些指標可測量內皮發炎和膽固醇氧化的情形，所以當這些數值提升，這個人麻煩就大了。好消息是植物營養飲食法能快速讓這些數值回復正常，開始執行植物營養飲食用不到幾年，幾周內就能預防危險和死亡。

為什麼植物營養飲食是消除心血管發炎、降低血壓，並逆轉心臟病最有效的方法？因為它確實地查核了每一個能減緩老化和鞏固健康的細節，包含降低體脂肪、理想的營養生物利用度、降低發炎的抗氧化能力，和營養的完整性。我已經用這個飲食肥法治療超過數萬個患者，也得到了優異的成效，高血壓、心絞痛和高膽固醇的完全逆轉是可被預期的。

植物營養飲食與低脂純素飲食相比，升糖效應更低，而且含有更多微量營養素和抗氧化物，有利於在與脂肪酸接觸時保護細胞並防止心律不整。植物營養飲食擁有限制動物性產品能獲得的所有好處，卻沒有限制動物性產品會造成的缺點。

當研究滿足下列三個條件時，我們會說這個研究是可信的：第一，他們的測試對象有數千人；第二，研究時間長達好幾年，甚至好幾十年。第三，他們注重的是「硬性」終點，例如心臟病發作或心血

管疾病導致的死亡。低碳水化合物飲食（例如生酮飲食和原始人飲食）的倡導者，用短期的減重和心血管風險指標（「軟性」終點）來支持他們的理論。的確，假如人們減少像是麵粉、糖、白米飯、馬鈴薯等食物的食用量，體重會降低，而最一開始減掉的體重也改善了心血管和新陳代謝的指標。然而重要的是要記住，這些都只是短期研究，能導致短期減重的飲食對長期的健康和壽命不見得有好處。

下述一些具有高可信度的研究，都已建立起一套飲食法，例如原始人飲食法、阿金飲食法和生酮飲食法，它們都採取限制碳水化合物攝取量並且增加脂肪（纖維素或植物生化素的攝取量當然也降低）的措施，已被證實會縮短壽命。另外，沒有一個長壽的人群，例如在藍色寶地裡的人們，曾經採用過這些高蛋白質的飲食法。

值得注意的是，「軟性」終點的改善，像是有較高的高密度脂蛋白（HDL，「好的」膽固醇）或較低的膽固醇等指標，並不等同於較長的壽命。如果生病的人只吃餅乾且因此攝入了較少的熱量，那麼即使是「餅乾飲食法（cookie diet）」也能在短期內看到似乎不錯的效果，但最主要的問題是，會造成名為「早死」的小小副作用。

在歐洲心臟病學會2018年會議（European Society of Cardiology's 2018 meeting）上，有一項新的大型研究結果被發表出來，這個研究以美國全國健康和營養調查（National Health and Nutrition Examination Survey, NHANES）為基礎。[2]研究人員調查了超過24,000名的受試者，平均每位追蹤時間是6.4年，依照受試者每天從碳水化

合物攝取的熱量百分比來分組。研究的領導作者在報告主要結果時，指出研究發現低碳水化合物飲食法並「不安全」且「不應被推薦」。

以下是這項研究中的其他發現：

■ 相較於碳水化合物最高組，碳水化合物最低組的總死亡率增加（增加32%），而因以下疾病的死亡率也增加：癌症（增加35%）、冠心病（增加51%）和腦血管疾病（增加51%）。

■ 有趣的是，低碳水化合物飲食組和總死亡率的關係，在不肥胖的人身上（上升了48%）比肥胖（上升了19%）的人還要顯著。

研究人員為了強化數據，對9個先前所做的研究進行了統合分析，這些研究加起來超過40萬名受試者，平均追蹤超過16年。這些資料顯示限制攝取富含碳水化合物的植物性食物，例如水果，則幾項風險顯著提高了，包括總死亡率（提高了15%）、心血管疾病死亡率（提高了13%）和癌症死亡率（提高了8%）。

另一個研究分析了護士健康研究（Nurses' Health Study）和醫護人員追蹤研究 （Health Professionals' Follow-up Study），分別持續追蹤共85,168位女性和44,548位男性，時間長達26年和20年。[3]研究人員用了多重飲食調查，給受試者一個總低碳水化合物飲食分數，加上動物性低碳水化合物飲食分數，和植物性低碳水化合物飲食分數。研究發現：

■ 當動物性低碳水化合物飲食分數增加，無論男性或女性的全因死亡率都增加了23%。癌症死亡的機率也比基礎飲食高出28%。

■ 相對地，如果植物性低碳水化合物飲食分數增加，全因死亡率降低了20%。

■ 有超過12,500人死亡。結合來自高蔬菜飲食下降的死亡率與來自高動物性飲食增加的死亡率，比起高動物性產品、低碳水化合物飲食與高植物性飲食、低碳水化合物飲食形成的全因死亡率，要高出43%。

我們已經看到了許多將動物性蛋白質與植物性蛋白質進行比較的研究，結果一致顯示，當飲食中高蛋白植物性食物增加且高蛋白動物產減少，壽命將會延長。[4]

即使只增加少量的植物性蛋白質來取代動物性蛋白質，也有相當大的效益，這顯示出影響疾病發生的巨大潛力是全球性的。用3%的植物性產品取代動物性產品開始，[5]這代表如果你一天的飲食有1,500

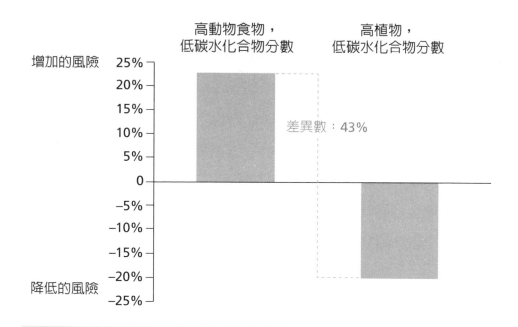

資料來源：Fung TT, van Dam RM, Hankinson SE et al. Low-carbohydrate diets and all-cause and cause-specific mortality: two cohort studies. *Ann Intern Med.* 2010 Sep 7;153 (5):289–98.

大卡熱量，你只需要用45大卡（3%）的豆類或大麻籽去取代45大卡的蛋，你的死亡率就會降低19%，真的是太神奇了！

用3%的植物性蛋白質取代以下蛋白質	全因死亡率的變化
加工紅肉	−34%
未加工紅肉	−12%
家禽類	−6%
蛋	−19%
乳製品	−8%

富含肉類和其他動物產品，且纖維和植物生化素含量低的飲食，最終將導致以下損失：

■ 動物性產品會提高血液中IGF-1的數值，這與多種癌症的風險增加有關。[6]

■ 肉和蛋中的肉鹼和膽鹼會被腸道細菌轉換成促進發炎的化合物氧化三甲胺（TMAO），進而導致動脈粥狀硬化。[7]

■ 肉類含有大量的糖化終產物（AGEs），會傷害心血管系統，特別是對那些有糖尿病的人而言。[8]

■ 過量的血基鐵質（一種只有在動物性產品中發現的鐵的類型）有促進氧化的作用，導致心血管疾病以及失智。[9]

■ 花生四烯酸（Arachidonic acid）會導致發炎，可能提高罹患癌症的機率。[10]

■ 亞硝基化合物（N-nitroso compounds）和致癌物質多半存在於加工肉品中。

■ 異環胺（Heterocyclic amines）和多環芳香烴（polycyclic aromatic hydrocarbons）是在高溫烹煮或燒烤後的肉類中形成的致癌化合物。[11]

世界上有大量證據能證明減少動物性蛋白質並以植物生化素營養密集的植物和豆類取而代之的好處，我在這裡說的只不過是冰山一角。我們是否可以透過食用蔬菜、豆類、水果、堅果和種子的飲食來逆轉疾病並延長壽命，已經不是問題，我們能多快翻轉我們的健康命運才是真正的問題所在。

奶油真的回歸了嗎？

有人會說，脂肪並不是壞蛋，白麵粉和糖才是。這派的人堅持，你可以隨心所欲地吃油、奶油、蛋和含脂肉類，並不會得到心臟病。他們的論點是烘焙食品和甜食造成的心臟病比動物性產品還多，而當飽和性脂肪的攝取量和膽固醇下降時，出血性中風的發生率增加了，所以多吃一點膽固醇和飽含脂肪是沒問題的，若想要保護自己，你需要避免的是加工穀物和甜食。類似這樣的論點隨著多年前的阿金飲食（Atkins diet）而流行，令人驚訝的是，儘管現今全球研究健康和飲食的絕大多數營養科學家反對這些結論，但還是有很多人堅持這些危險的論點。

幾乎所有討論此問題的科學家審查研究和會議都得出這樣的結論：當以水果、蔬菜、豆類、完整的全穀物、堅果或種子，來取代飲食中的動物性產品、油和飽和脂肪時，我們就會看到對壽命的好處。沒錯，一些研究指出，用白麵和白米取代奶油或動物產品並沒有顯示出任何好處，但這沒什麼意義，因為這類食品並無法讓你變健康。

2017年的「科學新知」（science update）對於攝取飽和脂肪酸（SAFA）與心臟病和中風風險，做出了以下結論：「總結來說，有力的證據支持將富含SAFA的食物部分替換成富含多元不飽和脂肪酸的食物，可降低LDL膽固醇並降低冠心病風險。」[12]飽和脂肪不是完全無罪，過多的飽和脂肪仍然很危險。這些研究的科學家建議人們少吃奶油和椰子油，要多吃橄欖油、堅果和種子。

白麵粉產品以及其他精製碳水化合物可能比飽和脂肪還糟糕，但是富含飽和脂肪的食物（例如肉和奶油）仍然比橄欖油還差。這並不代表橄欖油是超級食物，因為當我們用堅果或種子取代橄欖油時，可以看到明顯的健康益處。[13]我不建議你透過改變所使用的脂肪來調節風險，而會建議你吃含大量蔬菜的全植物性食物，並利用種子和堅果當成你最主要的脂肪來源，而不是用油脂。

飲食中較高的飽和脂肪攝入量並未顯示出會明顯增加罹患心血管疾病的風險，另一個原因是，飽和脂肪含量較低的飲食中含有更多的低脂加工食品（例如白麵包），以及較低脂肪的動物性產品，例如蛋白和雞肉，它們其實與高脂肪的動物性產品一樣都會引起心臟病。這兩種方法都會導致疾病，因此不建議採用。

換言之，用白麵包和白麵取代奶油沒有任何益處，甚至可能惡化健康狀況，減少肉類脂肪或多吃蛋白質也無益於健康。但是，用核桃或豆子代替奶油，則顯示出明顯的好處。**奶油並未回歸：**正確的訊息是，即使摒棄奶油和紅肉也還不足以保護你預防心臟病發作。你必須吃真正的全植物食物，也就是水果、蔬菜、豆類、堅果和種子。

所有的動物性產品和加工食品都會增加罹患心血管疾病的風險，

即使它們的飽和脂肪含量很低。

永遠會有人想要擁抱奶油、油脂以及所有他們想要的其他東西。許多人尋求「科學」或「專家」的支持，讓他們能大量食用動物性產品，因此既得利益者可以利用一般大眾對營養的無知而蒙騙他們，甚至有一種不斷成長的「食肉動物飲食」熱潮，說服其追隨者以肉食為主的飲食是健康的，但是數以千計的研究都顯示事實並非如此。

堅果和種子反對者的攻擊

還有另一群蔚為風潮的低脂純素主義者，他們對脂肪十分反感，認為所有的高脂食物（包括對壽命有益的核桃等食物）都應該避免。他們主張超重或患有心臟病的人不僅應避免吃油，還應避免食用酪梨和所有堅果和種子。

這些反脂肪的激進派純素主義者也經常宣導不要補充DHA和EPA營養品，指出這兩者對純素主義者有害，根本不需要。他們的理由是，所有的脂肪攝入都會干擾減重和減少內臟脂肪。這種低脂飲食計畫被證實可在短期內改善心臟病，但不幸的是，那些採取該計畫的人與攝取適量種子和堅果並在飲食中添加少量DHA的人相比，長期下來罹患失智症和憂鬱症的風險較高，甚至連死於心臟病的機率也更高。相對於危險的美式傳統飲食（SAD），這種低脂飲食已對許多人有所幫助，但因為它們會使人們處於嚴重且不必要的長期風險中，因此仍不建議你採用。

我公開提倡不要遵循這類（反脂肪）建議，並認為預防DHA的缺乏至關重要（如前幾章所述），DHA的缺乏在遵循極低脂肪純素計畫的老年人身上尤為普遍。

足量的omega-3脂肪酸有助於預防腦容量的喪失，腦容量降低是大腦衰老的跡象。在一個對高齡婦女的研究中，8年後測量的結果，omega-3指數高出3.2%與海馬迴體積增加了100立方公釐有關。omega-3指數較高的女性，其總腦容量也較大。[14]

大量研究得出了一致且驚人的發現：避免飲食中的堅果和種子會導致因心血管疾病而死亡的增加，但是，那些提倡低脂純素飲食的人卻忽略或否認了這些數據，作法就跟推廣吃肉的專家否認每一個顯示較多的肉比較危險的研究的有效性一樣。由於無法隱藏這些如堆積如山的證據，他們試圖使這些研究或傳遞訊息者不被信任。但是，當我們檢視涉及數千名參與者、長期進行且具有硬性終點的大型研究時，它們都顯示了同樣的事：吃堅果可以延長壽命。或者換一種說法：飲食中缺乏足夠的堅果或種子會增加過早死亡，尤其是心血管疾病造成的死亡之機率。

對於此問題進行的每一項長期研究（無論研究是否獲得堅果產業的贊助）都證明了這點，例如：

■ 基督復臨安息日會健康研究（The Adventist Health Studies）[15]
■ 愛荷華州婦女健康研究（The Iowa Women's Health Study）[16]
■ 護士健康研究（The Nurses' Health Study）[17]
■ 醫師健康研究（The Physicians' Health Study）[18]

這4項大型前瞻性研究的統合結果顯示，與從未或很少吃堅果的參與者相比，每週吃堅果超過4次的參與者，罹患心臟病的風險降低了37%。[19]

龐大的「基督復臨安息日會健康研究2」（Adventist Health Study-2）是當今世界上最重要的研究之一，因為它所研究的健康人群包括很大比例的純素主義者和素食主義者。它獲得的驚人結果與先前的研究一致：與每周吃堅果和種子少於一次的人相比，每周至少吃5次的人，其心血管疾病的死亡率降低了39%。[20]這群被研究的人主要是吃植物性飲食。研究人員指出，「堅果和種子中的蛋白質與（心血管疾病）死亡風險降低40%有關，而調整成素食飲食模式並不會改變這個結果。」除了飲食習慣，研究人員還尋找各種方法來反駁研究結果，並根據年齡、性別、抽菸習慣、運動、體重和高血壓的差異來調整資料，但是堅果的保護力仍不動如山。

你不能聲稱所有結果都已被堅果產業的贊助或缺乏適當的控制染指了，而忽視這些發現。只有一些研究有接受產業的部分贊助，而所有的長期研究都相互佐證。的確，如果一個行業認為研究結果對他們有利，則會較願意為研究提供資助，但如果認為一些頂尖的營養研究人員只因為堅果產業會給他們很多錢，就在這些研究中偽造數據以讓堅果看起來是好的，就未免太荒謬了。

在對17項經過仔細審查的研究以及每一個大規模流行病學試驗的統合分析中，都證實了基督復臨安息日會健康研究的結果；它們基本上代表相同的事：避免飲食中的堅果和種子會增加過早死亡的風險。[21]其他多項統合分析也進行了劑量反應分析，並顯示攝取堅果與降低全因死亡風險之間的劑量反應關係。[22]這意味著一個人吃的堅果越多，則他在研究的追蹤期死亡的可能性就越小。當糖尿病患多吃堅果和種子時，也證明了有同樣的壽命益處。[23]

基督復臨安息日會健康研究顯示，數種健康行為結合起來，會帶

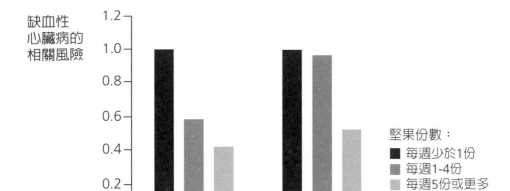

缺血性
心臟病的
相關風險

堅果份數：
■ 每週少於1份
■ 每週1-4份
■ 每週5份或更多

素食者　　　　非素食者

資料來源：Fraser GE, Sabate J, Beeson WL, Strahan TM. A possible protective effect of nut consumption on risk of coronary heart disease. The Adventist Health Study. *Arch Int Med.* 1992;152 (7):1416-24

來累積效益。在素食的參與者中，定期運動且常吃堅果的人，其預期壽命會比吃堅果但不運動的人長7.8年。[24]對所有藍色寶地人群進行的最詳細研究是基督復臨安息日會，他們也提供了身為美國最健康人群的關鍵發現。

在流行病學研究中所發現的這種降低冠心病的風險，在研究堅果和種子潛在心臟保護機制時也獲得了支持。這些研究顯示，堅果和種子能降低氧化壓力、發炎，提高胰島素敏感性並改善內皮功能，此外還能降低膽固醇；此外，人體試驗有強烈的證據顯示，種子類（特別是亞麻籽），能降低收縮壓和舒張壓。[25]

一些營養專家建議把堅果、種子、酪梨和所有油脂從心臟病患的生活中徹底移除，因為有證據顯示，患有晚期心臟病的患者在採取低脂純素飲食後，出現了短期的改善效果。但是，為了確保這種作法的

長期安全性，需要更大的人口數和更長的追蹤時間，就像上面提到證明排除堅果和種子具有危險的流行病學研究一樣。把脂肪（和DHA營養補充劑）從病患的飲食中徹底排除，是一種不負責任的預設立場，有非常多證據顯示這是危險的。

堅果和種子對促進壽命的作用存在許多機制。它們富含有益化合物，例如植物固醇、多酚和生育酚等，它們也能增強其他食物的營養吸收，除了600種不同的類胡蘿蔔素，還有整大類延長壽命（脂溶性）的植物生化素。萜烯（terpenes）、雙萜類（diterpenes）、皂素（saponins）和許多維生素E分支（生育酚〔tocopherols〕和生育三烯酚〔tocotrienols〕）的吸收，會隨著飲食中脂肪的增加而提高。[26]每個人的吸收率和生物利用度的遺傳差異很大，在這類研究中使用的測試方法也很不一樣，因此對每個人的確切影響可能會有所不同。

有些藥物看起來很有益，並通過了FDA的審查，但經過多年的使用，當更多的副作用暴露出來時，該藥物可能會被撤出市場或被提出「黑盒警告」（black box warning），也就是對這個藥物的可能副作用和危害提出最嚴格的警告。如果一個獨立的科學機構檢視了所有證據，他們將被迫對排除堅果和種子且不補充DHA的純素食者發出黑盒警告。

警告：遵循不吃堅果、種子和所有含DHA的食物和營養補充品的低脂純素飲食，可能危害你的健康，增加憂鬱症、失智症和心臟病死亡的風險。

我寫了兩本關於這個主題的書，更深入地探討了這些議題：《這樣吃！糖尿病消失了！》和《The End of Heart Disease》（中文直譯：《終結心臟病》）。如果你有糖尿病或心臟病，這些書中的資訊值得一讀。我的飲食方法已被證明可行，而且是降低血壓和膽固醇的最有效方法。[27]

簡而言之，一個較健康的飲食比不健康的飲食更安全、更有效。除了植物營養飲食之外，幾乎所有的飲食法都存在一些缺陷，使它們的保護力降低。一些醫師和衛生界的人可能會試圖說服你，可以吃很多油、肉或奶油，或者吃所有你想要的高升糖白肉馬鈴薯或白米飯，而不會折損他們的飲食計畫的有效性。然而，這些都是折衷方案，當你的生命危在旦夕時，你就不會想要做任何妥協。

在我30多年的營養醫學執業生涯中，我教數千名患者實行了植物營養飲食法。我的臨床經驗和研究顯示，在多數情況下，遵循該計畫，你的膽固醇和血壓數值會比服用藥物時的膽固醇和血壓數值還要低，而高含量的抗氧化劑和植物生化素幾乎可以清除氧化的LDL。我親眼見證，當患者遵循這個計畫時，最嚴重、最末期的心臟病病例（包括嚴重的阻塞性冠狀動脈疾病、心肌症和心臟衰竭）都會逆轉。

我的岳父直到心臟病發作後才聽從我的建議，他在心臟病發作後射血分數（ejection fraction）只有25%，這表示他的心肌有嚴重損害，且有心臟衰竭的現象。他最後在飲食上進行了顯著改善，幾年後，當他再做一次心臟超音波檢查時，其射血分數已完全恢復正常。他的心臟病醫師十分驚訝，說他從未見過這種逆轉情形。當然，你無法使死去的心臟組織重新活過來，但是通常有大量的「休眠心肌」（hibernating myocardium，受傷且無法正常運作的組織），可以透過

增加氧合作用（oxygenation）、完整的營養，以及以卓越的營養來強化幹細胞的活性。

透過優質的飲食使血壓、膽固醇和發炎正常化，同時減去多餘的脂肪，所產生的保護性比單純用藥物去掩蓋一些血液檢測標記還高出一百倍。這反映出真正的治癒方法，可以挽救你的生命。

用植物營養飲食法改善2型糖尿病

我先前在《這樣吃！糖尿病消失了！》中提出的營養計畫，已經成功應用在數千位患者身上。該計畫富含微量營養素和纖維，而且對熱量和血糖有益。它旨在針對2型糖尿病患者身上特殊和緊急的健康挑戰，快速解決它們。在安全減肥的同時，你會很快看到健康的明顯改善，你需要做的就是實現這個目標的承諾。本書的下一章節將會提供這些飲食計畫和食譜。

這個目標明確的計畫能讓多數患有2型糖尿病的人在90天內擺脫糖尿病藥。美國有數千位民眾用這個方法減輕體重，讓他們的膽固醇和血壓回到正常，並終結了他們的糖尿病。這個計畫非常適用於想要在對抗糖尿病的戰役中採取積極行動的人，透過嚴格遵循飲食計畫，你將能避免多年之後不必要的痛苦，並延長你的健康跨度和壽命。

這是千真萬確的，你有可能逐漸減少藥量，最終完全擺脫它們，你再也不需要監控血糖、測量HbA1c、回診看醫生，也能擺脫這個威脅性命的疾病所產生的毀滅性併發症。 用藥物來處理糖尿病，代表的就只是「處理」，你沒有任何逆轉的機會，而與這個疾病相關的可能併發症也一樣存在。相較之下，透過優質的營養你將能顯著地降低心臟病以及糖尿病的其他併發症的風險。光是藥物並不能提供相同的

保護等級。藥物或許能讓血糖值受到控制，但無法像健康生活一樣恢復你的健康。減重、用一度消失的微量營養素灌注你的身體，並降低發炎，是你未來健康的金鑰。

許多藥物讓糖尿病變嚴重

只用藥物治療2型糖尿病卻不改變飲食習慣，是注定會失敗的。大多數用來降低血壓的藥物會對你已經失去功能的胰臟施加更多壓力，此外，這些藥物有嚴重的副作用，有些會增加心臟衰竭和癌症的風險。[28]很多藥物也會導致體重增加，長下來會讓糖尿病變得更加嚴重，形成一個惡性循環。[29]當你的體重增加，你的胰島素阻抗就會升高，導致你需要更多的藥物。你的胰臟被迫製造更多的胰島素以符合身體的高度需求，直到沒辦法繼續運作為止。到時候，你或許就要服用胰島素，而那會造成你的體重進一步增加，疾病也會更加惡化。

控制糖尿病心血管風險行動（The Action to Control Cardiovascular Risk in Diabetes, ACCORD）試驗在2008年和2009年成為頭條新聞，當時美國國立衛生研究院（National Institutes of Health, NIH）的安全審查委員會中斷了這項研究，研究結果發表在《新英格蘭醫學雜誌》（*New England Journal of Medicine*）上。[30]

這個研究招募了超過10,000名的2型糖尿病患者，平均年齡為62.2歲，他們患有心血管疾病或是具有患心血管疾病的高風險。令人震驚的是，愈多的藥物和將葡萄糖控制得更好，卻導致了更多的死亡——確切的說是54位。在3.5年後NIH停止實驗之前，研究中被用於糖尿病的藥物包括胰島素、磺醯基尿素（sulfonylureas），還有一類被稱為噻唑烷二酮類（thiazolidinediones）的藥物。這類藥包含了羅格列

酮（rosiglitazone），在2007年發表的一項研究中，羅格列酮被發現與心血管疾病的風險增加有關。[31]在我看來，磺醯基尿素應從市場下架，且讓正在使用它們的患者停止使用；它們太危險了，會加速胰臟中製造胰島素的β細胞的衰竭。[32]

ACCORD試驗的5年結果證實了，當積極治療的受測者轉而以常規治療時，血糖下降愈多，血壓就下降愈多，用纖維酸類（fibrate）藥物和他汀類（statin）藥物治療血脂，都無法降低已患有2型糖尿者的心血管疾病風險。[33]事實上，治療2型糖尿病的標準用藥—他汀類藥物，已經在許多研究中證明可以提高血糖濃度並惡化糖尿病。[34]當藥物成為你剩下的唯一工具，你只會遭受不必要的痛苦，而生命也千真萬確的不斷流失。

這個發現震驚了醫界，且大多數人仍然對此感到困惑，因為他們一直被鼓勵用藥物積極降低血糖、膽固醇和血壓，而且幾乎沒有人教導、鼓勵並支持患者進行積極的飲食調整。這項發表在科學文獻中的評論相當荒謬，因為幾乎沒有人同意治療糖尿病的主要方法是飲食，而不是藥物。

換句話說，醫療對於因糖尿病而引起的死亡是沒有效用的。一個被特別任命的小學生小組指出這個科學結論：關鍵在於食物，笨蛋！

我常對糖尿病患者說：不要只是治療糖尿病，而是要擺脫它；為你的身體注入具保護性的營養，減重，並盡快找回自己的健康。

我用植物營養飲食法治療了數百位糖尿病患，其中絕大多數在4個月內就擺脫了糖尿病，甚至在他們減掉所有超出的體重之前就達到目標。在一個2型糖尿病的前導研究中，90%的患者遵照我的指示，

攝取高營養密度、富含植物、低升糖的飲食，如此一來可以削減糖尿病藥物，他們的平均HbA1c數值從8.2%下降到正常範圍內的5.8%，[35] 而植物營養飲食法的好處不僅限於治療糖尿病，還能預期血壓和膽固醇也恢復正常。[36]

某些推薦給糖尿病患者的飲食是以肉和其他動物性產品來做為主要的熱量來源，以讓升糖效應下降。這種策略有著嚴重的缺點。高動物性蛋白質飲食會促進發炎和氧化壓力，並導致體重進一步增加，發生糖尿病和心臟病，[37]而且他們和癌症和過早死亡有關。[38]就如我們所看到的，植物營養飲食法只允許少量的動物性蛋白質，並且限制高升糖甜品和烘焙食物。但這不代表要放棄好吃的食物，你會在接下來的章節中找到各式各樣美味食物的菜單和食譜。

當你遵照植物營養飲食型態，你會排除那些沒有營養的食物。例如糖、甜味劑、白麵粉、還有加工食品。我的糖尿病逆轉菜單和我的一般通用型的植物營養飲食計畫很類似，差別在於對水果乾有較多的限制，而且一餐只能吃一個新鮮水果。如果你想吃更多水果，可以選擇低糖的種類，例如莓果、石榴、葡萄柚、金桔、芭樂、百香果、火龍果、還有枇杷。換句話說，只要選擇那些低升糖的水果，例如草莓，糖尿病患者也可以一餐吃一個以上的水果。所有磨成麵粉的穀類，就算是全穀類也該捨棄；只有在水中煮熟的完整穀類才可被接受。豆類是最被接受的高碳水化合物，因為它們的升糖指數極低，具有吸收緩慢的特性。

有個重要的提醒：密切注意血糖值以及適當的減少用藥量是非常重要的，這樣你的血糖才不會降得太低。寧願謹慎過頭，也不要冒險。讓你的血糖值稍微高一點，以防止在轉換成植物營養飲食時發

生低血糖反應。用藥量應在第一周的第一天減少約三分之一，在一周結束後減少至一半。首先剔除會讓體重增加的藥物，即胰島素、磺醯基尿素類和噻唑烷二酮類藥物，保留二甲雙胍（metformin）類，直到減掉更多體重為止。

拯救1型糖尿病患者的生命

傳統的醫療照護也增加了1型糖尿病的發病率和死亡率。患有這種糖尿病的人比其他美國人早10年死亡，他們也會因為嚴重的健康問題而更痛苦。

大多數1型糖尿病患者被指示，必須根據碳水化合物攝取量來增加胰島素劑量，以充分控制血糖，這導致了一個非必要的「死刑判決」，因為他們沒有意識到過量使用胰島素的危害，也沒有意識到維持一個只需要健康數量胰島素的飲食的重要性。大多數內分泌專家只關心高血糖的危害，卻不關心用過量胰島素來控制血糖的危害。

> 我強烈主張1型糖尿病和健康及長壽仍然可以共存，而且不需要增加心血管疾病的風險。造成1型糖尿病的發病和早期死亡的，是危險的標準美國飲食（standard American diet, SAD），而不是胰島素的缺乏。每一位患者都需要一份植物營養飲食的處方箋，以拯救他們的性命。

● 對1型糖尿病患的助益

■ 防止會造成傷害的代謝毒素效應

- 有效降低血糖值
- 預防血糖忽高忽低
- 讓一型糖尿病患者的胰島素用量降低一半以上
- 預防糖尿病相關疾病，如腎衰竭和失明
- 有利於健康和壽命

自體免疫疾病和癌症

植物營養飲食法逆轉和解決自體免疫疾病的效應是可被預期的，而且在逆轉許多早期癌症和延緩晚期癌症方面也很有效。我把癌症和自體免疫疾病連結在一起有幾個原因：

1. 當自體免疫系統增強時，兩者都會受影響。

2. 同樣的營養準則已經被證明對兩者都有效。（蔬菜榨汁、減少升糖碳水化合物、排除動物性蛋白質）。

3. 自體免疫疾病與晚年罹患癌症風險增加有關。

4. 具致癌性以及會增加晚年罹患癌症風險的化療藥物，被用於治療兩者。

● 逆轉自體免疫疾病

本書中的一些案例呈現了逆轉自體免疫疾病的患者經驗，我也公開了一些病史。[39]這些年來，我的許多病人都從以下疾病康復了：

- 自體免疫性肝炎
- 發炎性腸道疾病（克隆氏症和潰瘍性結腸炎）
- 狼瘡或SLE（全身性紅斑狼瘡）和盤狀狼瘡（discoid lupus）

● 1型糖尿病的案例探討
霍爾・史匹諾維茲（Howard Spinowitz, DO）

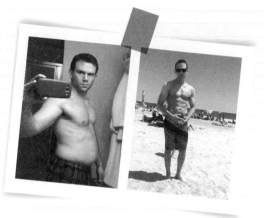

　　我在醫學院擔任內科住院醫師實習的第一年，被診斷出第1型糖尿病。在用胰島素治療的第一個月，我胖了23公斤，從那時起我就一直在服用胰島素，但我的胰島素療程有個很大的問題，那就是上下波動十分劇烈。那些年有一些醫生形容我的糖尿病極度「脆弱」。

　　在2013年1月讀到《這樣吃！糖尿病消失了！》之前，我的體重約84公斤，儘管由於每週3到4次的舉重和有氧運動，讓我的體格堪稱健壯。我使用胰島素幫浦，平均每天80至100單位。在遵循傅爾曼醫師的建議幾個星期後，我的胰島素用量急劇下降，我和我妻子都同意全家都應該轉換成這種健康的飲食方式。

　　我目前66公斤，有精實、強壯的肌肉，我感覺自己像25歲（雖然今年很快就47歲了），我已經停止使用胰島素幫浦，換成每天注射13單位的長效胰島素；此外，我每天大概使用12至15單位的速效型餐前胰島素。每當醫院裡一些醫生同仁嘲笑我吃得這麼健康的時候（多諷刺啊！），我不厭其煩地宣導植物營養飲食計畫，有些醫師買了傅爾曼醫師的書，也改變了飲食習慣，明顯改善了他們的外貌和輪廓。只要有可能，我都會推薦他的書給病患。此外，我的妻子和我也以最大的努力為我們的社區和教育者帶來好的影響。

- 混合性結締組織疾病
- 多發性硬化症
- 乾癬和乾癬性關節炎
- 類風溼性關節炎
- 硬皮症
- 乾燥症候群（Sjogren's syndrome，修格蘭氏症候群）

事實上，在過去的30多年來，我一直用植物營養飲食方案治療這類病人，幾乎所有人都能完全康復——逐漸停止服藥，最終擁有完全的健康。這點尤其重要，因為藥物通常不完全有效，但他們的毒性、副作用和增加晚年癌症的風險是都是明確的。[40]

我總是喜歡照顧患有自體免疫疾病的患者，因為他們對於康復有極為強烈的渴望；他們通常會非常願意做我要求他們做的事。我記得一個患有乾癬性關節炎的病人告訴我，「如果木屑能使我康復，那麼我什麼除了它以外什麼都不吃。」

一位患有嚴重狼瘡、正在等著腎臟移植的16歲少女，當她來找我時，她的肌酸酐指數（creatinine）高達4.2 mg/dL，腎臟功能所剩無幾。但在經過9個月的植物營養飲食之後，她已完全康復並停止所有用藥，令人不可置信的是，她的腎臟功能竟恢復正常，肌酸酐為0.8 mg/dL。

另一位患有狼瘡的年輕女性在近一年的時間裡定期來見我，我們調整並完善她的飲食，慢慢讓她停止所有的藥物。即使在那一年之後，她仍然反覆高燒，我擔心她的疾病活性太強，對營養照

護產生抗性，所以我希望她回去找風溼科醫師，讓她重新服用常用於治療狼瘡的免疫抑制劑甲氨蝶呤（methotrexate）和氫氧奎寧（hydroxychloroquine，俗稱奎寧Plaquenil）。當我在一年後看到她時，她看起來氣色很好，疾病已經痊癒了。她說她沒有遵照我的建議去看風溼科醫師，只是持續吃植物營養飲食，同時進行間歇性斷食。大約9個月後，狼瘡造成的痕跡消失了。我在一年後放棄繼續治療她，但不尋常的是，她花了將近2年的時間才好轉，她不想再回去服用那些危險的藥物，所以她沒有放棄。

我照顧的一個患有潰瘍性結腸炎的年輕人來找我時，他每天大約有15次血便。他的情況非常嚴重，我不得不把他送進醫院，讓他開始接受靜脈注射類固醇，而且不能進食。他向外科醫師諮詢了關於切除整個大腸的問題，但是由於他一周後不再出血，所以他就出院了。我們為他打了一劑營養針。在他離開醫院後，我繼續讓他進行一周的清水斷食，然後接下來的一周，只讓他喝加熱的蔬菜汁，並減少了他仍然在吃的口服強體松（prednisone）。在接下來的幾周裡，我在他的飲食中加入了蒸櫛瓜、水煮的根莖類蔬菜並加一點奶油，慢慢改善了他的飲食，經過一段時間之後，他完全康復，恢復了健康的生活。

看到人們從一般醫學界認為需要一輩子吃藥治療的永久性疾病中康復，總是令人感到激動。

● 大量蔬菜的植物性飲食，有效預防和治療癌症

正如我們在第5章中所看到的，你可以透過吃東西來預防癌症、減緩癌症的進展，甚至有可能打敗癌症。沒有任何療法──甚至這種「黃金標準」的卓越營養計畫也無法──能持續有效「治療癌症」，

因為癌症是一種特殊的晚期疾病，你無法預測它對各種干預方式會出現什麼反應。但是，含有蔬菜汁和大量攝取十字花科蔬菜的飲食計畫，為治療和增加癌症患者的生存期提供了可能性。其他以植物為主的養生法也顯示出能減少癌症的發生並減緩或防止癌症的惡化。

雖然我堅持植物營養飲食計畫具有壓倒性的證據能預防90%以上的所有常見癌症，但我未曾宣稱它能治療所有的癌症甚至是大多癌症。但是，我大多數患有威脅生命癌症的病患在運用了這個計畫之後，都出現了美好的結果，而許多早期攝護腺癌和乳癌的病患都見證了自己病況的逆轉。

例如在1997年，我的病人潘（Pam）患有卵巢癌且已轉移到肺部。我們從她的肺部抽取了4公升肺水，使她可以呼吸。即使接受治療，她也只能再活幾個月。但是22年後的今天，她的健康狀況已愈發良好。

同樣地，20年前，艾琳（Irene）透過了植物營養飲食計畫，沒有其他醫療干預，逆轉並消滅了她的第四期第二級的非何杰金氏淋巴瘤，且未曾再復發。她說：「除了逆轉我的淋巴瘤，我還減了18公斤；當我在身體內部打造出一個具保護性的環境時，我在許多方面也感到極度充滿活力且更健康。這也難怪我所有的生命徵象都顯示我處於一個完美的狀態，從膽固醇、血壓到化學組成……苗條和敏捷度也很棒。很顯然地，我將繼續遵循您為我設計的特殊飲食。再次謝謝，謝謝，謝謝您！」

我在癌症患者身上使用這種方法已經超過30年了，很明確的，植物營養飲食可以挽救生命。

● 逆轉自己的狼瘡並再度回到工作崗位

克里斯・米勒醫師（Dr. Chris Miller）

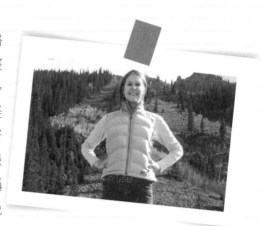

我36歲時，在一個繁忙的醫療機構擔任急診醫師，那時我整個身體都處於發炎狀態。我有多隻手指關節腫脹疼痛，長出奇怪的疹子，然後出現胸痛，甚至腎臟也出問題。我立即被診斷出患有系統性紅斑狼瘡（SLE，也稱為狼瘡），並服用了大劑量的免疫抑制藥物，包括高劑量的潑尼松（prednisone）。儘管用藥物治療了，但我的疾病仍在繼續惡化，不久後我服用的藥物變成6種。醫師給我的藥物越多，我的併發症似乎就越多，接下來我需要服用的藥物也就越多了。那是一個可怕的惡性循環，我既沮喪又絕望。我甚至不得不辭去急診室的工作，因為我的免疫系統受到抑制，處於其他病人之中對我而言並不安全。

隨著持續加重的疼痛和疲憊感，顯而易見的這些藥物是無效的。我的醫師想讓我嘗試使用實驗性藥物，有一次回診時他要我去急診室，因為我的肺部發炎嚴重，由於劇烈的疼痛，我甚至無法坐下或躺下休息。我因為潑尼松而體重增加，一點活力也沒有，不斷掉髮，感到悲傷且恐懼。

我開始尋找治療狼瘡的其他選擇，令我非常感激的是，搜尋中出現的第一個名字是傅爾曼醫師，他數十年來一直在幫助患有狼瘡和其他自體免疫疾病的患者。我很快報名參加了一個週末座談，那時距離感恩節只剩幾週。我永遠不會忘記那個週末第一次聽到傅爾曼醫師講話。他解釋了發炎和慢性病背後的科學，營養豐富的食物在治療身體時發揮的作用，以及支持這些理論的案例和研究。我簡直不敢相信。我震驚不已——為何在我所有的醫學訓練期間，我完全不知道這些？

在那個周末遵循了植物營養飲食法、聽了關於疾病逆轉的科學知識，以及學習準備富含營養餐點的技巧之後，我感到振奮。自從被診斷患病以來，我第一次對未來及治癒疾病產生希望。對我來說，這是最棒的禮物。我和丈夫一起搭飛機回家，我們迅速清空了櫥櫃和冰箱裡所有的加工食品、動物性產品和油脂——一件不留。我們用新的食物填滿櫃子和冰箱：豆類、堅果、種子、全穀類以及一堆蔬菜和水果。我學會（而且愛上）製做新鮮的蔬菜汁、蔬菜豆湯和各種沙拉。我一次準備多天份的蔬菜汁，甚至還做了幾次的清水斷食。

雖然我的體重立刻開始下降，但實際上我的關節疼痛和其他症狀乃是一段時間後才減輕。由於對食物敏感，我被指示要去除某些食物以緩解發炎，經過一段時間後，我才會再度吃它們。多年下來，我已經能逐漸減少用藥量。狼瘡的標誌性抗體減少了一半，而我實驗室檢驗結果的其他進步也證明了我的疾病已經逆轉。我的腎臟功能已恢復正常，另外，對我來說很重要的是，我開始長頭髮了，不再長疹子，而且我的精力十足充沛。我甚至在8年後參加了我的首次半程馬拉松！

我已經可以重新開始工作了，現在我向我的病患傳授攝取營養豐富的食物和去除促炎食物的重要性。我以成為植物營養飲食者而自豪，我喜歡吃這些可治病的食物，我已無法想像其他的飲食方式。儘管這並不總是那麼容易，但它是一段有趣的旅程，我心懷感激地在這路上繼續前進。我特別感謝傅爾曼醫師一路給我希望、指導和鼓勵。我的生活不僅已恢復，此外我還過得更好、更富有同理心，這一切，我深深感激。

卓越的飲食不僅可以顯著降低患癌症的風險，而且可以延長罹癌患者的壽命，這個事實在科學研究中已被確立。2007年，世界癌症研究基金會（World Cancer Research Fund, WCRF）和美國癌症研究所（American Institute for Cancer Research, AICR）發布了8項與體脂肪、身體活動和飲食有關的建議，旨在預防全球最常見的癌症。現今，他們則提出了10項建議。[41]

最重要的飲食建議是在正常體重範圍內盡可能精瘦，以植物性飲食為主，並限制飲酒。符合至少5項建議的女性與未符合任何建議的女性相比，乳癌風險降低了60%。[42]

那其他癌症如何呢？如果更加好好地遵守WCRF／AICR飲食指南，與乳癌、子宮內膜癌、大腸直腸癌、肺癌、腎癌、胃癌、口腔癌、肝癌和食道癌的發生率顯著降低有關。[43]同樣的，在一項為期11年，針對469,000人所做的更大型追蹤研究中，發現了僅增加動物性蛋白質熱量的攝取量3%，與罹患膀胱癌的風險增加15%有關，而植物性蛋白質僅增加2%，則與降低23%的風險相關。[44]

AICR的第10個建議，是癌症倖存者應遵循預防癌症的建議。一開始就有助於預防癌症的飲食，同樣也可以幫助確診癌症的人挽救生命。人們發現，遵守癌症預防準則與老年女性癌症（尤其是乳癌和其他癌症）倖存者的死亡率較低有關。[45]

● 攝護腺癌生活方式試驗

其他意見相同的醫師也發現了與我所經歷的類似的結果。值得注意的是，由迪恩歐尼許（Dean Ornish）博士進行的攝護腺癌生活方式試驗（Prostate Cancer Lifestyle Trial）結果顯示，飲食和生活方式

的干預可以有效地阻止攝護腺癌的進展。[46]這個研究招募了93名決定不接受治療的攝護腺癌男性。對照組沒有改變他們的飲食和運動習慣，而干預組則有一年的時間攝取高纖維、富含蔬菜的飲食。能代表有攝護腺癌的PSA數值，干預組降低了4%，而對照組增加了6%。對照組裡有6名患者後來接受了治療，因為發現他們疾病進展的證據，至於干預組中則沒有患者需要治療。

研究人員也指出，與對照組相比，干預組患者血清能增加對培養中的攝護腺癌細胞生長的抑制作用，也就是說，只有將吃富含蔬菜飲食的參與者的血液加到培養皿裡生長的細胞中，才具有抗癌能力。試驗結束2年後，對照組中的13位患者和干預組中的2位需要傳統的治療。[47]選擇透過飲食和生活方式干預來治療低風險的攝護腺癌，能使男性延遲或避免放射線和攝護腺切除術帶來的副作用。

● 美國息肉預防試驗和婦女健康飲食和生活研究

當採取從根本上增加蔬菜攝取量的干預措施時，癌症標記和結果會改善，只有在飲食上做出重大而堅定的改變時，才有可能獲得改變人生的驚人結果。

美國息肉預防試驗（The US Polyp Prevention Trial）採用了較為溫和的飲食改善措施，產生了較溫和的結果。[48]參與者（以前至少有一顆大腸直腸腺瘤）被分成對照組或飲食干預組。干預組的人被指示將脂肪限制為熱量的20%，每天至少攝取18公克的纖維，每1000卡路里吃3.5份的水果和蔬菜。在干預組完成研究的821名參與者中，有210名是「超級守規者」，他們至少達到了12個飲食目標中的9個。與對照組相比，超級守規者的腺瘤（息肉）復發率減少了30%，多發性

或晚期腺瘤復發則減少了50%。

此外，在分析增加豆類攝取量的資料時，干預期間增加量最大的人，其晚期腺瘤復發的風險最低——與保持基礎攝取量的人相比，風險降低了65%。[49]不同種類的類黃酮攝取量較高的人，也與較低的復發風險相關。[50]

在婦女健康飲食和生活（Women's Healthy Eating and Living, WHEL）研究中，晚餐吃得較健康、較早吃完的女性，其潮熱紅和其他更年期負面症狀的發生率較低，癌症的死亡率也較低。被指示吃較多水果、蔬菜和纖維的組別，吃了較多份蔬菜、水果和較多的纖維，這一組乳癌婦女在7年的追蹤裡癌症復發率少了31%。[51]進一步分析熱潮紅陰性的婦女和服用雌激素調節劑泰莫西芬（tamoxifen）以治療癌症的婦女，顯示蔬菜攝取量較高者乳癌復發的風險也較低。

活到100歲

平均死亡年齡應為100歲，而不是80歲。多數人的壽命應在90至110歲之間，而且如果他們吃得很健康，並避免接觸危險的致癌物，就能達到這個歲數。世界上的藍色寶地可能是百歲人瑞最多的地區，這些區域中也沒有一個區域的平均死亡年齡高於90歲，因為他們的飲食結構並未經過科學設計以延長人們的壽命。事實上，藍色寶地裡的飲食型態是隨意的，而且是根據當地有哪些食物就吃什麼。

另一方面，植物營養飲食法乃經過專門設計，旨在全面將所有來自各個農產地區和不同氣候、最能延壽的食物都納入。它比藍色寶地的飲食還要健康得多，因為它查核所有的飲食元素和做法，進而延緩衰老，預防導致死亡的常見疾病並延長壽命。最重要的是，這種「黃

金標準」能延長壽命。

睡眠與夜間斷食

充足的睡眠是健康的必要條件。優質的睡眠除了讓你獲得休息和維持靈敏外，更是免疫系統正常運作的關鍵。甚至有證據顯示，睡眠不足會損害免疫系統，讓它無法在新近形成的小腫瘤變得危險之前就將它們消滅。[52]

褪黑激素是一種在黑暗及睡眠中產生的荷爾蒙，它不僅能促進睡眠，還是一種抗氧化劑及癌細胞生長的抑制劑。[53]若想獲得優質的睡眠，你需要盡可能地讓臥室保持黑暗。不要在臥室內放置有亮光的時鐘或夜燈，安裝能阻斷光線的窗簾或戴上眼罩以降低對室外光線的接觸，睡眠期間的黑暗房間能促使褪黑激素生成並讓你睡得安穩。此外，智慧型手機、電腦螢幕和其他的電子設備會發出藍光，這是白天的訊號，會妨礙褪黑激素的分泌。在夜間時曝露在光線中，與癌症，尤其是乳癌的風險增加有關。[54]

同樣重要的是，在睡前幾個小時就要停止進食，並在晚餐和早餐之間禁食至少13小時。如我之前提到的，延長夜間的禁食時間與降低乳癌的復發有關。在婦女健康飲食及生活研究（Women's Healthy Eating and Living Study）中，患有乳癌的婦女的夜間禁食時間少於13小時，與禁食13小時或以上的婦女相比，在7年的追蹤期內乳癌復發率提高了36%。此外，夜間禁食時間較長的婦女睡眠的時間也較長。[55]當你改變自己的生活方式以符合健康飲食、充足睡眠和盡早吃完晚餐以便空腹上床睡覺的三元素時，你就可以最大程度地預防癌症。

● 從心臟疾病的瀕死邊緣康復
麥克．馬里拉克（Michael de Marillac）

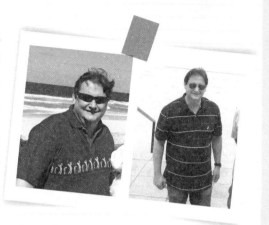

我在2015年12月8日因嚴重心臟衰竭而住院。當時我有失控的糖尿病，血糖值高到根本無法準確測量。我的肌鈣蛋白數值顯示我曾經心臟病發作，但是我的主要問題是嚴重的肥厚型心肌症（hypertrophic cardiomyopathy），在過去的一年中惡化了心律不整的情況，我的心律每分鐘165至220次，已然失控。

我差點死在醫院，在使用除顫器之後才從鬼門關被救回。當我接受控制心律的手術時，麻醉師告訴我的家人，我成功的機會很小，如果在手術過程中我的心臟再次停止，我可能再也無法醒來。

他們告訴我，我能活這麼長的時間甚至還活著去醫院，真是個奇蹟。我的左心室射血分數僅有20%，而且雖然使用了氧氣機，仍然感到呼吸困難且幾乎無法存活。我在ICU中數次命懸一線，緊急小組不斷努力以維持我的生命。在嘗試使我的心臟受控失敗之後，一位醫師撫摸著我的肩膀，說他們已經盡了全力。我只能等死。護理師哭了，我恐懼不已。那是我的轉捩點。我取得醫師的許可，讓我在醫院吃傅爾曼醫師的植物營養飲食。

我知道植物營養飲食法已經好幾年了，事實上我已經買了傅爾曼醫師的一些書籍及一系列影片，但是直到我快要死了，才開始遵循它們。這絕對是個奇蹟，因為醫院規定不允許帶進特殊的食物進去，但他們卻同意我這麼做，這成為拯救我生命的原因。

要控制的第一件事就是我的糖尿病。幾個月後我就停止了大量胰島素，因為我的血液檢查證實我的糖尿病消失了，高血壓也不見了。最終，我的視力不良和糖尿病性眼損傷得以消除。我緩慢但穩定地痊

癒了。

　　至今3年多來，我的左心室恢復得很好——體積縮小了，而且我的射血分數也處於正常範圍內。我完全擺脫了所有藥物，包括β受體阻斷劑、抗凝血劑華法林（warfarin）和其他20種藥物。我的心臟科醫師去年宣布我的心臟問題已成為歷史，他甚至還同意我去水肺潛水。他說，他很高興我能走出醫院享受我的生活，這是我以前從未擁有過的。以前我無法走路，因為我的嚴重糖尿病和心臟病使我不良於行——我不得不再次學習走路。

　　現在，我回復了全職工作。我的血壓很完美，我每天步行1個小時。我已經完全逆轉了2型糖尿病和所有的視網膜損傷。之前因為我的眼壓過高，眼科醫師已準備好為我進行眼科手術，但是由於他不明白的原因（但是我知道），我的眼壓已回到了正常範圍。

　　我在冠心病重症加護病房待了這麼長時間，因此我的醫療費用超過了10萬美元。當我的病情穩定時，他們幫我做血管造影檢查，而且要求如果發現任何阻塞，要我允許他們放置支架。我拒絕簽名；我說，如果還有任何阻塞，可以透過補充營養來逆轉。那個住院醫師奇怪的看著我，好像我瘋了一樣。做檢查的心臟科醫師給我看影片，我的血管很乾淨。

　　發生的最令人震驚的事情之一是，一位幫我治療的心臟科醫師來到我的床邊，激動地向我傾訴了他父母因糖尿病去世的消息。他說自己正步上他們的後塵，並感到羞愧，身為一位醫師，他被認為應該是病人的榜樣，但他卻失敗了。我告訴他以及其他治療我的醫務人員，有關傅爾曼醫師及其健康飲食型態的訊息。這讓他們必須花很大的努力去思考，但我知道有些人不知道該怎麼去想，因為他們說我一定有非常堅強的意志才能做到這件事。

　　生病很痛苦，而遵循傅爾曼醫師的植物營養飲食法讓自己恢復健康是我所做過最簡單的事。現在，我是一個對生活充滿興趣、重獲新生的人。

▶▶ 第7章：快速摘要

▶ 逆轉心臟疾病和糖尿病

心臟病是由食物引起的，而良好的飲食可以在相對較短的時間內恢復你的健康。如果你嚴格遵守本書中的飲食計畫，則可以在不到3週的時間內顯著降低你的血壓和膽固醇。在大多數的情況下，你將永遠不再需要藥物。植物營養飲食的計畫確實能發揮作用。

植物營養飲食是降低血壓和逆轉心臟病的最有效計畫，因為它旨在減少體脂肪、延緩衰老、增加養分的生物可利用度、減少發炎並達到營養的完整性。它的升糖效應比低脂純素飲食更低，而且擁有更多的微量營養素和抗氧化劑，可以保護細胞並防止心律不整。它也具有限制動物性產品的所有好處，卻沒有限制動物性產品會產生的缺點。

▶ 對堅果的疑問

激進的反脂肪純素主義者提倡不要食用諸如核桃等有益於延長壽命的食物，也不要服用DHA和EPA等營養補充品，他們指出這些東西對吃純素的人來說是有害的或是不需要。但是，加入合理數量的種子和堅果以及謹慎使用DHA-EPA，能在減少斑塊、逆轉疾病和減輕體重方面獲得驚人且優異的效果，而不會增加憂鬱、記憶力減退和晚年失智症的風險。

大量研究顯示，若不食用堅果和種子，會增加心血管疾病的死亡率。當我們檢視有數千名參與者且持續數十年、有硬性終點的大型研

究時，我們會發現同樣的事：飲食中缺乏足夠的堅果或種子會導致過早死亡，尤其是因心血管疾病造成的死亡。基督復臨安息日會健康研究探究了以植物性飲食為主的人，這個研究清楚地顯示了這一點。

▶ 以植物營養飲食法來改善2型及1型糖尿病

植物營養飲食法富含微量營養素和纖維，對熱量和血糖都有益。它的設計是為了解決2型糖尿病患者所面臨的特殊且緊急的健康挑戰，並迅速解決它們。這種有目標的飲食計畫可使大多數2型糖尿病患者在90天內脫離所有的糖尿病藥物。

傳統醫療照護導致1型糖尿病的發病率和死亡率增加。大多數內分泌醫師只關心高血糖的危險，卻不關心為了控制血糖而給予過多胰島素所造成的健康風險。植物營養飲食可以防止代謝性毒素造成的損害，有效降低血糖值，防止血糖忽高忽低，並讓1型糖尿病患者使用的胰島素能少於一半。

▶ 免疫疾病反應

在過去的30多年中，我以營養為基礎的醫療方法中最有意義的面向之一，就是幫助患有自體免疫疾病的患者獲得了持續的正向成果。我見證了無數種自體免疫疾病完全緩解的病例，鮮少有人對這樣的營養作法缺乏反應。

▶ 預防和治療癌症，活得更長壽

以植物為主、富含蔬菜的飲食可以預防癌症、減緩癌症的進展，並有可能打敗癌症。沒有一種療法能夠持續有效地治癒癌症，但是含

有蔬菜汁和大量攝取十字花科蔬菜的飲食方案能提供最大的治療潛力，並增加癌症患者的生存率。其他以植物為基礎的養生法已顯示出可以減少癌症的發生並減緩或阻止其惡化。

如果每個人都吃得超級健康，而且沒有暴露於危險的致癌物質中，那麼將能活到90至110歲。植物營養飲食的設計含括了所有飲食元素和作法，可以延緩衰老、預防導致死亡的疾病並延長壽命。

如何烹調、飲食與生活

這個章節會提供4套菜單以滿足不同的健康需求：

1. 為了完美健康和理想體重而設計的一般通用型菜單（3周菜單）

2. 專為逆轉第2型糖尿病而設計的菜單（1周菜單）

3. 為了減重、晚期心臟病或失控的糖尿病所設計的緊急菜單（1周菜單）

4. 特別針對自體免疫疾病或癌症設計的菜單（1周菜單）

在你選擇其中一個菜單之前，所有選項都值得你看過一遍。目的是為了讓你可以更加瞭解其中的微小變化來讓你（和／或親人）在接下來的日子裡吃得更健康。你可以根據你的個人需求來修改一般通用型菜單。請注意，如果你想要增重或你減重過度，你可以增加更多的食物量，或多吃種子和堅果類。

記住，要整整花上3個月，才能改變一個人的食物偏好以及不健康的食物對他產生的致命吸引力。我強烈建議你保持耐心和積極，耐心等待之後的好處絕對值得。如果你想要長期充分享受這套飲食方法並且活得健康，你需要百分之百拋棄會讓你上癮的食物誘因。雖然在一開始你或許會想念那些錯誤的快感，但我保證，之後你對那些會縮短你性命的食物的渴望和愛好，將會消失不見。

建立一個「飲食計畫」，幫助你不會被誘惑去吃那些常見的危險食物，並在家中維持正確的健康食物之道。許多人發現當被限制一周

只有2天能採購並烹調食物，例如只有星期三和星期日烹煮食物，剩餘的日子就吃這2天的剩菜時，效果最好。

在我位於聖地牙哥的「吃出健康中心」（Eat to Live Retreat），我們最初看見對食物上癮而且想要在食物中加入更多的鹽和糖而導致自己因體重而受苦的人；但當每周計畫持續進行時，他們注意到他們的味覺改變，還有營養食物所提供的風味和可口程度開始爆發性的變得豐富，他們不再渴望在食物中加入更多的鹽和糖。

這種轉變令人興奮，而且還不僅僅只是味覺，我們發現他們對生命的清晰思考和熱情都有了改善。當我們的客人回家時，他們不但愛上了植物營養飲食；他們也愛上了植物營養飲食帶給他們的感受。來到基地的大多數人在離開後都會繼續執行計畫，讓自己減去更多體重，因為他們學到了讓成功持續下去的技巧。

數十年來看見病人如此成功，我了解到如果你在家執行這個計畫，就必須持續且把它視為醫師所開的處方般遵守。如果你這麼做，成果和好處將伴你一生。

當人們來見我時，我鼓勵他們讓我決定他們該吃甚麼，我提醒他們：「你覺得你該吃的、你想吃的和你喜歡吃的，往往就是你生這個病的開端。」但我向他們保證如果他們在剛開始的3個月持續嚴格的進行，他們會愛上這樣的飲食方法。

毫無疑問的，你的味覺和食物偏好會改變。在吃高營養的食物時，你會感覺愈來愈舒服，這會變成你的第二天性，因為你會愛上這類食物和它帶給你的感受。營養密度高的食物會全方面地改善你的身體，包括消化、活力、睡眠、專注力等。

請記住，植物營養飲食計畫是高密度營養的飲食法，不是計算熱量的公式。如果你吃高營養密度的食物，你不需要用一樣的方式來計算熱量。專注在以天然、完整的食物來增加攝取能抵禦疾病的營養。當你吃了那麼多高密度營養的食物後，你會滿足於更少量的熱量，因此不會再過量飲食。

該吃多少

該吃多少，每個人有很大的差異。我們大多數人終其一生都習慣飲食過量，而且對於我們該吃多少的概念也被令人上癮的現代食物給嚴重扭曲了。大多數人長期以來都過度飲食，甚至連那些體重沒有超重的人也是如此。當你吃得健康，導致你過量飲食的身體症狀就會較少，但你依然有可能因為情緒因素或單純因為吃很多的習慣而嘴饞。

照理來說，你會在飢餓時進食，不餓時則不會有食慾。當你在不是真的餓的時候吃東西，會造成肥胖。還有，吃到滿足為止，但不要吃到完全飽，絕對不應在飯後飽到不舒服。而且在不是那麼餓的情況下面臨下一餐時，不會想再吃哪麼多。一般來說，你需要在不過瘦的情況下保持優質的肌肉組織。但是在所有人都過重的現在，標準體重的人反而看起來太瘦。記住，多餘的脂肪永遠不是好東西，所以就算看起來很瘦的人體內，或許也有過多的脂肪。我們在健身房增加好的體重（肌肉和骨骼），在廚房減少體重（脂肪）。運動可以增加並維持肌肉量和肌力，而在飢餓時吃健康的食物能讓你保持強壯和精實。

執行植物營養飲食法的人能達成良好的健康。他們會擁有他們理想的體重，就算沒有，他們也正一天比一天更接近。如果你明顯過重或肥胖，你在復原之路上每周應至少減掉1公斤。透過調整你的食物

攝取來保持這個減重速度，將會降低你的胰島素阻抗、減少發炎蛋白質，和降低不好的脂肪儲存荷爾蒙。

●以下是你該吃的

1. 每天1份大份蔬菜沙拉
2. 1天至少半杯放在湯、沙拉或餐點裡的豆類
3. 每天至少3份新鮮水果
4. 每天至少1盎司（約30公克）的生堅果類和種子類
5. 每天至少1份大份（雙倍份量）的綠色蔬菜，直接蒸熟或是當成主餐或前菜的食材都可以。

所有的菜單都會要求你極力避免下列6項最致命的飲食習慣，特別是在當你還不習慣新飲食的剛開始3個月。

●不要吃

1. 烤肉、加工肉品或紅肉
2. 油炸食物
3. 乳製品（起司、冰淇淋、奶油、牛奶）
4. 非酒精飲料、糖、其他甜味劑或人工甘味劑
5. 白麵粉製品
6. 油脂類

即使是微量的油脂或少量的麵粉都會阻撓你減重。糖、白麵粉、油脂會防礙脂肪的分解。你需要給你的身體一個真正的機會，來改變它的生物化學變化並建立起營養儲備；之後你就會知道當你被營養充分滋養，你的人生會變得多美妙，就讓植物營養飲食來施展這種魔法。

我每次都說魔法都在最後的5%，也就是說，你已經完成95%，所以達成100%只差最後一步。但當你許下承諾並達到了完美的程度，你會更快戒除食物上癮，接著你會看到身體發生了奇蹟般的變化。攝取危險的食物，就算只是偶爾一次，也會讓你對它們的渴望繼續增長。

沙拉是主餐

我計畫的飲食如下：你可以用蔬菜汁或水果來當作一餐，但不要跳過午餐。午餐是最重要的一餐，每天來份大份的沙拉當作午餐。

以下是我對每餐的一般性指導方針：

早餐 —— 一小份至中等份的完整穀物，例如藜麥或鋼切燕麥，1至2湯匙的種子類（亞麻籽、奇亞籽或大麻籽），以及一些新鮮或冷凍的水果。

午餐 —— 一大份沙拉和一碗蔬菜豆子湯或燉豆子或辣醬，用一塊水果當點心。

晚餐 —— 生菜搭配沾醬或莎莎醬，一份蒸或炒的綠色蔬菜，一份蔬菜拼盤或燉菜，以及一些冷凍水果或以水果作為基礎的健康點心。

我建議人們吃純素（避免任何動物性食品），並補充少量的額外營養素。我以前認為在植物營養飲食中加入一點沙丁魚或貝類會很不錯，但鑑於在海鮮內發現的大量塑膠微粒汙染，我現在改變想法了。除非在罕見的特殊情況下，否則絕大多數時間我覺得吃純素更安全。我發現這種飲食方法讓人極度滿足、美味，而且在理智、情緒、環境上都更為和平。

當你檢視這些食譜和菜單時，請記住大多數人吃的是多種類、較小份的餐點，剩下來的菜也更多。換句話說，學習如何烹煮大量的食物，就可以因為把菜留到下一餐而減少下廚的時間。這些菜單提供各式各樣的食譜以提供多樣化的選項，你也可以延伸一周菜單到二至三周的選項。

維持健康及理想體重的一般菜單
* 詳細食譜請見第 9 章。

● 第1週

第1天

早餐

- 鋼切燕麥拌櫻桃*

午餐

- 萵苣、芝麻菜、番茄、蔥、毛豆沙拉，佐種籽田園沙拉醬*
- 波特貝拉披薩*
- 柳橙、克里曼丁紅橘（clementines）或其他柑橘類水果

晚餐

- G型炸彈泰式蔬菜咖哩*
- 水炒葉菜，如羽衣甘藍、寬葉羽衣甘藍或高麗菜，撒上輕度烘烤的帶殼芝麻
- 新鮮或解凍後的冷凍莓果

第2天

早餐

- 蔓越莓果昔*
- 簡易什錦果乾（核桃拌葡萄乾／醋栗，或葵花籽拌未加糖的櫻桃或藍莓果乾）

午餐

- 生菜佐鷹嘴豆泥*
- 〔剩下的〕G型炸彈泰式蔬菜咖哩*
- 解凍後的冷凍桃子或其他水果

晚餐

- 茄子丸*
- 櫛瓜麵條佐蒜頭果仁醬*
- 瓜類或其他水果

第3天

早餐
- 綜合水果，撒上大麻籽
- 一片麵包（100%全穀或發芽穀類製成）佐植物性奶油乳酪*

午餐
- 墨西哥捲餅碗*
- 蘋果或其他水果

晚餐
- 麥克豌豆*
- 綠色葉菜，例如：小白菜、菠菜或瑞士甜菜梗或／和水炒洋蔥及蘑菇
- 免烤布朗尼*或水果任選

第4天

早餐
- 核桃莓果苔麩粥*

午餐
- 萵苣、切碎的高麗菜、黑豆、番茄、紅洋蔥沙拉，和櫻桃核桃油醋醬*
- 蒸或烤青豆或其他綠色蔬菜

晚餐
- 綠花椰荷蘭豆炒鳳梨及烤豆腐*
- 紅藜
- 瓜類或其他水果

第5天

早餐
- 葡萄乾燕麥早餐碗*
- 新鮮或解凍後的冷凍莓果

午餐
- 蔬菜沙拉佐〔剩下的〕鷹嘴豆泥*或櫻桃核桃油醋醬*
- 烤酪梨佐抱子甘藍絲*
- 梨子或其他水果

晚餐
- 傅爾曼醫師抗癌湯*
- 蒸綠花椰或其他綠色蔬菜
- 柳橙、克里曼丁紅橘（clementines）或其他柑橘類水果

第6天

早餐
- 淨化綠果汁*
- 迷你玉米瑪芬*
- 香蕉或其他水果

午餐
- 〔剩下的〕傅爾曼醫師抗癌湯*
- 綜合蔬菜、西洋菜、小番茄、蔥、其他蔬菜沙拉,拌檸檬奇亞籽醬汁*
- 解凍後的冷凍櫻桃或其他新鮮或冷凍水果

晚餐
- 素食豆子漢堡*佐萵苣、番茄和紅洋蔥,配100%全穀或發芽穀類餐包或皮塔餅(或可以甘藍葉或高麗菜捲包著吃)
- 酥脆洋蔥圈
- 開心果義式冰淇淋*佐黑莓

第7天

早餐
- 堅果甘藍水果捲*
- 〔剩下的〕迷你玉米瑪芬*

午餐
- 白腰豆青蔬*
- 義式燉番茄*
- 葡萄或其他水果

晚餐
- 羽衣甘藍、高麗菜及蘑菇沙拉*
- 香蒜藜麥佐番茄及波布拉諾辣椒*
- 莓果撒上未加糖椰絲

● 第2週

第1天		
早餐	**午餐**	**晚餐**
• 蘋果香料鋼切燕麥*	• 綜合蔬菜、紫高麗菜絲、番茄、小蘿蔔和其他蔬菜沙拉，佐大麻籽香草醬汁* • 〔剩下的〕白腰豆青蔬* • 新鮮或解凍後的冷凍莓果	• 烤紅椒白醬豆子義大利麵* • 蒸蘆筍或其他綠色蔬菜 • 解凍後的冷凍桃子或其他水果

第2天		
早餐	**午餐**	**晚餐**
• 一片100%全穀或發芽穀類麵包佐開心果奶霜*或巧克力大麻籽醬* • 新鮮或解凍後的冷凍莓果	• 巴薩米克油醋醬烤蔬菜沙拉* • 梨子或其他水果	• 玉米紅扁豆巧達濃湯* • 沙拉佐〔剩下的〕大麻籽香草醬汁* • 櫻桃杏桃燕麥餅*或任何水果

第3天		
早餐	**午餐**	**晚餐**
• 芒果薑果昔* • 非硫化的無花果乾或杏桃乾	• 甜豆或沙拉佐咖哩花生醬汁* • 〔剩下的〕玉米紅扁豆巧達濃湯* • 新鮮或解凍後的冷凍芒果或其他水果	• 墨西哥花椰菜豆子飯* • 水炒蘑菇、青椒及洋蔥 • 新鮮或解凍後的冷凍莓果

第4天

早餐
- 冬南瓜早安湯*
- 新鮮或解凍後的冷凍莓果

午餐
- 香料「起司」蔬菜捲*
- 〔剩下的〕櫻桃杏桃燕麥餅*
- 蘋果或其他水果

晚餐
- 羽衣甘藍鷹嘴豆穀物碗*
- 沙拉拌核桃油醋醬*
- 瓜類或其他水果

第5天

早餐
- 2片水果
- 1/4 杯 核桃或杏仁

午餐
- 萵苣、切碎的高麗菜、番茄、炒蘑菇沙拉,拌〔剩下的〕核桃油醋醬*
- 伍仁脆餅 *佐乳酪豆子沾醬*
- 新鮮水果

晚餐
- 蘑菇麥仁湯*
- 蒸蔬菜(例如花椰菜、綠花椰或蘆筍),佐蒜頭果仁醬*
- 柳橙、克里曼丁紅橘(clementines)或其他柑橘類水果

第6天

早餐
- 蘑菇甘藍義式烘旦*
- 新鮮或解凍後的冷凍莓果

午餐
- 〔剩下的〕蘑菇麥仁湯*
- 〔剩下的〕伍仁脆餅*佐乳酪豆子沾醬*
- 新鮮或解凍後的冷凍鳳梨或其他水果

晚餐
- 鮮蔬披薩 Green Pizza*
- 嫩葉生菜、芝麻菜、番茄、紅洋蔥、其他蔬菜沙拉,拌白豆醬*
- 瓜類或其他水果

第7天

早餐
- 芒果藍莓脆餅*
- 青江菜薑汁*

午餐
- 鷹嘴豆汁綠花椰鹹派*
- 綜合蔬菜、紫高麗菜絲、番茄、豆子沙拉,拌〔剩下的〕白豆醬*

晚餐
- 植物營養羅宋湯*
- 蒸四季豆,切碎,佐解凍後的冷凍豌豆,上撒烤過切碎的杏仁
- 黑巧克力慕斯* 佐覆盆莓

● 第3週

第1天		

早餐

● 植物營養烘烤酥脆穀麥
＊ 配莓果和植物奶

午餐

● 蘿蔓萵苣、菠菜、紅洋蔥、白腰豆、柳橙瓣、芝麻，佐柳橙芝麻醬＊
● 酸甜高麗菜豌豆湯＊
● 新鮮水果

晚餐

● 鷹嘴豆蔬菜法若小麥燉菜＊
● 蒸抱子甘藍 或其他蔬菜，撒上檸檬和核桃
● 奇異果或其他水果

第2天		

早餐

● 藍莓奇亞籽燕麥＊

午餐

● 沙拉佐〔剩下的〕柳橙芝麻醬＊
● 〔剩下的〕鷹嘴豆蔬菜法若小麥燉菜＊
● 新鮮水果

晚餐

● 烤花椰菜塔可餅＊，佐酪梨片及萊姆塊
● 無奶香草冰淇淋＊佐解凍後的冷凍櫻桃

第3天		

早餐

● 綜合水果沙拉佐大麻籽及杏仁

午餐

● 腰果杏桃乾咖哩沙拉＊配100% 全穀或發芽穀類麵包或蔬菜
● 切片的番茄及紅洋蔥、解凍後的冷凍櫻桃

晚餐

● 義式辣醬綠花椰＊配豆子義大利麵
● 菊苣或沙拉佐植物營養凱撒醬＊
● 梨子或其他水果

第4天

早餐
- 櫻桃巧克力果昔*

午餐
- 蘿蔓萵苣、芝麻菜、番茄、蔥沙拉及炒蘑菇，佐〔剩下的〕植物營養凱撒醬*
- 豆腐脆餅*
- 新鮮或解凍後的冷凍莓果

晚餐
- 黑豆冬南瓜辣醬*
- 蒸綠花椰或其他綠色蔬菜，灑上風味醋及松子
- 蘋果切片撒上錫蘭肉桂

第5天

早餐
- 香蕉煎餅* 佐藍莓
- 香草杏仁奶*
- 木瓜或其他水果

午餐
- 〔剩下的〕黑豆冬南瓜辣醬*
- 涼拌大頭菜蘋果絲*
- 新鮮水果

晚餐
- 亞洲薑蓉萊姆櫛瓜麵*
- 水炒蘑菇洋蔥與綠色蔬菜
- 新鮮或解凍後的冷凍鳳梨

第6天

早餐
- 墨西哥煎旦（墨西哥炒豆腐）*
- 瓜類或其他水果

午餐
- 綠色蔬菜和莓果
- 覆盆莓醬蔬菜莓果沙拉*
- 豆腐脆餅*
- 新鮮水果

晚餐
- 櫛瓜義大利餃佐花椰菜鷹嘴豆佐瑞可塔醬* 佐義大利式紅醬 Intense Marinara Sauce *
- 胡蘿蔔旦糕棒*
- 葡萄或其他水果

第7天

早餐
- 肉桂地瓜佐美洲山核桃穀麥及藍莓醬*
- 新鮮或解凍後的冷凍莓果

午餐
- 酸甜高麗菜豌豆湯*
- 蒸蘆筍或其他蔬菜
- 新鮮水果

晚餐
- 韓式蔬菜蘑菇萵苣捲*
- 新鮮或解凍後的冷凍芒果

逆轉糖尿病菜單

*詳細食譜請見第 9 章。

　　這些食譜在穀類和水果的份量稍微少一些；甜點方面用的棗子和熱帶水果也較少，而是用較多的莓果、葡萄柚和奇異果。其他極低糖的水果，除了莓果之外，還包括了枇杷、百香果、芭樂、金桔、葡萄柚、奇異果和火龍果。這些食譜也不含白肉馬鈴薯或麵包。

第1天

早餐
- 莓果和葡萄柚佐檸檬，上撒亞麻籽粉和碎核桃

午餐
- 香料「起司」蔬菜捲*
- 巴薩米克醬毛豆玉米番茄沙拉*

晚餐
- 墨西哥花椰菜豆子飯*
- 蒸綠色葉菜，如羽衣甘藍或寬葉羽衣甘藍
- 瓜類或其他水果

第2天

早餐
- 鋼切燕麥佐植物奶、莓果和切碎的生杏仁

午餐
- 嫩葉生菜、高麗菜、番茄、紅洋蔥、豆子沙拉，拌奶霜薑醬汁*
- 草莓香蕉冰淇淋*

晚餐
- 藜麥或其他完整的全穀類，配蒸櫛瓜、紅甜椒和洋蔥，以杜卡綜合香料 *或其他不含鹽的綜合調味料調味
- 解凍後的冷凍野生藍莓

第3天

早餐
- 淨化綠果汁*
- 蘿蔓萵苣葉佐開心果奶霜*或生杏仁醬
- 新鮮或解凍後的冷凍莓果

午餐
- 沙拉（蘿蔓萵苣、花椰菜苗、葡萄番茄、蔥），拌俄式無花果醬汁*
- 蒸青豆或其他綠色蔬菜
- 新鮮水果

晚餐
- 蘑菇麥仁湯*
- 蒸綠花椰或蒸朝鮮薊
- 瓜類

第4天

早餐
- 藍莓奇亞籽燕麥*

午餐
- 韓式蔬菜蘑菇萵苣捲*
- 生菜配鷹嘴豆泥*
- 蘋果或其他水果

晚餐
- 植物營養羅宋湯*
- 伍仁脆餅*
- 柳橙或克里曼丁紅橘（clementines）

第5天

早餐
- 蔓越莓果昔*
- 〔剩下的〕伍仁脆餅*

午餐
- 嫩葉生菜、芝麻菜、番茄、蔥、豆子、石榴籽沙拉，拌白豆醬*
- 蒸花椰菜或其他蔬菜佐風味醋或未加鹽的綜合香料

晚餐
- 綠花椰荷蘭豆炒鳳梨及烤豆腐*
- 辣扁豆和藜麥
- 奇異果和莓果杯

第6天

早餐
- 核桃莓果苔麩粥*

午餐
- 毛豆豌豆湯*
- 涼拌大白菜絲*
- 新鮮或解凍後的冷凍芒果

晚餐
- 黑豆冬南瓜辣醬*
- 小白菜或其他綠色葉菜佐風味醋或未加鹽的調味料
- 解凍後的冷凍櫻桃或其他水果

第7天

早餐
- 蘑菇甘藍義式烘旦*
- 解凍後的冷凍桃子或部分解凍後的冷凍菠蘿蜜

午餐
- 蘿蔓萵苣、菠菜、切碎的高麗菜、番茄、紅洋蔥沙拉，佐柳橙芝麻醬*
- 〔剩下的〕黑豆冬南瓜辣醬*

晚餐
- 鷹嘴豆汁綠花椰鹹派*
- 抱子甘藍或其他綠色蔬菜
- 無奶香草冰淇淋* 佐覆盆莓

緊急用菜單：限時飲食和間歇性斷食

*詳細食譜請見第9章。

這個菜單是我拿來用在臨床病患身上的，他們有危及性命的心臟病或糖尿病，需要快速將血糖值降到正常範圍，以及一些需要快速降低血壓或擺脫偏頭痛者。它提供了最高程度的營養密度，熱量卻較低。

這個緊急食譜結合了間歇性斷食的概念，一天包含了兩餐及一杯蔬菜汁。這些食譜的一個關鍵組成是限制飲食的時間段以提升你細胞的淨化及修復機制，並幫助減肥。如果可以，把一天要吃的兩餐和果汁在8小時的時間段裡吃完，以確保整夜長時間的斷食。可以在早上8:00 至11:00之間吃早午餐，然後在下午3:00至5:00間吃晚餐，在晚餐後和早午餐前的斷食期間，只喝水。

這裡把蔬菜汁納入，因為這是攝取大量蔬菜的一個簡單方式，不會吃得太撐，卻能接收到大量的植物生化素。它能加速植物源養分到達細胞的時間。換言之，如果要讓低下的皮膚胡蘿蔔指數變成正常需要6個月的時間，但透過蔬菜汁則只需要一半的時間。

蔬菜汁不同於蔬菜昔。蔬菜昔保有纖維，榨汁則會把纖維去除。蔬菜汁能利用更多蔬菜，提供更多能被輕鬆消化的養分。使用大量的生蔬菜，加上生的蔥和洋蔥以及煮熟的蘑菇，也能大大提升免疫力。

我不再使用米或野米，因為擔心砷的汙染。我也不使用白皮馬鈴薯，因為它的升糖指數很高。需要較多熱量或蛋白質的病患，可以使用更多乾燥大豆，浸泡之後加到湯裡，或用更多大麻籽。

第1天

早午餐

- 超級免疫果汁*
- 沙拉（蘿蔓萵苣、芝麻菜、番茄，切片 紅洋蔥、大麻籽），配植物營養凱薩醬*
- 新鮮或解凍後的冷凍莓果

晚餐

- 白腰豆青蔬*
- 藜麥、解凍後的冷凍豌豆，拌切碎的蔥
- 瓜類或葡萄

第2天

早午餐

- 超級免疫果汁*
- 亞洲薑蓉萊姆櫛瓜麵*
- 新鮮或解凍後的冷凍莓果

晚餐

- 綜合蔬菜、切碎的高麗菜、、番茄、紅洋蔥沙拉，佐〔剩下的〕植物營養凱撒醬*
- 鷹嘴豆蔬菜法若小麥燉菜*
- 新鮮或解凍後的冷凍芒果或其他水果

第3天

早午餐

- 青江菜薑汁*
- 〔剩下的〕鷹嘴豆蔬菜法若小麥燉菜*
- 瓜類或其他水果

晚餐

- 沙拉（蘿蔓萵苣、芝麻菜、番茄、蔥、柳橙果肉），佐柳橙芝麻醬*
- 青豆或其他蔬菜
- 新鮮或解凍後的冷凍黑莓和草莓

第4天

早午餐

- 青江菜薑汁*
- 鋼切燕麥拌櫻桃*
- 核桃或稍微烤過的生杏仁

晚餐

- 墨西哥捲餅碗*
- 羽衣甘藍或其他綠色葉菜
- 新鮮或解凍後的冷凍鳳梨

第5天

早午餐

- 淨化綠果汁*
- 香料「起司」蔬菜捲*
- 生菜拌鷹嘴豆泥*
- 蘋果或其他水果

晚餐

- 綜合蔬菜、切碎的高麗菜、番茄、蔥、沙拉，佐種籽田園沙拉醬*
- 玉米紅扁豆巧達濃湯*
- 新鮮或解凍後的冷凍莓果

第6天

早午餐

- 淨化綠果汁*
- 沙拉（蘿蔓萵苣、西洋菜、番茄、紅洋蔥），佐〔剩下的〕種籽田園沙拉醬*
- 梨子或其他水果

晚餐

- 烤紅椒白醬豆子義大利麵*
- 抱子甘藍或其他綠色蔬菜
- 奇異果和新鮮或解凍後的冷凍覆盆莓

第7天

早午餐

- 超級免疫果汁*
- 韓式蔬菜蘑菇萵苣捲 *
- 新鮮或解凍後的冷凍莓果

晚餐

- 生菜拌鷹嘴豆泥*
- 傅爾曼醫師抗癌湯*
- 柳橙或其他柑橘類水果

防癌抗癌的7大重要飲食步驟

1. 蔬菜（非水果）應該成為你飲食中最大的一部分，應包含生菜沙拉、生的硬質蔬菜（例如綠花椰和荷蘭豆莢）；以及煮熟的蔬菜（稍微蒸過、水炒、快炒或煮進湯裡）。

2. 青花菜芽（broccoli sprouts）是蘿蔔硫素（sulforaphane，一種異硫氰酸酯isothiocyanate）最豐富的天然來源。跟成熟的蔬菜相比，嫩葉生菜、芽苗（microgreens）及芽菜擁有更多的抗癌植物生化素。用它們來做成沙拉，在你口中將所有的沙拉和生蔬菜充分咀嚼直到它們變成液狀才吞下。咀嚼能讓植物細胞在你的口中被打開以達最佳的消化效果。

3. 用大量的綠色、葉菜類來製作沙拉，並加上一些十字花科蔬菜（高麗菜、青江菜、抱子甘藍、紫高麗菜、寬葉羽衣甘藍、蕪菁葉、大白菜、芝麻菜和西洋菜）。蒸或炒皆可。

4. 一天喝兩次新鮮現做的蔬菜汁，材料可以包括：胡蘿蔔、甜菜根、番茄和蔬菜：羽衣甘藍、寬葉羽衣甘藍、小白菜、小麥草、高麗菜以及萵苣，它能提供最多元的抗癌養分。只用有機蔬菜來打成汁。

5. 豆子含有強力的抗癌成分，特別是顏色較深且偏紅的種類。此外，它們是低升糖、高纖維的食物，且是抗性澱粉。把它們放入以，並可加入蘑菇以及十字花科蔬菜。

6. 使用有機水果，尤其是那些具有高抗氧化成分及可吸收自由基能力的種類，例如莓果、石榴、奇異果、金桔、黑葡萄、櫻桃、木瓜和百香果。冷凍水果和蔬菜也可接受。

7. 飲食中只使用生的未加鹽種子和堅果以及酪梨來當成油脂來源。不要用任何動物性脂肪或油。你可以用小烤箱將堅果和種子低溫略烤一下。

自體免疫疾病或癌症菜單

*詳細食譜請見第9章。

這個食譜有助於打擊自體免疫疾病或癌症。對於患有嚴重自體免疫疾病，例如類風濕性關節炎、狼瘡或乾癬的人，或者那些罹癌的人，我們要強化其免疫系統並盡可能將有毒廢棄物移出身體。我通常把蔬果汁的量增加到一天兩次每杯240至300毫升的量，因為來自彩色植物的濃縮營養是體內組織和細胞在提升或平衡免疫功能時所需的。即使患免疫疾病是因為免疫系統過度活躍，我們可以透過暴露更多植物生化素及移除有毒的興奮性成分來平穩它。此外，增加T抑制細胞的功能對免疫活性正常化及降低不受控的抗體釋出至關重要。

依照個案的嚴重度以及使用藥物的種類，我通常會在1個月內開始讓病患減藥；雖說每個個案情況不同，但許多人能在3至6個月內完全停藥。

第1天

早餐
- 超級免疫果汁*
- 綜合莓果上撒亞麻籽粉、奇亞籽粉和大麻籽粉

午餐
- 沙拉（綜合蔬菜、芝麻菜、番茄、紅洋蔥），佐核桃油醋醬*
- 蒸青江菜配輕烤過的芝麻
- 柳橙、克里曼丁紅橘（clementines）或其他柑橘類水果

晚餐
- 超級免疫果汁*
- 生菜配乳酪豆子沾醬*
- 傅爾曼醫師抗癌湯*
- 新鮮或解凍後的冷凍芒果或其他水果

第2天

早餐

- 淨化綠果汁*
- 櫻桃莓果果昔碗 *

午餐

- 沙拉（蘿蔓萵苣、花椰菜苗、番茄、蔥），和〔剩下的〕核桃油醋醬*
- 〔剩下的〕傅爾曼醫師抗癌湯*
- 瓜類或其他水果

晚餐

- 淨化綠果汁*
- 波特貝拉蘑菇鑲朝鮮薊 *
- 蒸綠花椰菜或其他十字花科蔬菜
- 莓果佐椰絲和切碎的核桃

第3天

早餐

- 超級蔬菜果昔 *
- 堅果甘藍水果捲 *

午餐

- 覆盆莓醬蔬菜莓果沙拉*
- 毛豆，撒上未加鹽的調味料

晚餐

- 淨化綠果汁*
- 水炒羽衣甘藍或寬葉羽衣甘藍配蘑菇、洋蔥和大蒜
- 藜麥，以杜卡綜合香料*調味
- 新鮮水果

第4天

早餐

- 青江菜薑汁*
- 鋼切燕麥佐植物奶、莓果和核桃

午餐

- 豆腐日晒番茄漢堡* 搭配蔬菜、甘藍菜或高麗菜，放上炒蘑菇、萵苣、番茄和切片的紅洋蔥
- 蘋果切片配巧克力大麻籽醬*

晚餐

- 青江菜薑汁*
- 沙拉（嫩葉生菜、菠菜、芝麻菜、番茄），淋上檸檬奇亞籽醬汁*
- 黃豆紅扁豆湯*
- 瓜類

第5天

早餐
- 超級免疫果汁*
- 莓果和其他水果，撒上生堅果和／或種籽

午餐
- 沙拉（蘿蔓萵苣、西洋菜、番茄、蔥），拌〔剩下的〕檸檬奇亞籽醬*或風味醋
- 〔剩下的〕黃豆紅扁豆湯*

晚餐
- 超級免疫果汁*
- 豆子義大利麵配水炒蘑菇和義大利式紅醬*
- 撒烤松子
- 蒸抱子甘藍或其他十字花科蔬菜
- 解凍後的冷凍櫻桃或其他水果

第6天

早餐
- 超級蔬菜果昔*
- 藍莓奇亞籽燕麥*

午餐
- 羽衣甘藍、高麗菜及蘑菇沙拉*
- 梨子或蘋果

晚餐
- 淨化綠果汁*
- G型炸彈泰式蔬菜咖哩*
- 石榴籽或黑莓

第7天

早餐
- 淨化綠果汁*
- 蘑菇甘藍義式烘旦*
- 新鮮或解凍後的冷凍莓果

午餐
- 綜合蔬菜、花椰菜苗、切碎的高麗菜、番茄、紅洋蔥沙拉，佐種籽田園沙拉醬*
- 毛豆豌豆湯*
- 葡萄或櫻桃

晚餐
- 青江菜薑汁*
- 義式辣醬綠花椰*
- 花椰菜米拌杏仁碎粒
- 柳橙

　　記住，你不須親手製作這裡的每一道美味食譜；你可以使用許多冷凍食物，例如冷凍的朝鮮薊心、綠花椰菜、蘆筍，及豆子。只要撒上一些香草調味料或杜卡綜合香料（Dukkah Spice Blend），你就完成了一道美食。你可以使用冷凍水果，如果你沒有時間作菜，甚至可用盒裝的植物性營養湯、罐裝醬料，以及所有天然的無油沙拉醬（請參考DrFuhrman.com）。

植物營養飲食食譜

減重、感覺強壯且健康、逆轉疾病,以及增加你的壽命,
這些都在你的掌握中。我的目標是讓你知道為什麼及如何做。
第1至7章解釋了「為什麼」,
而這章裡美味的植物營養食譜則教你「如何做」。
你的任務是去付諸實現,我知道你做得到!

食譜中的符號代表:

＊最受喜愛的植物營養風格食譜。

†如果你喜歡吃辣,可以自由調整到你想要的辣度!

飲料及蔬果昔 DRINKKS AND SMOOTHIES

- 植物營養凱薩醬 Nutritarian Caesar Dressing, 304
- 柳橙芝麻醬 Orange Sesame Dressing, 305
- 俄式無花果醬汁 Russian Fig Dressing, 306
- 種籽田園沙拉醬 Seedy Ranch Dressing, 306
- 核桃油醋醬 Walnut Vinaigrette Dressing, 307
- 白豆醬 White Bean Dressing, 307
- 鷹嘴豆泥 Aquafaba Hummus, 308
- 乳酪豆子沾醬+ Cheezy Bean Dip+, 309
- 巧克力大麻籽醬 Chocolate Hemp Seed Butter, 309
- 蒜頭果仁醬 Garlic Nutter, 310
- 植物營養奶油乳酪 Nutritarian Cream Cheese, 310
- 開心果奶霜 Whipped Pistachio , 311
- 杜卡綜合香料* Dukkah Spice Blend*, 312

沙拉 SALAD

- 腰果杏桃乾咖哩沙拉 Curried Egg-less Salad with Cashews and Dried Apricots, 313
- 巴薩米克醬毛豆玉米番茄沙拉* Edamame, Corn, and Tomato Salad with Balsamic Dressing*, 314
- 覆盆莓醬蔬菜莓果沙拉 Greens and Berries Salad with Raspberry Dressing, 315
- 羽衣甘藍、高麗菜及蘑菇沙拉 Kale, Cabbage, and Mushroom Salad *, 316
- 涼拌大頭菜蘋果絲 Kohlrabi Apple Slaw, 317
- 涼拌大白菜絲 Napa Cabbage Slaw, 317
- 巴薩米克油醋醬烤蔬菜沙拉 Roasted Vegetable Salad with Balsamic Vinaigrette, 318

漢堡、披薩和速食 BURGERS, PIZZA, AND QUICK FOOD

甜點 DESSERTS

櫻桃巧克力果昔
Cherry Chocolate Smoothie

材料

1杯 未加糖的大豆、大麻或杏仁奶
2茶匙 未加糖的天然可可粉
2顆 帝王椰棗（Medjool）（或4顆一般棗子），去核（參見提醒）
150公克 嫩羽衣甘藍或嫩羽衣甘藍搭配菠菜
1/4杯 核桃
1大匙 純香草籽粉或無酒精香草萃取
2杯 冷凍櫻桃
1杯 冷凍野生藍莓

作法

將所有食材放入強馬力的蔬果機中攪打，直至細滑。如果需要可加水以調整到合適的稠度。

提醒

若用於糖尿病患或減肥時的飲食，請略過棗子不用。

每份營養

熱量353大卡；蛋白質8公克；碳水化合物63公克；糖43公克；總脂肪12公克；飽和脂肪1.2公克；鈉125毫克；纖維9.3公克；β-胡蘿蔔素6,639微克；維生素C 102毫克；鈣408毫克；鐵3.3毫克；葉酸50微克；鎂98毫克；鉀945毫克；鋅1.3毫克；硒1.7微克

蔓越莓果昔
Craneberry Smoothie

材料

1/2杯 新鮮或冷凍蔓越莓（參見提醒）
1杯 藍莓或其他莓果

1根 香蕉
2杯 切碎的羽衣甘藍
1杯 未加糖的大豆、大麻或杏仁奶
4顆 核桃
1大匙 奇亞籽

作法 將所有食材放入強馬力的蔬果機中攪打，直至細滑。

提醒 請勿使用蔓越莓乾，因為它們有額外添加糖。

每份營養 熱量210大卡；蛋白質6公克；碳水化合物37公克；糖16公克；總脂肪6.6公克；飽和脂肪0.6公克；鈉125毫克；纖維7.8公克；β-胡蘿蔔素6,230微克；維生素C 96毫克；鈣394毫克；鐵2.5毫克；葉酸41微克；鎂77毫克；鉀627毫克；鋅1毫克；硒4.3微克

②人份 芒果薑汁果昔
Mango Ginger Smoothie

材料 1杯 冷凍芒果
1杯 冷凍冬南瓜（butternut squash）
2杯 高麗菜絲或切碎的羽衣甘藍
1根 香蕉
1/8杯 未加糖的椰絲
1顆 檸檬，擠汁
1/8杯 生杏仁
1大匙 亞麻籽粉
1大匙 奇亞籽
1大匙 生薑剁碎
1茶匙 新鮮薑泥（或1/4茶匙乾燥薑黃）

作法 將所有食材放入強馬力的蔬果機攪打，直至細滑。

每份營養 熱量293大卡；蛋白質7公克；碳水化合物47公克；糖24公克；總脂肪11.9公克；飽和脂肪4.1公克；鈉22毫克；纖維10.9公克；β-胡蘿蔔素3,531微克；維

生素C 88毫克；鈣142毫克；鐵2.4毫克；葉酸111微克；鎂120毫克；鉀909毫克；鋅1.2毫克；硒6.6微克

 ## 桃子綠果昔
Peachy Green Smoothie

 材料
1杯 冷凍桃子
1/2根 冷凍香蕉
1杯 未加糖的大豆、大麻或杏仁奶
2杯 羽衣甘藍或羽衣甘藍和菠菜的混合
1大匙 奇亞籽、大麻籽或亞麻籽粉
1/4茶匙 香草豆粉或無酒精香草萃取
少許 肉桂（可選）

 作法
將所有食材放入強馬力的蔬果機中攪打，直至細滑。

每份營養
熱量299大卡；蛋白質16公克；碳水化合物39公克；糖20公克；總脂肪11公克；飽和脂肪1.6公克；鈉61毫克；纖維6.4公克；β-胡蘿蔔素5,497微克；維生素C 83毫克；鈣96毫克；鐵3.8毫克；葉酸89微克；鎂180毫克；鉀879毫克；鋅1.9毫克；硒1.3微克

 ## 超級蔬菜果昔
Super Green Smoothie

 材料
2杯 切碎的十字花科葉菜（羽衣甘藍、寬葉羽衣甘藍、芥菜或蕪菁葉）
1/3杯 青花菜芽或蘿蔔嬰
6瓣 核桃瓣
2大匙 大麻籽
240公克 冷凍草莓或覆盆莓
1杯 胡蘿蔔或甜菜根汁
檸檬擠汁

| 作法 | 將所有食材放入強馬力的蔬果機中攪打，直至細滑。 |

| 每份營養 | 熱量127大卡；蛋白質4公克；碳水化合物29公克；糖10公克；總脂肪0.8公克；飽和脂肪0.1公克；鈉113毫克；纖維5.2公克；β-胡蘿蔔素17,256微克；維生素C 150毫克；鈣143毫克；鐵2.7毫克；葉酸52微克；鎂55毫克；鉀869毫克；鋅0.7毫克；硒2.3微克 |

6 人份 香草杏仁奶
Vanilla Almond Milk

| 材料 | 1/2杯 生杏仁
1/2杯 大麻籽
6杯 水
4顆 帝王椰棗（Medjool）（或8顆一般棗子），去核
2大匙 香草豆粉或無酒精香草萃取 |

| 作法 | 將所有食材放入強馬力的蔬果機中攪打，直至細滑。 |

| 每份營養 | 熱量191大卡；蛋白質7公克；碳水化合物16公克；糖12公克；總脂肪12.9公克；飽和脂肪1.1公克；鈉13毫克；纖維2.8公克；β-胡蘿蔔素16微克；鈣55毫克；鐵1.6毫克；葉酸23微克；鎂137毫克；鉀351毫克；鋅1.8毫克；硒0.4微克 |

2 人份 青江菜薑汁
Bok Choy Ginger Juice

| 材料 | 1棵 青江菜 （大約8株）
1根 小黃瓜
4株 芹菜
1顆 青蘋果，去核
1/2顆 萊姆，去皮
5公分（2吋）或適量的薑 |

| 作法 | 清洗所有食材，將它們全部放進榨汁機裡榨成汁。 |

（估計量；依榨汁機效能不同而略有差異）：熱量134大卡；蛋白質8公克；碳水化合物21公克；糖17公克；總脂肪1.3公克；飽和脂肪0.2公克；鈉341毫克；β-胡蘿蔔素11,569微克；維生素C 204毫克；鈣507毫克；鐵4.1毫克；葉酸320微克；鎂113毫克；鉀1,584毫克；鋅1.3毫克；硒2.9微克

淨化綠果汁
Clean Green Juice

材料

5片 羽衣甘藍葉
6株 芹菜莖
1根 小黃瓜
1顆 青蘋果，去核，切成4瓣
1/2顆 檸檬，去皮
2.5公分（1吋）或適量 薑

作法

清洗所有食材。把所有食材放到榨汁機裡榨成汁。

每份營養

（估計量；依榨汁機效能不同而略有差異）：熱量131大卡；蛋白質7公克；碳水化合物27公克；糖12公克；總脂肪1.7公克；飽和脂肪0.2公克；鈉171毫克；β-胡蘿蔔素15,823微克；維生素C 217毫克；鈣294毫克；鐵3.4毫克；葉酸109微克；鎂88毫克；鉀1,298毫克；鋅1.1毫克；硒2.1微克

超級免疫果汁
Super Immunity Juice

材料

180–210公克 十字花科葉菜，例如4株青江菜、1/3顆高麗菜、10片寬葉羽衣甘藍葉
20片 羽衣甘藍葉
5根 胡蘿蔔和／或3顆 甜菜根
2顆 萵苣、6株 芹菜，或1根 大根小黃瓜

作法

清洗所有食材。用榨汁機榨成汁，裝入氣密式容器，想喝時再喝。必須在48小時以內喝完。

每份營養　（估計量；依榨汁機效能不同而略有差異；以下營養數據主要以青江菜、胡蘿蔔、及小黃瓜為基礎）：熱量65大卡；蛋白質5公克；碳水化合物13公克；糖9公克；總脂肪0.8公克；飽和脂肪0.1公克；鈉202毫克；β-胡蘿蔔素13,154微克；維生素C 104毫克；鈣274毫克；鐵2.4毫克；葉酸166微克；鎂70毫克；鉀1,038毫克；鋅0.9毫克；硒1.6微克

早餐
Breakfast

蘋果香料鋼切燕麥
Apple Chai Steel Cut Oats

如果你早上時間不夠，可在前一晚事先做好，隔天早上可以冷冷的吃，也可重新熱過。

材料
1杯 水
1/4杯 鋼切燕麥
1/2杯 蘋果乾
2大匙 葡萄乾或醋栗乾
1/2大匙 亞麻籽粉
1/2茶匙 純香草籽粉或無酒精香草萃取
1/2茶匙 肉桂
1/4茶匙 小豆蔻
1/8茶匙 丁香
1/8茶匙 肉豆蔻

作法
在一個平底鍋中將水煮沸，放入所有食材攪拌。把火轉小，蓋上蓋子，小火慢煮12–15分鐘或直到燕麥變軟且水完全被吸收為止，要偶爾攪拌一下。

每份營養
熱量283大卡；蛋白質8公克；碳水化合物55公克；糖7公克；總脂肪4.9公克；飽和脂肪0.3公克；鈉17毫克；纖維9.7公克；β-胡蘿蔔素19微克；維生素C 4毫克；鈣62毫克；鐵2.8毫克；葉酸6微克；鎂28毫克；鉀260毫克；鋅0.3毫克；硒1.1微克

香蕉煎餅
Banana Pancakes

材料

1杯 傳統燕麥片
1/3杯 未加糖的大豆、大麻或杏仁奶
2根 中等大小的香蕉
1/2茶匙 純香草籽粉或無酒精香草萃取
選擇性加入 藍莓或葡萄乾／醋栗

作法

將燕麥、植物奶、香蕉和香草放入蔬果機中攪打，直到變得滑順。拌入藍莓、葡萄乾或醋栗。用少量的油抹或噴灑在不沾煎鍋上，以中火加熱。將麵糊倒入或舀入煎鍋中，每塊煎餅大約使用1/4杯，直到兩面都呈現金黃色。
可製作約6個中型煎餅。

每份營養

熱量178大卡；蛋白質4公克；碳水化合物36公克；糖10公克；總脂肪2.7公克；飽和脂肪0.4公克；鈉28毫克；纖維4.7公克；β-胡蘿蔔素20微克；維生素C 7毫克；鈣79毫克；鐵7毫克；葉酸16微克；鎂24毫克；鉀283毫克；鋅0.1毫克；硒0.8微克

藍莓奇亞籽燕麥
Blueberry Chia Soaked Oats

材料

1/2杯 傳統燕麥
2大匙 奇亞籽
1杯 未加糖的大豆、大麻或杏仁奶
2大匙 葡萄乾或醋栗乾
1/2杯 新鮮或解凍後的冷凍藍莓 （或其他水果）
1/2茶匙 肉桂

作法

將燕麥、奇亞籽、植物奶和葡萄乾混合一起，浸泡至少60分鐘或過夜。拌入藍莓和肉桂。

每份營養

熱量334大卡；蛋白質9公克；碳水化合物58公克；糖7公克；總脂肪9.4公克；飽和脂肪0.9公克；鈉193毫克；纖維10.5公克；β-胡蘿蔔素24微克；維生素C 8毫克；鈣590毫克；鐵12.4毫克；葉酸8微克；鎂62毫克；鉀247毫克；鋅0.8毫克；硒5.8微克

② 人份 櫻桃莓果果昔碗
Cherry Berry Smoothie Bowl

材料

1杯 冷凍櫻桃
1杯 冷凍藍莓
1又1/2杯 切碎的羽衣甘藍或嫩葉蔬菜
1杯 未加糖的大豆、大麻或杏仁奶
2大匙 生腰果
1大匙 奇亞籽
1大匙 未加糖的天然可可粉
1顆 帝王椰棗（Medjool）（或2顆一般棗子），去核
選擇性配料：可可碎豆，切碎的生堅果、種子、未加糖的椰子乾

作法

將除了配料之外的所有食材放入強馬力的蔬果機攪打，完成後倒入碗中，並加上你選擇的配料。

 每份營養

熱量231大卡；蛋白質7公克；碳水化合物39公克；糖22公克；總脂肪8.3公克；飽和脂肪1.2公克；鈉119毫克；纖維8.1公克；β-胡蘿蔔素5,073微克；維生素C 64毫克；鈣389毫克；鐵3.3毫克；葉酸30微克；鎂99毫克；鉀564毫克；鋅1.4毫克；硒5.4微克

④ 人份 肉桂地瓜佐美洲山核桃穀麥及藍莓醬 Cinnamon-Spiced Sweet Potato Breakfast Topped with Pecan Granola and Blueberry Sauce

製作地瓜泥

 材料

2杯 連皮的烤地瓜塊
1茶匙 肉桂
1茶匙 純香草籽粉或無酒精香草萃取

1/4茶匙 多香果

1/8茶匙 小豆蔻

1杯 未加糖的大豆、大麻或杏仁奶

1/4杯 未加糖的椰子絲

2大匙 亞麻籽粉

製作配料

3/4杯 傳統燕麥

1/2杯 粗切的美洲山核桃

4顆 一般棗子（或2顆帝王椰棗［Medjool］），去核並切碎

1茶匙 肉桂

1茶匙 香草萃取

製作藍莓醬

2顆 帝王椰棗（Medjool），在水中浸泡1小時，接著瀝乾並切碎

2杯 冷凍藍莓

1/2杯 水

作法

將烤箱預熱至攝氏180度（華氏350度）。製作地瓜混合物時，將烤地瓜、肉桂、香草、多香果、及小豆蔻攪打直至滑順。在另一個碗中，將植物奶、椰子絲和亞麻籽粉混合，冰鎮10分鐘。加到地瓜混合物中，並攪拌。

製作餡料時，將燕麥、美洲山核桃、棗子、肉桂和香草放入一個中型碗中。將它平均分配到鋪了防油紙的烤盤中，烤10–12分鐘，偶爾要攪拌一下。

製作藍莓醬時，則是將棗子、藍莓和水放到中型平底鍋中。以中小火烹調，時常攪拌，直到份量收至一半。在四個小碗中鋪上地瓜混合物、餡料和藍莓醬。放進冰箱冷藏，要吃時再拿出來。

提醒

如果想要做成美美的外帶早餐，將混合物層疊放入一個360毫升的梅森罐（Mason jar）中，密封並冷藏。

每份營養

熱量389大卡；蛋白質7公克；碳水化合物59公克；糖18公克；總脂肪16.2公克；飽和脂肪4.4公克；鈉92毫克；纖維12.5公克；β-胡蘿蔔素11,555微克；維生素C 22毫克；鈣222毫克；鐵6毫克；葉酸15微克；鎂79毫克；鉀731毫克；鋅1.8毫克；硒2.8微克

6
人份

墨西哥煎旦（墨西哥炒豆腐）
Huevos Rancheros （Mexican Scrambled Tofu）

製作墨西哥煎旦

材料

1顆 大顆洋蔥，切丁
1顆 紅甜椒，切丁
240公克 蘑菇（褐色蘑菇、波特貝拉蘑菇或洋菇），切片
1/2杯 粗切的蒜頭
3大匙 白酒或水
1塊（420–480公克） 老豆腐，瀝乾
1/3杯 營養酵母粉
3顆 羅馬番茄
360公克 切碎的菠菜
1又1/2杯 煮熟的或1罐（450公克） 未加鹽或低鈉黑豆，瀝乾
1杯 切碎的芫荽葉，多加一點作為裝飾用
檸檬擠汁
用塔巴斯科辣椒醬（Tabasco）或卡宴辣椒調味

製作墨西哥辣醬（或使用瓶裝的低鈉莎莎醬，例如傅爾曼醫師德式墨西哥莎莎醬）

1又1/2杯 切碎的小番茄
1/2茶匙 純奇波雷煙燻辣椒（chipotle pepper） 粉
1又1/2茶匙 純安丘辣椒（ancho pepper） 粉
1又1/2茶匙 乾燥奧勒岡
2瓣 蒜頭，去皮
2茶匙 孜然粉
2茶匙 檸檬汁
1茶匙 蘋果醋
2顆 帝王椰棗（Medjool） （或4顆一般的棗子），切碎
現磨黑胡椒

作法

在一個大煎鍋中，以白酒小火慢炒洋蔥、青椒、蘑菇和蒜頭，加蓋，以中大火煮10分鐘或直到洋蔥變得透明且略呈棕色。豆腐弄碎放入，加入墨西哥辣醬（作法見下述）以及營養酵母粉，攪拌

並再煮5分鐘。加入番茄、菠菜、黑豆和芫荽，繼續煮直到熟透。完成前擠上一點檸檬汁，再加上塔巴斯科辣醬或卡宴辣椒調整辣度。上菜前撒上一點切碎的芫荽。

製作墨西哥辣醬時，將所有食材放入強馬力蔬果機攪打直到順滑（製作約1又1/2杯）。

每份營養 熱量267大卡；蛋白質21公克；碳水化合物35公克；糖10公克；總脂肪6.1公克；飽和脂肪0.7公克；鈉83毫克；纖維11.3公克；β-胡蘿蔔素4,233微克；維生素C 63毫克；鈣268毫克；鐵5.9毫克；葉酸233微克；鎂157毫克；鉀1,173毫克；鋅4.4毫克；硒20.2微克

6 人份

芒果藍莓脆餅
Mango Blueberry Crisp

這道充滿水果的食譜可當成極佳的早餐或點心。

材料
6杯 冷凍芒果塊
2杯 冷凍藍莓
3/4杯 核桃或美洲山核桃
1/4杯 傳統燕麥片
1/4杯 葡萄乾或醋栗乾
1/4杯 水
1/2茶匙 肉桂
1/4茶匙 肉豆蔻

作法 將烤箱預熱至攝氏180度（華氏350度）。在一個9 x 13吋的烤盤上鋪上防油紙，放入芒果並鋪平，在芒果上撒上藍莓。
用食物調理機將剩餘的食材切碎並混合，均勻撒在芒果和藍莓上，不加蓋烤20分鐘。

每份營養 熱量238大卡；蛋白質4公克；碳水化合物40公克；糖27公克；總脂肪9.4公克；飽和脂肪1公克；鈉5毫克；纖維5.8公克；β-胡蘿蔔素1,072微克；維生素C 62毫克；鈣39毫克；鐵1.7毫克；葉酸87微克；鎂41毫克；鉀411毫克；鋅0.6毫克；硒1.7微克

迷你玉米瑪芬
Mini Corn Muffins

材料

1杯 未加糖的大豆、大麻或杏仁奶
1大匙 奇亞籽
1茶匙 蘋果醋
1杯 煮熟的鷹嘴豆
3/4杯 玉米粉
1又1/2大匙 營養酵母粉
1大匙 低鈉泡打粉
3顆 帝王椰棗（Medjool）（或6顆一般棗子），去核
1/4杯 黑醋栗

作法

將烤箱預熱至攝氏180度（華氏350度）。將植物奶、奇亞籽、醋混合，靜置10分鐘。同時，用強馬力的蔬果機攪打鷹嘴豆、玉米粉、營養酵母粉和泡打粉。放到碗中，把牛奶/奇亞籽混合物加到攪拌機裡，和棗子一起攪打直到變得滑順。

把它和鷹嘴豆及玉米粉倒入碗中，充分混合。拌入黑醋栗。用防油紙墊在迷你瑪芬烤盤上或噴上薄薄一層噴霧油並撒上玉米粉。把麵團分裝到瑪芬烤盤裡，烤25分鐘，放到冷卻架上放涼。可製作24個瑪芬。

每份營養

熱量84大卡；蛋白質3公克；碳水化合物16公克；總脂肪1.4公克；飽和脂肪0.2公克；鈉8毫克；纖維2.6公克；β-胡蘿蔔素15微克；鈣72毫克；鐵1毫克；葉酸30微克；鎂29毫克；鋅0.6毫克；硒2.2微克

 蘑菇甘藍義式烘旦
Mushroom and Kale Frittata

材料

3大匙 亞麻籽粉
3/4杯 水
420公克 蘑菇，切碎
1杯 切碎的羽衣甘藍

3根 蔥，切碎
1根 大蔥，橫向切成細圈
1/4杯 非硫化、未加鹽的日晒番茄乾
1/4杯 營養酵母粉
2大匙 鷹嘴豆粉
1大匙 未加鹽的義大利香料
1大匙 蒜頭粉
1顆 番茄，切碎
1大匙 新鮮奧勒岡

作法　將烤箱預熱至攝氏180度（華氏350度）。將亞麻籽粉放入一個中型的碗中打散。靜置10分鐘。加入蘑菇、羽衣甘藍、蔥、大蔥、日晒番茄、營養酵母粉、鷹嘴豆粉、義大利香料和蒜頭粉，並充分混合。將義式烘旦的混合物舀入塗了薄油的瑪芬烤盤，上頭放上切碎的番茄和奧勒岡。烤30–35分鐘直到開始定型。移開火爐，用刀子在邊緣畫一圈將烘旦脫模，放涼10分鐘後，再以湯匙將它舀出放到冷卻架上。在放涼的過程中它們會持續變硬。

提醒　你也可以用中型烤盤做這道烘旦，只要把烘烤時間多加10分鐘。

每份營養　熱量127大卡；蛋白質26公克；碳水化合物68公克；糖5公克；總脂肪3.1公克；飽和脂肪0.3公克；鈉28毫克；纖維5.9公克；β-胡蘿蔔素1,440微克；維生素C 22毫克；鈣55毫克；鐵34.9毫克；葉酸42微克；鎂49毫克；鉀505毫克；鋅1.9毫克；硒8.9微克

10 **-人份-** 植物營養烘烤酥脆穀麥
Nutritarian Granola

材料　1/2杯 生杏仁或腰果醬
1顆 中等大小的蘋果，去皮，並分成4等份
1根 成熟的香蕉
1又1/2茶匙 肉桂粉
1/4茶匙 肉豆蔻粉
1又1/2茶匙 純香草籽粉

4杯 傳統燕麥片
1杯 切碎的生核桃或美洲山核桃
1/2杯 生南瓜籽
1/4杯 帶殼芝麻
1/3杯 未加糖的椰絲
1杯 醋栗乾

 作法

烤箱預熱至攝氏110度（華氏225度）。將堅果醬、蘋果、香蕉、肉桂、肉豆蔻和香草放到強馬力蔬果機中攪打，直到滑順並呈現乳脂狀。在一個大碗中混合燕麥、堅果、種子和椰子，加入攪打好的混合物，攪拌均勻。將混合物倒入兩個鋪了防油紙的烤盤裡，薄薄鋪勻在烤盤上，以便穀麥能被均勻地烘烤，時間約20分鐘，要偶爾攪拌一下。烤好後，拌入黑醋栗。

將它放涼，然後保存在氣密式容器中。可以配著植物奶和水果一起享用，或當成簡易的外帶早餐，加一匙在一碗莓果中。

每份營養

熱量403大卡；蛋白質11公克；碳水化合物45公克；糖14公克；總脂肪22.9公克；飽和脂肪4.8公克；鈉5毫克；纖維7.7公克；β-胡蘿蔔素18微克；維生素C 3毫克；鈣69毫克；鐵10.6毫克；葉酸23微克；鎂109毫克；鉀388毫克；鋅2.1毫克；硒4.5微克

 1 人份

堅果甘藍水果捲
Nutty Collard Fruit Wraps

材料

1片 寬葉羽衣甘藍，洗淨並瀝乾
1大匙 生堅果或種子醬（杏仁、腰果、葵花籽）
撒上傳統麥
撒上葡萄乾／醋栗乾或藍莓
撒上肉桂和／或肉豆蔻
1/2根 香蕉或數片蘋果切片（視甘藍葉的大小而定）

作法

將甘藍葉攤平，去除下半部的硬梗。在葉子上塗上薄薄的堅果或種子醬，並撒上燕麥、葡萄乾以及肉桂。
將香蕉切薄片放到葉子上，或用蘋果切片也行。從甘藍葉的短邊

摺起，蓋住餡料並將葉子緊緊捲起直到葉子頂端。將捲邊面朝下放在盤子上。

每份營養　熱量198大卡；蛋白質5公克；碳水化合物27公克；糖8公克；總脂肪9.5公克；飽和脂肪0.8公克；鈉11毫克；纖維5.4公克；β-胡蘿蔔素1,399微克；維生素C 18毫克；鈣115毫克；鐵1.7毫克；葉酸80微克；鎂67毫克；鉀467毫克；鋅0.7毫克；硒1.5微克

葡萄乾燕麥早餐碗
Oatmeal Raisin Cookie Breakfast Bowl

材料
1/2杯 傳統燕麥
1杯 未加糖的大豆、大麻或杏仁奶
1/2根 冷凍香蕉（參見提醒）
1大匙 未添加油、鹽的花生醬
2大匙 葡萄乾
1大匙 奇亞籽
1/2茶匙 純香草籽粉或無酒精香草萃取
1/2茶匙 肉桂
選擇性配料：切碎的核桃或美洲山核桃、覆盆莓、藍莓、未加糖的椰子乾

作法　將除了配料之外的食材放到強馬力的蔬果機中攪打，之後倒入碗中並加上你所選擇的配料。

提醒　香蕉去皮，放到可密封的塑膠袋中，再放進去冷凍。

每份營養　熱量393大卡；蛋白質12公克；碳水化合物57公克；糖19公克；總脂肪15.8公克；飽和脂肪1.8公克；鈉193毫克；纖維10.4公克；β-胡蘿蔔素17微克；維生素C 6毫克；鈣628毫克；鐵3.8毫克；葉酸47微克；鎂140毫克；鉀594毫克；鋅2.3毫克；硒15.3微克

2 ─人份─

鋼切燕麥拌櫻桃
Steel Cut Oats and Cherries

| 材料 | 2杯 水
1/2杯 鋼切燕麥
2顆 帝王椰棗（Medjool）（或4顆一般棗子），去核，浸泡在1/4杯熱水中半小時
1杯 冷凍櫻桃，先解凍
1大匙 亞麻籽粉
1茶匙 肉桂粉
1茶匙 純香草籽粉或無酒精香草萃取 |

| 作法 | 在一個平底鍋中將水煮沸，拌入燕麥。把火轉小，加蓋慢煮12–15分鐘或直到燕麥變軟、水收乾，要偶爾攪拌一下。同時，用強馬力的蔬果機將棗子、浸泡棗子的水、櫻桃、亞麻籽、肉桂和香草打成非常滑順的糊狀。在關火前的5分鐘才將燕麥倒入。 |

| 提醒 | 如果喜歡，可額外將解凍後的冷凍櫻桃切碎，放在上頭。 |

| 每份營養 | 熱量295大卡；蛋白質9公克；碳水化合物58公克；糖23公克；總脂肪4.9公克；飽和脂肪0.2公克；鈉12毫克；纖維9.5公克；β-胡蘿蔔素427微克；維生素C 1毫克；鈣74毫克；鐵2.7毫克；葉酸11微克；鎂37毫克；鉀297毫克；鋅0.4毫克；硒0.9微克 |

4 ─人份─

核桃莓果苔麩粥
Teff Porridge with Walnuts and Berries

苔麩（teff）是一種擁有細小穀粒的全穀類，帶有溫和、堅果般的風味，在衣索比亞料理中很受歡迎。

| 材料 | 1杯 苔麩
1又1/2杯 未加糖的大豆、大麻或杏仁奶
1又1/2杯 水
1/2杯 去核、切碎的棗子
1/2茶匙 肉桂 |

1/4杯 切碎的核桃或美洲山核桃
1/2杯 莓果

作法 將苔麩放入一個中型平底鍋中，小火乾烤直到穀粒開始爆開，持續攪拌。將植物奶和水加到平底鍋煮至沸騰。把火轉小，加蓋以小火煮10分鐘。拌入棗子和肉桂，持續煮，經常攪拌以預防黏鍋，約需再5到10分鐘，直到水分收乾、苔麩軟化。移開爐火，拌入堅果和水果。復熱時，若有必要可以額外加入植物奶以調整至喜歡的稠度。

每份營養 熱量303大卡；蛋白質9公克；碳水化合物54公克；糖15公克；總脂肪7.1公克；飽和脂肪0.7公克；鈉80毫克；纖維6.4公克；β-胡蘿蔔素11微克；維生素C 2毫克；鈣302毫克；鐵4.5毫克；葉酸13微克；鎂117毫克；鉀374毫克；鋅2.1毫克；硒3.1微克

沙拉醬、沾醬和抹醬
SALAD DRESSINGS, DIPS, AND SPREADS

櫻桃核桃油醋醬
Bing Cherry Walnut Vinaigrette

材料

3杯 新鮮去核的或解凍後的冷凍櫻桃
1杯 酸櫻桃汁或石榴汁
3/4杯 核桃
2大匙 奇亞籽粉
1/2杯 傅爾曼醫師石榴巴薩米克醋或其他巴薩米克醋
1/4杯 未加糖的櫻桃乾，（或6顆一般的棗子或3顆帝王椰棗
[Medjool]，去核）

作法

用強馬力蔬果機將所有食材攪打至順滑、呈乳脂狀，如果需要，可以加入更多櫻桃汁。

每份營養

熱量156大卡；蛋白質3公克；碳水化合物19公克；糖12公克；總脂肪8.3公克；飽和脂肪0.8公克；鈉8毫克；纖維2.8公克；β-胡蘿蔔素305微克；維生素C 2毫克；鈣42毫克；鐵1毫克；葉酸21微克；鎂35毫克；鉀215毫克；鋅0.6毫克；硒2微克

奶霜薑汁醬
Creamy Ginger Dressing

材料

1/4杯 未加糖的杏仁奶
1茶匙 磨得細碎的薑
1大匙 低鈉味噌
2大匙 帶殼芝麻
1大匙 米醋

作法 將所有食材攪拌至滑順的程度。

每份營養 熱量67大卡；蛋白質2公克；碳水化合物4公克；總脂肪5.1公克；飽和脂肪0.7公克；鈉185毫克；纖維1.3公克；β-胡蘿蔔素3微克；鈣151毫克；鐵1.5毫克；葉酸10微克；鎂37毫克；鉀83毫克；鋅0.8毫克；硒3微克

 2 人份 咖哩花生醬汁
Curried Peanut Butter Dressing

材料 2大匙 未添加油、鹽的花生醬
1茶匙 咖哩粉
1/2茶匙 椰子調味醬（椰子醬油）
1茶匙 萊姆汁
2茶匙 米醋
3大匙 溫水

作法 將所有食材用打蛋器混合，如果需要可以多加一些水以達到乳脂狀的質地。

每份營養 熱量96大卡；蛋白質4公克；碳水化合物4公克；糖1公克；總脂肪7.8公克；飽和脂肪1.1公克；鈉58毫克；纖維1.6公克；β-胡蘿蔔素7微克；維生素C 1毫克；鈣15毫克；鐵0.7毫克；葉酸24微克；鎂31毫克；鉀124毫克；鋅0.6毫克；硒1.3微克

 4 人份 大麻籽香草醬汁
Hemp Seed and Herb Dressing

 材料 1/4杯 大麻籽
1/4杯 生杏仁
1/2杯 水
2大匙 傅爾曼醫師麗絲玲香醋（Dr. Fuhrman's Riesling Reserve Vinegar）或蘋果醋
1顆 帝王椰棗（Medjool）（或2顆一般棗子），去核

1瓣 蒜頭
1/4茶匙 乾燥奧勒岡
1/4茶匙 乾燥羅勒
1/4茶匙 黑胡椒

作法 將所有食材放入強馬力蔬果機中攪打，直至細滑並呈現乳脂狀。
如果需要調整稠度可額外加入一些水。

每份營養 熱量121大卡；蛋白質5公克；碳水化合物6公克；糖3公克；總脂肪8.8公克；飽和脂肪0.8公克；鈉2毫克；纖維2.5公克；β-胡蘿蔔素2微克；鈣37毫克；鐵1.7毫克；葉酸5微克；鎂87毫克；鉀93毫克；鋅1.3毫克；硒0.5微克

檸檬奇亞籽醬汁
Lemon Chia Dressing
（2 人份）

材料 1/2杯 水
2顆 帝王椰棗（Medjool）（或4顆 一般棗子），去核
3大匙 生腰果
2大匙 奇亞籽
3大匙 傅爾曼醫師檸檬羅勒醋或新鮮的檸檬汁

作法 攪打所有食材直至滑順。

每份營養 熱量192大卡；蛋白質5公克；碳水化合物28公克；糖17公克；總脂肪8.8公克；飽和脂肪1.3公克；鈉6毫克；纖維5.6公克；β-胡蘿蔔素22微克；維生素C 9毫克；鈣88毫克；鐵1.9毫克；葉酸11微克；鎂86毫克；鉀316毫克；鋅1.3毫克；硒8.2微克

植物營養凱撒醬
Nutritarian Caesar Dressing
（6 人份）

材料 1/3杯 生腰果
2大匙 大麻籽
180公克 嫩豆腐

3瓣 大瓣的蒜頭
2株 中型芹菜株，切碎
1/2杯 水
1/4杯 新鮮現擠檸檬汁
1/2茶匙 低鈉白味噌
2茶匙 第戎芥末醬
4顆 一般棗子（或2顆帝王椰棗［Medjool］），去核
1茶匙 褐藻
2大匙 營養酵母粉
現磨的胡椒粉，調味用

將所有的食材用強馬力蔬果機攪打至順滑，若需要調整稠度可以加入一些植物奶。嚐一下並調整味道，放入冰箱冷藏，要用之前再拿出來。可製作約2又1/2杯。

熱量91大卡；蛋白質5公克；碳水化合物9公克；糖4公克；總脂肪4.3公克；飽和脂肪0.8公克；鈉62毫克；纖維1.6公克；β-胡蘿蔔素37微克；維生素C 5毫克；鈣27毫克；鐵1.1毫克；葉酸10微克；鎂39毫克；鉀190毫克；鋅1.2毫克；硒2.5微克

4人份 柳橙芝麻醬
Orange Sesame Dressing

材料

6大匙 帶殼芝麻，分批使用
2顆 臍橙，去皮
1/4杯 傅爾曼醫師血橙醋或白酒醋
1/4杯 生腰果

作法

用一個乾的煎鍋，以中大火輕烤芝麻籽大約3分鐘，要經常搖動鍋子。用強馬力的蔬果機將柳橙、醋、腰果和4大匙的芝麻籽混合均勻。拌入沙拉中，再將剩下的芝麻撒在沙拉上。

每份營養

熱量162大卡；蛋白質5公克；碳水化合物15公克；糖7公克；總脂肪10.5公克；飽和脂肪1.6公克；鈉4毫克；纖維3.4公克；β-胡蘿蔔素61微克；維生素

C 41毫克；鈣165毫克；鐵3毫克；葉酸39微克；鎂81毫克；鉀246毫克；鋅1.6毫克；硒6.4微克

 俄式無花果醬汁
Russian Fig Dressing

 材料　1/2杯 未加鹽的或低鈉義大利麵醬
1/3杯 生杏仁
2大匙 生葵花籽
3大匙 傅爾曼醫師黑無花果醋或巴薩米克醋
1大匙 葡萄乾

 作法　將所有食材放入強馬力蔬果機中攪打，直至細滑。

 每份營養　熱量127大卡；蛋白質4公克；碳水化合物10公克；糖5公克；總脂肪8.6公克；飽和脂肪0.7公克；鈉13毫克；纖維2.5公克；β-胡蘿蔔素127微克；維生素C 0.7毫克；鈣48毫克；鐵1.1毫克；葉酸20微克；鎂54毫克；鉀243毫克；鋅0.67毫克；硒3微克

 種籽田園沙拉醬
Seedy Ranch Dressing

材料　1/2杯 大麻籽
1/4杯 生腰果
1/2杯 未加糖的大豆、大麻或杏仁奶
3大匙 新鮮的檸檬汁
1又1/2大匙 營養酵母粉
1茶匙 椰子調味醬（椰子醬油）
1瓣 小瓣蒜頭
1/4茶匙 黑胡椒
1/2茶匙 乾燥巴西利
1/2茶匙 乾燥蒔蘿

作法 用強馬力蔬果機，將巴西利和蒔蘿以外的所有食材攪打直到呈乳脂狀且滑順。如果需要可以加一點額外的植物奶以調整稠度。
加入巴西利和蒔蘿，以瞬轉模式打幾秒鐘，直到充分混合。

每份營養 熱量182大卡；蛋白質10公克；碳水化合物7公克；糖1公克；總脂肪14公克；飽和脂肪1.6公克；鈉83毫克；纖維2公克；β-胡蘿蔔素50微克；維生素C 6毫克；鈣89毫克；鐵2.5毫克；葉酸29微克；鎂174毫克；鉀319毫克；鋅3.3毫克；硒1.8微克

 4 人份 **核桃油醋醬**
Walnut Vinaigrette Dressing

材料 1/4杯 巴薩米克醋
1/2杯 水
1/4杯 核桃
1/4杯 葡萄乾
1茶匙 第戎芥末醬
1瓣 蒜頭
1/4茶匙 乾燥百里香

作法 將所有食材放入強馬力蔬果機中攪打，直至細滑。

每份營養 熱量84大卡；蛋白質1公克；碳水化合物11公克；糖8公克；總脂肪4.2公克；飽和脂肪0.4公克；鈉21毫克；纖維0.8公克；β-胡蘿蔔素3微克；維生素C 1毫克；鈣20毫克；鐵0.6毫克；葉酸7微克；鎂16毫克；鉀119毫克；鋅0.3毫克；硒0.9微克

 6 人份 **白豆醬**
White Bean Dressing

這道食譜很適合當沙拉醬或煮熟青菜的醬汁。

材料 1罐（450公克） 未加鹽的或低鈉白芸豆（great northern bean）或其他的白豆，水不要瀝乾
2大匙 大麻籽

2大匙 檸檬汁

1大匙 米醋

1又1/2茶匙 洋蔥粉

1/2茶匙 蒜頭粉

1茶匙 乾燥羅勒

1茶匙 乾燥奧勒岡

1茶匙 低鈉白味噌醬

作法 將所有食材放入強馬力的蔬果機中攪打，直至細滑。如果有需要可以加水以調整稠度。

每份營養 熱量89大卡；蛋白質5公克；碳水化合物13公克；總脂肪2公克；飽和脂肪0.2公克；鈉27毫克；纖維5.1公克；β-胡蘿蔔素3微克；維生素C 2毫克；鈣47毫克；鐵1.9毫克；葉酸68微克；鎂58毫克；鉀273毫克；鋅0.9毫克；硒0.8微克

鷹嘴豆泥
Aquafaba Hummus

6 人份

鷹嘴豆水（Aquafaba）是罐裝豆類中的澱粉質液體，或者你自己煮乾豆子時剩下的水分。它在食譜中可以發揮很好的結合作用。

材料 1瓣 蒜頭

1罐（450公克） 未加鹽或低鈉鷹嘴豆，瀝乾，水保留勿倒掉

3大匙 新鮮的檸檬汁

1/4杯 帶殼芝麻

1瓣 烤過的蒜頭

1/2茶匙 辣椒粉

1/2茶匙 孜然

作法 以攝氏150度（華氏300度）將蒜頭烤20分鐘。把已經熟透軟化的蒜頭從蒜瓣中擠出，連同所有食材及1/4杯保留下來的鷹嘴豆水一起放入強馬力蔬果機中攪打，直到變得滑順且呈乳脂狀。如果需要調整稠度可再多加一點鷹嘴豆水。

每份營養 熱量114大卡；蛋白質5公克；碳水化合物16公克；糖2公克；總脂肪4.2公

克；飽和脂肪0.5公克；鈉9毫克；纖維4.1公克；β-胡蘿蔔素42微克；維生素C 6毫克；鈣93毫克；鐵2.3毫克；葉酸78微克；鎂44毫克；鉀189毫克；鋅1.2毫克；硒4.6微克

 乳酪豆子沾醬
Cheezy Bean Dip

1又1/2杯 煮熟或1罐（450公克） 未加鹽的或低鈉白豆，瀝乾
2大匙 帶殼芝麻
1/4杯 營養酵母粉
1瓣 小瓣的蒜頭
1大匙 第戎芥末醬
1大匙 蘋果醋
1大匙 水
1/2茶匙 煙燻紅椒粉
1撮 卡宴辣椒

 將所有食材放入強馬力的蔬果機中攪打，直至細滑。如果需要可以加水以調整稠度。

 熱量154大卡；蛋白質11公克；碳水化合物21公克；總脂肪3公克；飽和脂肪0.5公克；鈉52毫克；纖維7公克；β-胡蘿蔔素80微克；鈣114毫克；鐵3.6毫克；葉酸59微克；鎂71毫克；鉀416毫克；鋅2.9毫克；硒3.8微克

 巧克力大麻籽醬
Chocolate Hemp Seed Butter

 1杯 大麻籽
1/4杯 未加糖的大豆、大麻或杏仁奶
1又1/2大匙 未加糖的天然可可粉
3顆 帝王椰棗（Medjool）（或6顆一般棗子），去核

將所有食材放入強馬力蔬果機中攪打，直至細滑且呈乳脂狀。如果需要可以額外加一點植物奶以調整稠度。

| 每份營養 | 熱量139大卡；蛋白質7公克；碳水化合物9公克；糖6公克；總脂肪10公克；飽和脂肪1公克；鈉7毫克；纖維1.7公克；β-胡蘿蔔素9微克；鈣37毫克；鐵1.8毫克；葉酸24微克；鎂150毫克；鉀318毫克；鋅2.1毫克；硒0.1微克 |

 蒜頭果仁醬
Garlic Nutter

用當令的煮熟蔬菜或加入其他的風味在湯和醬汁裡，將它放在捲餅或口袋餅上。可加番茄醬、醋和一些羅勒來當成沙拉醬汁。

材料
2瓣 蒜頭
3/4杯 生腰果
1/4杯 大麻籽
1/3杯 水或未加糖的植物奶
1大匙 營養酵母粉

作法
將烤箱預熱至攝氏180度（華氏350度）。在小烤盤裡烤蒜頭大約25分鐘或直到蒜頭變軟，接著將烤過的蒜頭從皮裡擠壓出來。用強馬力蔬果機把蒜頭和剩下的食材攪打直到滑順。

製作蒜頭第戎醬：加入巴薩米克醋、第戎芥末醬，可額外加一些水或植物奶以達到想要的稠度。

製作蒜頭義式紅醬：加入低鈉義大利麵醬和巴薩米克醋或無花果醋。

製作青醬：加入3杯羅勒、1瓣生蒜頭和檸檬汁。

| 每份營養 | 熱量122大卡；蛋白質5公克；碳水化合物9公克；糖1公克；總脂肪8.5公克；飽和脂肪1.4公克；鈉5毫克；纖維1公克；β-胡蘿蔔素1微克；維生素C 4毫克；鈣31毫克；鐵1.4毫克；葉酸15微克；鎂73毫克；鉀178毫克；鋅1.5毫克；硒3.1微克 |

 植物營養奶油乳酪
Nutritarian Cream Cheese

材料
2大匙 洋菜膠（參見提醒）

1杯 水，分批使用
1/2杯 生腰果
1大匙 大麻籽
2大匙 營養酵母粉
1大匙 檸檬汁
1茶匙 葛粉
1/2茶匙 低鈉味噌
1/4茶匙 蒜頭粉
1/4茶匙 洋蔥粉

作法 用一個小平底鍋混合洋菜膠和1/2杯水。慢慢地煮至沸騰，並用小火將洋菜膠煮至融化，大約3–5分鐘。離火，將剩下的1/2杯水和其他的食材以強馬力蔬果機攪打直至滑順。加入洋菜膠的混合物並再次攪打，直到分散均勻。放入冷藏1–2小時直到凝固。

提醒 如果用洋菜粉來代替洋菜膠，要將量減少到2茶匙。如果不想使用洋菜膠，只須用能達到理想稠度的水量即可，大約2大匙。如此一來它就不會變硬或變成膠狀。

每份營養 熱量76大卡；蛋白質3公克；碳水化合物5公克；糖1公克；總脂肪5.1公克；飽和脂肪0.9公克；鈉13毫克；纖維1公克；維生素C 1毫克；鈣11毫克；鐵1毫克；葉酸8微克；鎂41毫克；鉀88毫克；鋅1.2毫克；硒2.4微克

開心果奶霜
Whipped Pistachio Butter

材料 1杯 生的、未加鹽、去皮的開心果
1/4-1/2杯 椰子水，或者可以再多一點以進行攪拌

作法 用強馬力的蔬果機攪打開心果和足量的椰子水，讓混合物可以順利移動。以高速攪打至滑順且蓬鬆。
冷藏數小時讓它變得更厚實。

每份營養 熱量88大卡；蛋白質3公克；碳水化合物5公克；糖1公克；總脂肪7公克；飽

和脂肪0.9公克；鈉8毫克；纖維1.7公克；β-胡蘿蔔素38微克；維生素C 1毫克；鈣18毫克；鐵0.6毫克；葉酸8微克；鎂20毫克；鉀176毫克；鋅0.3毫克；硒1.2微克

 13 一人份一

杜卡綜合香料
Dukkah Spice Blend

杜卡（Dukkah）是一種以堅果、種子和香料所製作而成的中東調味料。將它撒在沙拉上、湯裡或蔬菜上，可增添極佳的風味和額外的酥脆口感。

材料
1/2杯 榛果
1/4杯 去皮杏仁
3大匙 葵花籽
1大匙 茴香籽
3大匙 芫荽籽
3大匙 帶殼白芝麻
1大匙 孜然
1大匙 紅椒粉
1大匙 薑黃
2大匙 帶殼黑芝麻

作法
用食物調理機或蔬果機，快速瞬轉榛果和開心果成小碎塊。用一個平底鍋開小火，輕烤榛果、開心果和葵花籽（大約3分鐘），要經常攪拌。放入蔬果機中。加入茴香、芫荽和白芝麻籽到同一個平底鍋中並輕烤（大約2分鐘），要不時攪拌。放入蔬果機中瞬轉數次，直到混合物變得更碎一點，但不要變成粉狀。加入孜然、紅椒粉、薑黃和黑芝麻，瞬轉數次直到充分混合。裝入氣密式容器，放入冰箱儲存。

每份營養
熱量91大卡；蛋白質3公克；碳水化合物4公克；總脂肪7.9公克；飽和脂肪0.7公克；鈉3毫克；纖維2.4公克；β-胡蘿蔔素142微克；維生素C 1毫克；鈣68毫克；鐵1.8毫克；葉酸16微克；鎂44毫克；鉀138毫克；鋅0.7毫克；硒2.9微克

沙拉
SALADS

 6人份 腰果杏桃乾咖哩沙拉 Curried Egg-less Salad with Cashews and Dried Apricots

材料
450公克 老豆腐，瀝乾並壓出水分（參見提醒）
1袋（約370公克）袋裝嫩豆腐
1大匙 咖哩粉
2大匙 檸檬汁
1顆 柳橙，去皮
1撮 卡宴辣椒
1/2杯 切碎的非硫化杏桃乾，分批使用
1/4杯 切碎的芹菜
1/4杯 切碎的蔥
1/4杯 切碎的紅甜椒
1/2杯 黑醋栗
1/4杯 切碎的芫荽
1/4杯 切碎的小黃瓜
1杯 切碎的蘿蔓生菜
1/2杯 切碎的腰果（在烤箱中以最低溫烤大約3分鐘）
6片 （100%全穀）麵包或口袋餅（可選）

作法
當在等待老豆腐壓出水分的同時，將嫩豆腐、咖哩粉、檸檬汁、柳橙、卡宴辣椒和1/4杯的杏桃乾用強馬力蔬果機處理直到變成滑順的泥狀。將壓乾的豆腐放在一個大碗中弄碎，拌入剛剛處理好的泥狀物。加入芹菜、蔥、紅甜椒、黑醋栗、香菜、小黃瓜以及剩下的1/4杯杏桃乾，然後充分混合。蓋上蓋子放入冰箱冷藏至少一小時，讓混合泥和杏桃稍稍軟化一些。
上菜時把它放在鋪滿切碎的蘿蔓萵苣的盤子上，最後再放點蘿蔓

萵苣在最上面。

提醒 用紙巾將豆腐包起來，在上頭放個有重量的東西，靜置30分鐘，以去除多餘的水分。

每份營養 熱量361大卡；蛋白質19公克；碳水化合物50公克；糖19公克；總脂肪12公克；飽和脂肪1.8公克；鈉148毫克；纖維9.1公克；β-胡蘿蔔素4,819微克；維生素C 23毫克；鈣140毫克；鐵5.5毫克；葉酸89微克；鎂77毫克；鉀704毫克；鋅1.4毫克；硒3.3微克

 巴薩米克醬毛豆玉米番茄沙拉 Edamame, Corn, and Tomato Salad with Balsamic Dressing

材料
2杯 冷凍毛豆，先解凍
1杯 冷凍玉米粒，先解凍
1杯 切半的櫻桃番茄或葡萄番茄
1/2杯 切碎的紅甜椒
1/2杯 切細碎的紅洋蔥
2大匙 切碎的巴西利
2大匙 巴薩米克醋
2大匙 米醋
1大匙 低鈉番茄醬
1茶匙 石磨磨的芥末

作法 在一個大碗中，將毛豆、玉米、番茄、胡椒、洋蔥和巴西利混合一起。
將巴薩米克醋和米醋、番茄醬和芥末打散，把這個混合物和沙拉拌在一起。冷藏至少一個小時，讓它入味。上菜之前再拌一下。

每份營養 熱量169大卡；蛋白質11公克；碳水化合物24公克；糖8公克；總脂肪4.6公克；飽和脂肪0.6公克；鈉29毫克；纖維6.5公克；β-胡蘿蔔素612微克；維生素C 41毫克；鈣67毫克；鐵2.5毫克；葉酸279微克；鎂75毫克；鉀657毫克；鋅1.5毫克；硒0.9微克

覆盆莓醬蔬菜莓果沙拉
Greens and Berries Salad with Raspberry Dressing

材料

5杯 綜合嫩葉菜

5杯 切碎的蘿蔓萵苣

1杯 切半的小番茄

1/4顆 小型的紅洋蔥，切片

1/4杯 切絲的胡蘿蔔

1杯 新鮮覆盆莓

1/4杯 切碎的杏仁果，稍微烤過

製作醬料

1 1/4杯 冷凍覆盆莓

1/2 蘋果，削皮、去核，切成4等份

4顆 一般的棗子（或2顆帝王椰棗〔Medjool〕），去核

1/2瓣 蒜頭

1/2茶匙 第戎芥末醬

1/4杯 水

1大匙 傅爾曼醫師麗絲玲香醋（Dr. Fuhrman's Riesling Reserve Vinegar）或蘋果醋

1茶匙 新鮮萊姆汁

作法

將除了覆盆莓和杏仁果之外的所有沙拉食材都混合在一起。加入覆盆莓後輕輕拌勻，在上頭撒上杏仁果。用強馬力的蔬果機把醬汁食材混合均勻，倒適量在沙拉上。

每份營養

熱量347大卡；蛋白質11公克；碳水化合物59公克；糖34公克；總脂肪11.6公克；飽和脂肪0.9公克；鈉97毫克；纖維19.5公克；β-胡蘿蔔素16,175微克；維生素C 77毫克；鈣259毫克；鐵5.2毫克；葉酸371微克；鎂172毫克；鉀1,577毫克；鋅2.5毫克；硒2.8微克

② 羽衣甘藍、高麗菜及蘑菇沙拉
―人份― Kale, Cabbage, and Mushroom Salad

材料

製作醬料（參見提醒）

1/2杯 水

1/4杯 米醋

1/4杯 帶殼芝麻

1茶匙 檸檬皮

2茶匙 椰子調味醬（椰子醬油）

製作沙拉

240公克 蘑菇，切片

3杯 切碎的羽衣甘藍，去除硬梗

3杯 切細絲的高麗菜或青江菜

1/2杯 切碎的蔥

1/4杯 磨碎的胡蘿蔔

1/2杯 石榴籽（可選）

作法

用強馬力的蔬果機攪打醬汁的食材，在炒鍋內加熱2大匙水，水炒蘑菇直到蘑菇變軟嫩。

放涼。將切碎的羽衣甘藍放入大的沙拉碗中，加入2大匙醬汁，用你的手指揉搓羽衣甘藍1、2分鐘，或直到它開始萎軟。加入炒蘑菇、高麗菜、蔥和胡蘿蔔。淋上醬汁，如果想要的話，可以放一些石榴籽裝飾。

提醒

如果你沒有時間自己做醬汁，可以使用傅爾曼醫師的無油瓶裝沙拉醬。

每份營養

熱量256大卡；蛋白質13公克；碳水化合物35公克；糖12公克；總脂肪10.6公克；飽和脂肪1.5公克；鈉309毫克；纖維10.3公克；β-胡蘿蔔素10,606微克；維生素C 171毫克；鈣389毫克；鐵6.2毫克；葉酸145微克；鎂135毫克；鉀1,308毫克；鋅2.9毫克；硒18.3微克

涼拌大頭菜蘋果絲
Kohlrabi Apple Slaw

4 人份

材料

3顆 小顆大頭菜球莖 （約450公克），削皮去核，切成0.6公分（1/4吋）長細條（可以用豆薯〔jicama〕來取代大頭菜）

1顆 蘋果，去核，切成0.6公分（1/4吋）長細條

1根 紅蔥頭，切細絲

1根 胡蘿蔔，去皮並磨碎

1/4杯 切碎的核桃

適量 黑胡椒

製作醬料

1顆 柳橙，擠汁 （約1/2杯果汁）

1/4杯 未加糖的大豆、大麻或杏仁奶

1/4杯 生杏仁

1大匙 巴薩米克醋

作法

將大頭菜、蘋果、紅蔥頭、胡蘿蔔和核桃放入一個中碗中混合。用強馬力的蔬果機攪打醬汁材料。淋適當的量在沙拉上，以黑胡椒調味。

每份營養

熱量159大卡；蛋白質5公克；碳水化合物20公克；糖11公克；總脂肪8.1公克；飽和脂肪0.7公克；鈉45毫克；纖維6.5公克；β-胡蘿蔔素1,307微克；維生素C 82毫克；鈣94毫克；鐵1.2毫克；葉酸42微克；鎂57毫克；鉀608毫克；鋅0.5毫克；硒1.4微克

涼拌大白菜絲
Napa Cabbage Slaw

4 人份

製作醬料

材料

3大匙 無添加油、未加鹽的花生醬

6大匙 溫水

1顆 帝王椰棗（Medjool）（或2顆一般棗子），去核

1大匙 蘋果醋

1茶匙 低鈉味噌
1/4茶匙 薑蓉
製作沙拉

2顆 大白菜，切得細碎
2杯 切細碎的嫩羽衣甘藍
3根 蔥，切碎
1杯 煮熟的豆子，任何種類皆可
1杯 新鮮或解凍後的冷凍玉米粒
1顆 成熟的酪梨，切丁
1/4杯 新鮮巴西利

 作法 製作醬汁時，將花生醬、水、棗子、醋、味噌和薑攪打在一起。將沙拉材料放入一個大碗中混合，淋上適量的醬汁。冰在冰箱冷藏至少1小時，要上菜之前再度拌一下。

 每份營養 熱量289大卡；蛋白質13公克；碳水化合物39公克；糖8公克；總脂肪12.4公克；飽和脂肪2.2公克；鈉107毫克；纖維10.4公克；β-胡蘿蔔素3,729微克；維生素C 99毫克；鈣167毫克；鐵3.1毫克；葉酸296微克；鎂112毫克；鉀1,210毫克；鋅1.9毫克；硒2.6微克

4人份 巴薩米克油醋醬烤蔬菜沙拉
Roasted Vegetable Salad with Balsamic Vinaigrette

材料
2根 中等大小的櫛瓜，切片
1顆 紅甜椒，切片
1顆 黃色或橘色甜椒，切片
2杯 切成4等份的蘑菇
1顆 紅洋蔥，切片
1大匙 巴薩米克醋
1茶匙 傅爾曼醫師VegiZest調味料（或其他未加鹽的綜合調味料，適量調味就好）
150公克 綜合沙拉蔬菜
製作醬料（參見提醒）

1/4杯 水
2大匙 巴薩米克醋
2大匙 生杏仁醬
1/4茶匙 洋蔥粉
1/4茶匙 蒜頭粉
1/8茶匙 乾燥奧勒岡
1/8茶匙 乾燥羅勒

作法

將烤箱預熱至攝氏180度（華氏350度）。將櫛瓜、青椒、蘑菇、和洋蔥與巴薩米克醋和未加鹽的調味料拌一拌。放上不沾的矽膠烤盤烤20分鐘或直到食材變軟嫩，要時常攪拌。

製作醬汁時，將水、醋和杏仁醬打散在一起，直到混合物變得滑順，杏仁醬也平均分布。在生菜上放上烤過的蔬菜，以及適量的醬汁。

提醒

這道醬汁與所有的沙拉都很很搭。沒有時間的話，可以用傅爾曼醫師的瓶裝杏仁巴薩米克沙拉醬（Dr. Fuhrman's Almond Balsamic Salad Dressing）。

每份營養

熱量127大卡；蛋白質6公克；碳水化合物17公克；糖8公克；總脂肪5.3公克；飽和脂肪0.5公克；鈉31毫克；纖維4.4公克；β-胡蘿蔔素2,735微克；維生素C 149毫克；鈣90毫克；鐵1.9毫克；葉酸106微克；鎂71毫克；鉀797毫克；鋅1.2毫克；硒5.4微克

4 人份 陽光沙拉
Sunrise Salad

材料

8顆 抱子甘藍，切半
2杯 蘑菇
4杯 葉菜，例如蘿蔓生菜、菠菜、羽衣甘藍或甜菜（chard）
1又1/2杯或1罐（450公克） 未加鹽或低鈉黑豆，瀝乾
1/2顆 洋蔥，切片
1顆 青椒，切片
1杯 低鈉莎莎醬

1/3杯 帶殼芝麻
少許 薑黃
少許 黑胡椒粉
1顆 酪梨，去核並切片（可選）
2杯 覆盆莓

作法

將抱子甘藍蒸軟，大約10分鐘。將蘑菇稍微炒一下，可加一點水以預防沾鍋。將蔬菜分到4個盤子裡，放上豆子、洋蔥、甜椒、抱子甘藍、蘑菇、莎莎醬和芝麻籽。撒上適量的薑黃和黑胡椒調味。如果想要的話，可加入酪梨片。要上菜之前，在每個盤子邊放上1/2杯的覆盆莓。

每份營養

熱量241大卡；蛋白質13公克；碳水化合物37公克；糖8公克；總脂肪7.2公克；飽和脂肪1公克；鈉26毫克；纖維15公克；β-胡蘿蔔素2,873微克；維生素C 90毫克；鈣195毫克；鐵5.3毫克；葉酸227微克；鎂129毫克；鉀959毫克；鋅2.5毫克；硒9.5微克

5
─人份─

黑豆冬南瓜辣醬
Black Bean and Butternut Squash Chili

材料

2杯 切碎的洋蔥
3瓣 蒜頭，切碎
2又1/2杯 切成1.5公分長的冬南瓜
4又1/2杯或3罐（450公克／罐）未加鹽的或低鈉黑豆，不須瀝乾
2大匙 辣椒粉（參見提醒）
2茶匙 孜然粉
2杯 低鈉或未加鹽的 蔬菜高湯
1又1/2杯 未加鹽的切丁番茄，裝在不含BPA的包裝中
1把 瑞士甜菜（Swiss chard），去除硬梗，切碎

作法

在一個大鍋中將除了瑞士甜菜之外的所有食材全都放入。煮至沸騰，把火轉小續煮，不加蓋，直到南瓜變軟，大約20分鐘。拌入瑞士甜菜並以文火續煮直到甜菜軟嫩，大約4分鐘。

提醒

如果你喜歡吃辣，可以使用較辣的綜合辣椒粉。

每份營養

熱量300大卡；蛋白質17公克；碳水化合物58公克；糖6公克；總脂肪1.8公克；飽和脂肪0.4公克；鈉204毫克；纖維18.4公克；β-胡蘿蔔素4,928微克；維生素C 38毫克；鈣146毫克；鐵6毫克；葉酸276微克；鎂180毫克；鉀1,231毫克；鋅2.4毫克；硒3.8微克

6 人份

冬南瓜早安湯
Butternut Breakfast Soup

 材料

4杯 冷凍冬南瓜
2顆 中型蘋果，削皮、去籽，切碎
4杯 （袋裝）羽衣甘藍，去除硬梗，葉子切碎，或冷凍之後切碎
1杯 切碎的洋蔥
2大匙 傅爾曼醫師石榴巴薩米克醋或其他水果醋
5杯 胡蘿蔔汁
1/2杯 未加糖的大豆、杏仁或大麻奶
1/2杯 生腰果
1/4杯 大麻籽
1茶匙 肉桂
1/2茶匙 肉豆蔻

作法

將南瓜、蘋果、羽衣甘藍、洋蔥、醋和胡蘿蔔汁放入湯鍋中，煮至沸騰，把火轉小，加蓋，煮30分鐘或直到羽衣甘藍變嫩。以強馬力的蔬果機將植物奶、腰果和大麻籽打成泥，將此攪打後的混合物倒回湯鍋中，加入肉桂及肉豆蔻。

每份營養

熱量310大卡；蛋白質9公克；碳水化合物57公克；糖18公克；總脂肪8.3公克；飽和脂肪1.3公克；鈉167毫克；纖維9.7公克；β-胡蘿蔔素28,816微克；維生素C 106毫克；鈣266毫克；鐵4.2毫克；葉酸70微克；鎂158毫克；鉀1,524毫克；鋅1.9毫克；硒8.4微克

 4 人份

鷹嘴豆蔬菜法若小麥燉菜
Chickpea, Greens, and Farro Stew

 材料

3杯或2罐（450公克/罐）未加鹽或低鈉鷹嘴豆，水分保留，分批使用
4杯 低鈉或未加鹽的蔬菜高湯，分批使用
1顆 中型洋蔥，切丁
1顆 中型胡蘿蔔，切丁

2株 芹菜，切丁
8瓣 蒜頭，切碎
1杯 切片的蘑菇
1又1/2杯 切丁的番茄
1茶匙 普羅旺斯料理香草（Herbes de Provence）（參見提醒）
1/4茶匙 黑胡椒
1/2杯 法若小麥（farro）
3杯 切細碎的羽衣甘藍或寬葉羽衣甘藍

作法 將一罐鷹嘴豆（連同水分）和1/2杯蔬菜高湯攪打直到滑順，把它和剩下的食材放入湯鍋，煮至沸騰，接著把火轉小，加蓋，煮大約30分鐘或直到法若小麥和蔬菜變軟嫩。

提醒 普羅旺斯料理香草（Herbes de Provence）是法國普羅旺斯區很典型的綜合香草料，在多數雜貨店的香料區都可以找到。此道燉菜也可以用乾燥百里香、鼠尾草、奧勒岡和甜茴香等綜合香料來調味。

每份營養 熱量377大卡；蛋白質17公克；碳水化合物68公克；糖10公克；總脂肪4.6公克；飽和脂肪0.4公克；鈉198毫克；纖維16.1公克；β-胡蘿蔔素6,282微克；維生素C 75毫克；鈣198毫克；鐵6.3毫克；葉酸253微克；鎂92毫克；鉀897毫克；鋅2.4毫克；硒5.5微克

玉米紅扁豆巧達濃湯
Corn and Red Lentil Chowder

材料 1顆 大顆洋蔥，切碎
1大匙 咖哩粉
1/2茶匙 薑黃
4杯 未加鹽的或低鈉蔬菜高湯
2杯 水
1又1/2杯 乾燥紅扁豆，以水沖洗並瀝乾
1大匙 去皮並磨成泥的薑
1/4茶匙 黑胡椒
3杯 新鮮或冷凍玉米粒，分批使用

2杯 切細碎的菠菜或羽衣甘藍

作法 把洋蔥、咖哩粉、薑黃、高湯、水、扁豆、薑和黑胡椒加入湯鍋中，煮至沸騰，把火轉小，加蓋，燜煮20分鐘或直到扁豆變軟。加入2杯玉米，多煮10分鐘，要偶爾攪拌一下。把湯放入強馬力蔬果機攪打，直到變得滑順並呈乳脂狀。倒回湯鍋中，加入剩下的1杯玉米和切碎的菠菜或羽衣甘藍再續煮10分鐘，直到蔬菜變軟。

每份營養 熱量392大卡；蛋白質23公克；碳水化合物74公克；糖4公克；總脂肪2.9公克；飽和脂肪0.5公克；鈉166毫克；纖維11.9公克；β-胡蘿蔔素3,176微克；維生素C 51毫克；鈣123毫克；鐵7.5毫克；葉酸203微克；鎂92毫克；鉀877毫克；鋅3.5毫克；硒7.4微克

傅爾曼醫師抗癌湯
Dr. Fuhrman's Famous Anticancer Soup

材料 1/2杯 乾燥紅豆或其他豆子
5杯 水
2.3公斤 有機胡蘿蔔，榨汁（大約6杯胡蘿蔔汁；請見提醒）
2把 芹菜，榨汁（大約2杯芹菜汁；請見提醒）
6根 中型櫛瓜
2大匙 傅爾曼醫師 VegiZest 調味料（或其他未加鹽的綜合調味料，適量調味就好）
1茶匙 Mrs. Dash無鹽調味料（Mrs. Dash salt-free seasoning）或1/3茶匙 黑胡椒
1/2杯 乾豌豆瓣
4顆 中型洋蔥
3根 大蔥，根部及最上面約2.5公分（1吋）左右的部分切除
2把 羽衣甘藍、寬葉羽衣甘藍或其他蔬菜
3/4杯 生腰果
1/4杯 大麻籽
300公克 新鮮蘑菇（椎茸、褐色蘑菇和／或白蘑菇），切碎

作法 將豆子、5杯水、胡蘿蔔汁、芹菜汁、櫛瓜、VegiZest和Mrs. Dash調味料放入大鍋中並煮至沸騰，接著把火轉小燜煮。在另一個有蓋的小鍋中放入1又1/2杯水，用很小的火煮30分鐘或直到食材變軟。同時，以少量的湯汁攪打洋蔥和大蔥並加到鍋中，用同樣的方式繼續打甘藍菜（或其他深色蔬菜）並把這個泥狀物倒回鍋中。用夾子將軟化的櫛瓜夾出來放到攪拌機中，連同腰果和大麻籽一起攪打直到呈現乳脂狀，倒回湯鍋中。加入切碎的蘑菇並用小火再續煮2小時。把小鍋裡煮熟的豌豆用蔬果機攪打直到滑順，再倒到主要的大鍋中。

提醒 新鮮現榨的有機胡蘿蔔和芹菜汁能讓這道湯的美味大大提升。

每份營養 熱量335大卡；蛋白質16公克；碳水化合物55公克；糖15公克；總脂肪9公克；飽和脂肪1.4公克；鈉174毫克；纖維10.9公克；β-胡蘿蔔素21,994微克；維生素C 136毫克；鈣225毫克；鐵5.7毫克；葉酸209微克；鎂180毫克；鉀1,749毫克；鋅3.3毫克；硒8.2微克

3 人份

毛豆豌豆湯
Edamame and Green Pea Soup

材料
1顆 小型洋蔥，切碎
2株 芹菜，切碎
4瓣 蒜頭，切碎
2杯 冷凍毛豆
2杯 冷凍青豆
2杯 切細碎的羽衣甘藍
1/8茶匙 黑胡椒
4杯 無鹽或低鈉蔬菜高湯

作法 將所有食材放入湯鍋中，煮至沸騰，把火轉小，以文火煮25分鐘。用強馬力蔬果機攪打直到滑順綿密。倒回鍋中並復熱。

每份營養 熱量256大卡；蛋白質18公克；碳水化合物34公克；糖8公克；總脂肪6.1公克；飽和脂肪0.8公克；鈉327毫克；纖維11.2公克；β-胡蘿蔔素5,288微克；

維生素C 80毫克；鈣200毫克；鐵5.2毫克；葉酸396微克；鎂111毫克；鉀908毫克；鋅2.5毫克；硒2.9微克

蘑菇麥仁湯
Mushroom and Wheat Berry Soup

材料

3/4杯 生腰果，事先浸泡
8杯 未加鹽的或低鈉蔬菜高湯，分批使用
1顆 洋蔥，切碎
2根 胡蘿蔔，切碎
4根 芹菜，切碎
8瓣 蒜頭，切碎
1杯 有機麥仁，以水沖洗並瀝乾
1茶匙 椰子調味醬（椰子醬油）
1茶匙 乾燥百里香
1/8茶匙 黑胡椒，或適量
1/4杯 大麻籽
1又1/2杯 煮熟的或1罐（450公克）未加鹽的或低鈉白腰豆
300公克 蘑菇，切片

作法

用一個大湯鍋以文火煮7杯蔬菜高湯。加入洋蔥、胡蘿蔔、芹菜、蒜頭、麥仁、椰子調味醬（椰子醬油）、百里香和黑胡椒，加上蓋子再以文火煮30分鐘。將剩下的蔬菜高湯、浸泡過和瀝乾的腰果、大麻籽和豆子放入強馬力蔬果機攪打直到非常細滑的程度。將攪打後的混合物連同蘑菇一起倒入鍋中，蓋上蓋子但不要完全蓋滿，續煮15分鐘，要偶爾攪拌一下。

每份營養

熱量342大卡；蛋白質16公克；碳水化合物47公克；糖4公克；總脂肪11.9公克；飽和脂肪1.8公克；鈉246毫克；纖維9.7公克；β-胡蘿蔔素1,764微克；維生素C 5毫克；鈣91毫克；鐵5.4毫克；葉酸106微克；鎂168毫克；鉀785毫克；鋅3.4毫克；硒31.4微克

4
-人份- 植物營養羅宋湯
Nutritarian Borscht

材料

1顆 洋蔥，切碎
8瓣 蒜頭，切碎
2顆 中型甜菜根，洗淨、去皮，並切成一口大小的塊狀
4-6杯 未加鹽的或低鈉蔬菜高湯
2根 中型胡蘿蔔，切成圓片狀
2杯 切碎的高麗菜
1根 中型櫛瓜，切碎
1杯 切碎的新鮮青豆
1/2杯 冷凍玉米粒（或1根玉米，將玉米粒剝下）
2顆 番茄，切碎
2大匙 檸檬汁
1把 新鮮蒔蘿，切碎（或1-2茶匙乾燥蒔蘿）
2大匙 切碎的新鮮巴西利

製作「酸奶油」

1杯 腰果，浸泡過夜
1顆 帝王椰棗（Medjool）（或2顆一般的棗子），與腰果一起浸泡過夜
2大匙 新鮮檸檬汁
1茶匙 蘋果醋
1茶匙 白味噌

作法

在湯鍋中放入洋蔥、蒜頭、甜菜根和蔬菜高湯，煮至沸騰，把火轉小，蓋上蓋子，文火煮10分鐘。放入胡蘿蔔、高麗菜、櫛瓜、青豆、玉米和番茄，然後煮30分鐘。關火，並加入檸檬汁、蒔蘿和巴西利。靜置10分鐘。放上一些腰果「酸奶油」。

製作腰果「酸奶油」時，瀝乾腰果和棗子，浸泡的水保留不要倒掉。在強馬力的蔬果機中，放入腰果、棗子、檸檬汁、醋和味噌以及1/2杯浸泡的水，打成泥。攪打時如果需要調整稠度，可以再加些浸泡水。放入冰箱冷藏，要吃之前再取出。剩下的「酸奶油」能存放好幾天，也能跟其他菜餚一起吃。

熱量319大卡；蛋白質10公克；碳水化合物39公克；糖16公克；總脂肪15.8公克；飽和脂肪2.8公克；鈉299毫克；纖維7公克；β-胡蘿蔔素2,820微克；維生素C 46毫克；鈣116毫克；鐵4.4毫克；葉酸121微克；鎂149毫克；鉀896毫克；鋅2.8毫克；硒8.1微克

黃豆紅扁豆湯
Soybean and Red Lentil Soup

8人份

材料
1杯 乾燥大豆，浸泡過夜並瀝乾
1顆 洋蔥，切碎
2根 胡蘿蔔，切碎
2株 芹菜，切碎
4瓣 蒜頭，切碎
2杯 紅扁豆，沖洗乾淨
420公克 壓碎的番茄
6杯 蔬菜高湯
2茶匙 孜然粉
2茶匙 芫荽粉
1/4茶匙 黑胡椒
4杯 切細絲的甘藍
1/2顆 檸檬，擠汁

作法
在一個大湯碗中放入大豆和4杯水，煮至沸騰，把火轉小，蓋上蓋子但不要完全蓋滿，以文火煮2又1/2小時。加入洋蔥、胡蘿蔔、芹菜、蒜頭、紅扁豆、番茄、蔬菜高湯、孜然、芫荽、黑胡椒到大豆中，以文火再煮30分鐘，或煮到扁豆變軟、蔬菜也變嫩。如果需要調整濃稠度可再加入額外的蔬菜高湯。加入甘藍續煮，直到葉子變軟。關火後拌入檸檬汁。

每份營養
熱量322大卡；蛋白質22公克；碳水化合物46公克；糖2公克；總脂肪6.3公克；飽和脂肪0.9公克；鈉143毫克；纖維10.9公克；β-胡蘿蔔素4,557微克；維生素C 51毫克；鈣174毫克；鐵8.8毫克；葉酸210微克；鎂123毫克；鉀1,045毫克；鋅3.4毫克；硒8.9微克

酸甜高麗菜豌豆湯
Sweet and Sour Cabbage and Split Pea Soup

材料

6顆 非硫化李子，去核
2顆 青蘋果，去核，切成4瓣
5杯 水，分批使用
1/3杯 乾燥去皮豌豆
1顆 大顆洋蔥，切碎
1杯 切碎的胡蘿蔔
2杯 未加糖的大豆、大麻或杏仁奶
1/4杯 去殼大麥
1/2顆 高麗菜，粗切
1茶匙 乾燥羅勒
1茶匙 乾燥奧勒岡
1/2茶匙 乾燥百里香
適量 黑胡椒
3大匙 檸檬汁
1/2杯 生核桃，略烤過，然後切細碎
1茶匙 葛縷子籽

作法

把李子、蘋果和2杯水放入強馬力蔬果機中攪打，直到變得柔滑綿密。在小鍋中用1又1/2杯水煮去皮豌豆，用文火煮20分鐘或直到豆子變軟。把去皮豌豆取出並攪打直到變得滑順。把已攪打過的李子泥和豆子泥放入湯鍋中，加入剩下的水、洋蔥、胡蘿蔔、植物奶、大麥、高麗菜、羅勒、奧勒岡、百里香和黑胡椒。

煮至沸騰，把火轉小，蓋上蓋子以文火煮30分鐘或直到大麥和蔬菜變軟。拌入檸檬汁、切碎的核桃和葛縷子籽。

每份營養

熱量347大卡；蛋白質13公克；碳水化合物52公克；糖22公克；總脂肪12.4公克；飽和脂肪1.3公克；鈉106毫克；纖維14.3公克；β-胡蘿蔔素2,773微克；維生素C 56毫克；鈣282毫克；鐵3.5毫克；葉酸121微克；鎂104毫克；鉀894毫克；鋅2.1毫克；硒6.3微克

波特貝拉蘑菇鑲朝鮮薊
Artichoke-Stuffed Portabella Mushrooms

材料

2大匙 未加鹽或低鈉蔬菜高湯，若需要可以多一點
1顆 小顆洋蔥，切片
1/2顆 紅甜椒，切片
6瓣 蒜頭、剁碎
300公克 冷凍朝鮮薊心，先解凍並切片
4顆 大顆波特貝拉蘑菇，去除硬梗
1/4茶匙 蒜頭粉
1/4茶匙 乾燥羅勒
1/4茶匙 乾燥奧勒岡
1/2杯 低鈉義大利麵醬
2大匙 松子

製作腰果「乳酪」

1杯 生腰果，浸泡至少2小時，然後瀝乾
2大匙 營養酵母粉
2大匙 新鮮現擠檸檬汁
1/2茶匙 椰子調味醬（椰子醬油）
1/4茶匙 黑胡椒
1/4杯 水

作法

將烤箱預熱至攝氏180度（華氏350度）。用一個大煎鍋加熱蔬菜高湯，接著炒洋蔥及胡椒，直到洋蔥軟嫩，約時4分鐘。加入蒜頭、煮30秒，接著加入切片的朝鮮薊心直到完全熟透，約2分鐘。將蘑菇放到有邊的烤盤上，菌褶面朝上，撒上蒜頭粉、羅勒和奧勒岡，烤10分鐘。上面放上義大利麵醬和朝鮮薊混合物，並撒上

松子，續烤10分鐘或直到蘑菇變軟。

製作腰果「乳酪」時，將所有食材放入強馬力蔬果機中攪打直到滑順，如果需要調整濃稠度可加一些水。要吃之前，可在上面放上蘑菇及一些腰果「乳酪」。將剩下的腰果「乳酪」放入氣密式容器中冰入冰箱，可保存達4天。

每份營養

熱量217大卡；蛋白質10公克；碳水化合物22公克；糖7公克；總脂肪11.7公克；飽和脂肪1.8公克；鈉88毫克；纖維6.7公克；β-胡蘿蔔素369微克；維生素C 28毫克；鈣48毫克；鐵2.7毫克；葉酸135微克；鎂96毫克；鉀800毫克；鋅2.9毫克；硒19.9微克

4 人份

亞洲薑蓉萊姆櫛瓜麵
Asian Ginger Lime Zoodles

製作醬料

材料

1又1/2杯 水

4顆 帝王椰棗（Medjool）（或8顆一般棗子），去核

1/4杯 未添加油、鹽的花生醬

3大匙 大麻籽

1茶匙 薑蓉

1瓣 小瓣蒜頭

1大匙 萊姆汁

1茶匙 紅咖哩粉

1/2茶匙 辣椒粉

1/2茶匙 孜然粉

4條 大條櫛瓜，用刨絲器或削皮器切成麵條狀

1根 大根的胡蘿蔔，用刨絲器或削皮器切成麵條狀

1杯 去莢毛豆

2大匙 切碎的新鮮香菜

2根 蔥，切片

作法

用強馬力的蔬果機攪打水和棗子，接著加入花生醬、大麻籽、薑、蒜頭、萊姆汁、紅咖哩粉、辣椒粉和孜然粉，並將它們攪打到滑順綿密的狀態。在大煎鍋中加熱1杯醬料，加入櫛瓜和胡蘿蔔

條，煮2分鐘或直到櫛瓜開始變軟。如果需要可以額外再加一些醬汁以達到想要的稠度。拌入毛豆、香菜和青蔥。

每份營養 熱量294大卡；蛋白質15公克；碳水化合物32公克；糖21公克；總脂肪15.2公克；飽和脂肪2.6公克；鈉65毫克；纖維8.7公克；β-胡蘿蔔素1,972微克；維生素C 64毫克；鈣115毫克；鐵3.7毫克；葉酸227微克；鎂175毫克；鉀1,402毫克；鋅3毫克；硒2.4微克

4人份 烤紅椒白醬豆子義大利麵
Bean Pasta with Roasted Red Pepper Alfredo

材料 240公克 豆子義大利麵，依照包裝上的指示煮熟
150公克 菠菜
240公克 蘑菇，任一種皆可，切片
製作醬料（參見提醒）
1顆 紅甜椒，生的或烤過皆可
1/2杯 水
1/2杯 生腰果
1/4杯 大麻籽
1/4杯 營養酵母粉
1/4茶匙 洋蔥粉
1/4茶匙 蒜頭粉
1/4茶匙 薑黃粉
1/8茶匙 肉豆蔻
適量 黑胡椒
少許 紅辣椒片

作法 將醬汁的食材混合，以強馬力蔬果機並攪打直到變得滑順。
在大的炒鍋中以2–3大匙水，將蘑菇炒熟。加入菠菜並續煮直到菠菜變軟。加入煮好的義大利麵和適量的醬汁，再煮1–2分鐘。

提醒 若想快速簡易地完成這道菜，可用博爾曼博士的瓶裝蘑菇白醬（Dr. Fuhrman's bottled Mushroom Alfredo Sauce）來代替。

熱量416大卡；蛋白質26公克；碳水化合物52公克；糖4公克；總脂肪12.9公克；飽和脂肪2.1公克；鈉39毫克；纖維14.5公克；β-胡蘿蔔素2,477微克；維生素C 49毫克；鈣223毫克；鐵8.9毫克；葉酸126微克；鎂123毫克；鉀618毫克；鋅6.1毫克；硒10.8微克

6
人份

波隆納醬
Bolognese Sauce

材料

1包 （240公克） 天貝，剝成小塊
1顆 中顆洋蔥，切碎
2根 中型胡蘿蔔，切細碎
240公克 蘑菇，切碎
6瓣 蒜頭，切碎
2大匙 番茄醬
2杯 未加鹽的或低鈉蔬菜高湯
840公克 壓碎的番茄
2茶匙 椰子調味醬（椰子醬油）
1茶匙 乾燥羅勒
1茶匙 乾燥奧勒岡
1/4茶匙 壓碎的紅辣椒碎片，或適量

作法

將天貝放入食物調理機，用瞬轉的方式將它打碎。用大炒鍋加熱2–3大匙水或蔬菜高湯，加入洋蔥、胡蘿蔔、蘑菇、蒜頭及碎天貝，炒5分鐘，或直到蔬菜變軟為止，如果需要可多加一些液體。加入番茄醬續煮，攪拌1分鐘，接著加入蔬菜高湯、切碎的番茄、椰子調味醬（椰子醬油）、羅勒、奧勒岡，以及紅辣椒片。加蓋，用文火悶煮20分鐘。可搭配豆子義大利麵或藜麥一起吃。

每份
營養

（不包括義大利麵或藜麥）：熱量149大卡；蛋白質11公克；碳水化合物20公克；糖9公克；總脂肪4.7公克；飽和脂肪1公克；鈉308毫克；纖維4.1公克；β-胡蘿蔔素1,923微克；維生素C 17毫克；鈣117毫克；鐵3.6毫克；葉酸42微克；鎂69毫克；鉀819毫克；鋅1.1毫克；硒4.7微克

4
人份

綠花椰荷蘭豆炒鳳梨及烤豆腐 Broccoli and Snow Pea Stir-Fry with Pineapple and Baked Tofu

材料

420公克 老豆腐
製作醬汁（參見提醒）
1杯 溫水
1/4杯 未添加油、鹽的花生醬
1茶匙 葛粉
1茶匙 薑蓉
2茶匙 椰子調味醬（椰子醬油）
1茶匙 萊姆汁
3/4茶匙 紅咖哩粉
1/4茶匙 辣椒粉
1/4茶匙 孜然粉
製作炒菜
4杯 綠花椰菜花朵部分
2杯 剝半的豌豆
1顆 紅甜椒，切片
1杯 切片的蘑菇
2杯 切丁鳳梨
4根 蔥，切片
1大匙 帶殼芝麻，稍微烤過

作法

將烤箱預熱至攝氏180度（華氏350度）。用乾淨的廚房吸水紙巾將豆腐包起來，在上頭放個沉重的東西，將水分壓出。靜置20分鐘。將豆腐切成約1.3公分（½吋）的片狀並放在鋪有防油紙或不沾矽膠墊的烤盤上，烤30分鐘，直到變成金黃色且變硬。同時，將水、花生醬、葛粉、薑、椰子調味醬（椰子醬油）、萊姆汁和辛香料一起打散，直到軟化且充分混合。倒入碗中，加入烤豆腐，醃製5分鐘，偶爾要攪拌一下。

加入1/4杯水在大的平底鍋或鍋子裡，熱鍋後，加入綠花椰菜花朵，蓋上蓋子，煮4分鐘，要偶爾攪拌，如果需要可以多加一些水以預防沾鍋。加入荷蘭豆、紅甜椒和蘑菇，加蓋，再煮4分鐘或

直到蔬菜變脆嫩。拌入鳳梨、蔥、豆腐，煮到所有食材都均勻受熱。要上桌吃之前撒上芝麻籽。

提醒

如果你沒空自己醃製，那麼傅爾曼醫師泰式咖哩醬（Dr. Fuhrman's Thai Curry Sauce）和這個食譜也很搭。

每份營養

熱量306大卡；蛋白質19公克；碳水化合物30公克；糖15公克；總脂肪15.7公克；飽和脂肪2公克；鈉193毫克；纖維7.5公克；β-胡蘿蔔素1,158微克；維生素C 181毫克；鈣289毫克；鐵4.7毫克；葉酸146微克；鎂133毫克；鉀875毫克；鋅2.5毫克；硒19.3微克

義式辣醬綠花椰
Broccoli Fra Diavolo

材料

6杯 新鮮綠花椰菜花朵部分
8瓣 蒜頭，切碎
1又1/2杯 切丁的番茄
1杯 未加鹽的或低鈉番茄醬或義大利麵醬
1/8茶匙 壓碎的紅辣椒片
1–2茶匙 未加鹽的義大利香料
1大匙 傅爾曼醫師MatoZest 調味料（或其他未加鹽的綜合調味料，適量就好）
1/4杯 營養酵母粉

作法

將綠花椰菜蒸到剛好變軟的程度，大約10分鐘。大平底鍋開中火，用1/4杯水炒蒜頭3–4分鐘。加入番茄、番茄醬、紅辣椒片、義大利香料，和MatoZest調味料，小火慢煮5分鐘。拌入蒸好的綠花椰菜和營養酵母粉。

提醒

在此道食譜中使用白花椰菜也很美味。

每份營養

熱量181大卡；蛋白質14公克；碳水化合物29公克；糖10公克；總脂肪2.8公克；飽和脂肪0.4公克；鈉100毫克；纖維10.5公克；β-胡蘿蔔素1,417微克；維生素C 180毫克；鈣174毫克；鐵4.4毫克；葉酸154微克；鎂94毫克；鉀

1,116毫克；鋅3.4毫克；硒6.3微克

 鷹嘴豆汁綠花椰鹹派
Broccoli Quiche with Aquafaba

材料

1顆 大顆洋蔥，切片
1杯 切碎的蘑菇
5杯 小朵綠花椰菜花朵
420公克 硬豆腐
1/2杯 鷹嘴豆水（參見提醒）
1/4杯 未加糖的大豆、大麻或杏仁奶
1/4杯 營養酵母粉
2大匙 生腰果醬
2大匙 葛粉
1茶匙 椰子調味醬（椰子醬油）或低鈉醬油
1茶匙 紅椒粉
1茶匙 第戎芥末醬
1/2茶匙 蒜頭粉
1/2茶匙 薑黃
1/4茶匙 黑胡椒粉

作法

烤箱預熱至攝氏190度（華氏375度）。在大平底鍋中加熱2–3大匙水，並加入切片的洋蔥和蘑菇。用水炒的方式直到洋蔥變軟，如果需要的話可加入少量額外的水以防沾鍋。加入綠花椰菜和幾大匙的水，加蓋，煮5分鐘或直到綠花椰菜變軟。以強馬力蔬果機攪打剩下的食材至少1分鐘，以充分打發鷹嘴豆水。混合洋蔥、蘑菇、綠花椰，並放入一個已抹上橄欖油的8吋蛋糕盤中，烤35–40分鐘或直到頂端變成金黃色。冷卻10分鐘再切。

提醒

鷹嘴豆水（Aquafaba）是罐裝豆類中的液體，或者你自己煮乾豆子時剩下的水分。在這個食譜中，它很適合作為蛋的替代品。

每份營養

熱量240大卡；蛋白質19公克；碳水化合物23公克；糖4公克；總脂肪9.5公克；飽和脂肪1.5公克；鈉131毫克；纖維6.8公克；β-胡蘿蔔素562微克；維

生素C 105毫克；鈣234毫克；鐵3.3毫克；葉酸88微克；鎂65毫克；鉀542毫克；鋅2.7毫克；硒6.1微克

 水牛城烤花椰菜
Buffalo Cauliflower

 材料

1杯 杏仁粉
1/4杯 營養酵母粉
1茶匙 傅爾曼醫師MatoZest 調味料（或其他未加鹽的綜合調味料，適量足以調味就好）
1茶匙 紅椒粉
1/4–1/2茶匙 卡宴辣椒或適量
2/3杯 水
1大匙 第戎芥末醬
1顆 花椰菜，切下花朵部分

作法

將烤箱預熱至攝氏180度（華氏350度）。將杏仁粉營養酵母粉和調味料放入碗中。用打蛋器，逐漸加入水，拌入芥末。混合物應能形成濃稠的麵糊。拌入花椰菜花朵，讓麵糊沾覆其上。放在鋪有防油脂或不沾矽膠墊的烤盤上，烤20–25分鐘，直到外層變乾且花椰菜變軟。

每份營養

熱量235大卡；蛋白質13公克；碳水化合物15公克；糖4公克；總脂肪15.4公克；飽和脂肪1.3公克；鈉99毫克；纖維7.7公克；β-胡蘿蔔素177微克；維生素C 71毫克；鈣109毫克；鐵2.1毫克；葉酸101微克；鎂111毫克；鉀640毫克；鋅2.9毫克；硒3.1微克

 加州奶油甘藍
California Creamed Kale

你可以用這道食譜中自製的腰果奶油醬，搭配花椰菜、菠菜或其他蒸蔬菜。

材料

2把 羽衣甘藍，從硬梗上將葉子摘下
3/4杯 生腰果

1/4杯 大麻籽
3/4杯 未加糖的大豆、大麻或杏仁奶
1/4杯 乾洋蔥片
1大匙 傅爾曼醫師VegiZest調味料或營養酵母粉 （或其他未加鹽的綜合調味料，適量足以調味即可）

作法 將羽衣甘藍放入大蒸鍋中蒸上6–8分鐘或直到變軟。同時，將其他食材放入強馬力蔬果機並攪打直到變得滑順。將羽衣甘藍放入過濾盆中，壓一下以去除多餘的水分。粗切一下羽衣甘藍並和奶油醬一起在碗中混合。如果喜歡，可在上面蓋上厚厚的番茄醬和切碎的紅洋蔥或蔥。

每份營養 熱量320大卡；蛋白質16公克；碳水化合物32公克；糖4公克；總脂肪18.1公克；飽和脂肪2.7公克；鈉97毫克；纖維5.6公克；β-胡蘿蔔素15,455微克；維生素C 206毫克；鈣321毫克；鐵5.9毫克；葉酸82微克；鎂218毫克；鉀1,173毫克；鋅3.5毫克；硒7微克

白腰豆青蔬
Cannellini Beans and Greens
4 人份

材料 1又1/2杯 乾燥白腰豆或其他豆子，浸泡過夜，然後瀝乾
2大顆 蒜頭，剝下蒜瓣
3片 鼠尾草葉
6杯 水
1大匙 磨碎的檸檬皮
2大匙 新鮮的檸檬汁
2大匙 松子
適量 黑胡椒
1撮 紅辣椒片，如果喜歡吃辣可以多加一點
150公克 菠菜、羽衣甘藍或其他蔬菜

作法 用湯鍋將豆子、一半的蒜頭、鼠尾草和水煮到沸騰。把火轉小，加蓋，慢慢燉煮，經常攪拌，直到豆子變軟，大約1又1/2小時。用一支有孔洞的湯匙，將豆子舀到炒鍋裡，加入檸檬皮、檸檬汁和

1/4杯煮豆水並拌開，大約煮10分鐘時，可加入更多煮豆水以調整到想要的稠度。拌入松子，再以黑胡椒調味。

將剩下的蒜頭壓碎，在另一個炒鍋中加熱2–3大匙水，放入壓碎的蒜頭及紅辣椒片，煮到蒜頭的香味飄散出來，大約30秒。加入菠菜或其他蔬菜煮到菜剛要變軟，大約3分鐘。把蔬菜放在豆子邊一起上桌。

每份營養 熱量305大卡；蛋白質20公克；碳水化合物51公克；糖2公克；總脂肪3.8公克；飽和脂肪0.4公克；鈉56毫克；纖維12.8公克；β-胡蘿蔔素2,037微克；維生素C 17毫克；鈣253毫克；鐵9.4毫克；葉酸368微克；鎂191毫克；鉀1,632毫克；鋅3.4毫克；硒11.2微克

5 人份 茄子丸
Eggplant Meatballs

這些美味的丸子非常適合放在炒過的、削成薄片狀的櫛瓜「麵條」上面一起食用。

材料
1大匙 奇亞籽
3大匙 水
1/4杯 未加鹽的或低鈉蔬菜高湯
1顆 小型洋蔥，切碎
8瓣 蒜頭，切碎
1根 中型 未去皮的茄子，切碎
1又1/2杯 煮熟或1罐（450公克）未加鹽或低鈉的鷹嘴豆，瀝乾
1/4杯 切碎的新鮮巴西利
1/4杯 （未添加維生素的）營養酵母粉
1杯 全麥麵包粉或麵包屑
1/2茶匙 乾燥奧勒岡
1/2茶匙 乾燥羅勒
1撮 紅辣椒片，或適量
2杯 未加鹽或低鈉義大利麵醬

作法 烤箱預熱至攝氏190度（華氏 375度）。在一個小碗中將奇亞籽和水打散，並靜置至少10分鐘。在一個中型煎鍋中加熱2大匙蔬菜高

湯，炒洋蔥和蒜頭5分鐘或直到洋蔥變成半透明狀。加入茄子續煮，直到茄子變軟，大約12分鐘，經常攪拌，如果需要可加入額外的蔬菜高湯以預防燒焦。將茄子混合物放入攪拌碗中，將奇亞籽混合物、鷹嘴豆，和巴西利拌入食物調理機，用瞬轉的方式直到內容物被切碎但不要變成泥狀。放回碗中，拌入營養酵母粉、麵包粉、奧勒岡、羅勒和紅辣椒片。充分攪拌，接著揉成球狀。將烤盤鋪上防油紙或不沾矽膠墊，烤30分鐘，經常翻動它們。上菜時上面淋上義大利麵醬。可製作約30球。

 每份營養　熱量286大卡；蛋白質13公克；碳水化合物47公克；糖12公克；總脂肪5.1公克；飽和脂肪0.8公克；鈉209毫克；纖維12.2公克；β-胡蘿蔔素600微克；維生素C 10毫克；鈣135毫克；鐵4.4毫克；葉酸162微克；鎂85毫克；鉀786毫克；鋅2.9毫克；硒10.2微克

④ 人份 法若小麥蘑菇燉飯
Farro and Mushroom Risotto

 材料
1/2顆 甜洋蔥（sweet onion），切碎
6瓣 蒜頭、剁碎
450克 蘑菇、切成薄片
1又1/2杯 法若小麥（farro）
3–4杯 未加鹽的或低鈉蔬菜高湯
1/3杯 營養酵母粉
3大匙 切碎的巴西利

作法　在平底鍋中加熱2–3大匙水，水炒洋蔥、蒜頭和蘑菇，直到食材變軟，如果需要可以額外再加水。在另一個平底鍋中，以低溫烘烤法若小麥約3–4分鐘。加入1/2杯高湯到法若小麥中，攪拌直到高湯收乾。持續加入高湯，一次1/2杯，中間不時攪拌，直到蔬菜高湯被吸乾、法若小麥彈牙的程度，大約15分鐘。離火，拌入蘑菇混合物、營養酵母粉和巴西利。

每份營養　熱量262大卡；蛋白質13公克；碳水化合物45公克；糖3公克；總脂肪2.1公克；飽和脂肪0.1公克；鈉78毫克；纖維9.5公克；β-胡蘿蔔素96微克；維生素

C 6毫克；鈣48毫克；鐵2.9毫克；葉酸16微克；鎂20毫克；鉀288毫克；鋅1.9毫克；硒7.3微克

 6
——人份——

香蒜藜麥佐番茄及波布拉諾辣椒 Garlic-Infused Quinoa with Tomatoes and Poblano Peppers

 材料

1瓣 蒜頭
1根 波布拉諾辣椒（poblano pepper）
4杯 水
2杯 藜麥
2顆 番茄，切碎
1/2顆 紅洋蔥，切碎

 作法

烤箱預熱至攝氏160度（華氏325度）。將蒜頭瓣和波布拉諾辣椒分別包入錫箔紙中。烤蒜頭30分鐘、辣椒15分鐘。將蒜頭瓣切對半，擠出軟化的蒜頭。將煮過的蒜頭以1杯水攪拌，接著再拌入3杯水並煮到沸騰。把藜麥加入蒜頭高湯中，以小火煮20分鐘。將烤過的波布拉諾辣椒切丁，加入煮好的藜麥和切碎的番茄和洋蔥。

 每份營養

熱量229大卡；蛋白質9公克；碳水化合物41公克；糖2公克；總脂肪3.6公克；飽和脂肪0.4公克；鈉7毫克；纖維5公克；β-胡蘿蔔素203微克；維生素C14毫克；鈣43毫克；鐵2.8毫克；葉酸115微克；鎂120毫克；鉀469毫克；鋅1.9毫克；硒5.6微克

 4
——人份——

G型炸彈泰式蔬菜咖哩
G-BOMB Thai Vegetable Curry

製作醬汁

材料

1/2杯 水
1根 中型胡蘿蔔
1杯 未加糖的椰奶
1/4杯 未加糖的椰絲
2根 香茅，去除粗硬的外皮
4顆 一般的棗子（或2顆帝王椰棗［Medjool］），去核

6瓣 蒜頭

2.5公分（1吋） 生薑，去皮

1/2把 新鮮羅勒葉

1大匙 椰子調味醬（椰子醬油）

1大匙 泰式綠咖哩或紅咖哩醬

製作蔬菜

1/2顆 紅甜椒，去籽並切成薄片

1/2根 大型茄子，切成2.5公分（1吋）方塊

1杯 四季豆，切成約5公分（2吋）長

1又1/2杯 切片的椎茸和洋蔥

1罐 竹筍，切片

450公克 豆腐，切成約1.3公分（1/2吋）方塊

240公克 新鮮嫩葉蔬菜

2杯 煮熟的藜麥或其他完整的全穀類

4根 蔥，垂直切成約1.3公分（1/2吋）的蔥段

1/4杯 切碎的生腰果，稍微烤過

 作法　保留一些羅勒葉做為裝飾用，用強馬力蔬果機把醬料食材攪打至滑順且呈乳脂狀。將甜椒、茄子、青豆、蘑菇、竹筍和豆腐放入炒鍋或大煎鍋中。

Steam-sauté，加蓋，大約8分鐘或直到蔬菜變軟。加入醬汁以小火慢煮，上菜之前再放入葉菜。在上頭放上煮熟的藜麥，再放上新鮮的香草和蔥，和輕烤過的腰果碎。

 每份營養　熱量410大卡；蛋白質13公克；碳水化合物51公克；糖16公克；總脂肪20.9公克；飽和脂肪13.5公克；鈉166毫克；纖維11公克；β-胡蘿蔔素5,434微克；維生素C 40毫克；鈣127毫克；鐵5毫克；葉酸155微克；鎂169毫克；鉀1,192毫克；鋅3.6毫克；硒13微克

⑥ 人份　義大利式紅醬
Intense Marinara Sauce

材料　1顆 黃洋蔥，切成4等份

1080毫升 番茄糊，以不含BPA的容器包裝，或自家種植的番茄

6瓣 蒜頭
2根 大型胡蘿蔔，粗切成丁
2顆 帝王椰棗（Medjool）（或4顆一般棗子），去核
1大匙 義式香料
1/2大匙 MatoZest （或其他未加鹽的綜合調味料，適量調味用）
1大匙 洋蔥粉
1/4茶匙 黑胡椒

 作法　用強馬力蔬果機將洋蔥攪碎，接著加入剩下的食材。攪打其中一部分，倒一半在鍋子裡，接著攪打剩下的醬汁直到變滑順。將一部分攪打過的醬汁加到鍋子裡，不加蓋，用非常微弱的火煮4–6小時或直到達到想要的熟度。煮得越久，就會越稠，風味也會越濃。

每份營養　熱量106大卡；蛋白質4公克；碳水化合物25公克；糖15公克；總脂肪0.6公克；飽和脂肪0.1公克；鈉245毫克；纖維5.3公克；β-胡蘿蔔素2,220微克；維生素C 20毫克；鈣96毫克；鐵2.8毫克；葉酸36U公克；鎂48毫克；鉀688毫克；鋅0.7毫克；硒1.8微克

（4人份） 義式燉番茄
Italian Stewed Tomatoes

材料　8顆 中等小大的番茄
1/4杯 切碎的芹菜
1/4杯 切碎的洋蔥
1/4杯 切碎的青椒
6瓣 蒜頭，切碎
2大匙 切碎的新鮮羅勒（或2茶匙乾燥羅勒）

 作法　將所有食材放入大的平底鍋中。加蓋，以中火煮10分鐘或直到番茄變軟，偶爾攪拌以防止沾鍋。

每份營養　熱量53大卡；蛋白質2公克；碳水化合物11公克；糖7公克；總脂肪0.5公克；飽和脂肪0.1公克；鈉19毫克；纖維3.4公克；β-胡蘿蔔素1,186微克；維生素C 43毫克；鈣35毫克；鐵0.8毫克；葉酸43微克；鎂31毫克；鉀640毫克；鋅0.5

毫克；硒0.2微克

羽衣甘藍鷹嘴豆穀物碗
Kale, Chickpea, and Grain Bowl

材料

1杯 乾藜麥，用水沖洗乾淨（參見提醒）

1又1/2杯 低鈉或未加鹽 蔬菜高湯

1又1/2杯 煮熟或1罐（450公克）未加鹽的或低鈉鷹嘴豆

1杯 切細碎的胡蘿蔔

4杯 切碎的羽衣甘藍或其他蔬菜

1/4杯 切成非常細的紅蔥頭或蔥

1/4杯 切碎的新鮮巴西利

1/4茶匙 黑胡椒

製作醬料

1顆 成熟酪梨，去皮去核

2大匙 新鮮的檸檬汁

2大匙 水

2大匙 帶殼芝麻（在平底鍋中稍微烘烤3分鐘）

1瓣 蒜頭

1/4茶匙 薑黃粉

作法

把藜麥、1又1/2杯高湯和從鷹嘴豆罐頭瀝出來的液體（稱為aquafaba）放入醬料鍋中，煮至沸騰，轉到小火，加蓋，煮到水分被吸收，大約15分鐘。倒入大碗中。在一個大炒鍋中加熱2–3大匙水，加入胡蘿蔔、煮5分鐘，偶爾要攪拌一下，如果需要可以加多加一點水以預防沾鍋。加入羽衣甘藍和鷹嘴豆，加蓋，煮到羽衣甘藍和胡蘿蔔變軟，大約3分鐘。把羽衣甘藍和鷹嘴豆的混合物、紅蔥頭、巴西利和黑胡椒加到藜麥中拌一下。將醬汁食材攪打直到滑順。將藜麥混合物分到4個碗中，淋上一點醬汁。

提醒

你可以使用其他的完整穀類，例如翡麥（freekeh）、布格麥（bulgur）或法若小麥（farro）。遵照包裝上的指示來煮它們。

熱量425大卡；蛋白質16公克；碳水化合物69公克；糖6公克；總脂肪9.6公克；飽和脂肪1.1公克；鈉62毫克；纖維16.4公克；β-胡蘿蔔素9,049微克；維生素C 94毫克；鈣171毫克；鐵5.6毫克；葉酸168微克；鎂72毫克；鉀798毫克；鋅1.8毫克；硒4.6微克

8人份 麥克豌豆
Mac and Peas

材料

製作醬料

1/2杯 鋼切燕麥
4杯 未加鹽的或低鈉蔬菜高湯
6瓣 蒜頭
2茶匙 低鈉白味噌
1段 切成小片的新鮮薑黃 （或大約1/4茶匙薑黃粉）
1杯 營養酵母粉
1/2茶匙 乾燥百里香
2大匙 新鮮的檸檬汁，或適量
2茶匙 低鈉黃芥末
些許 現磨黑胡椒

製作通心粉

360公克 通心粉，依據包裝上的指示來煮
2杯 冷凍豌豆
450公克 綠花椰花朵部分，蒸熟

製作配料

1/4杯 生杏仁粉
1/4杯 營養酵母粉
1撮 蒜頭粉

作法

將烤箱預熱至攝氏180度（華氏350度）。煮通心粉的同時，用攪拌機將鋼切燕麥磨成粗粉。將高湯、燕麥粉、蒜頭、味噌、薑黃，和營養酵母粉用蔬果機打成泥，直到滑順。將打好的泥倒入平底鍋，加入百里香，用小火煮，不斷將其攪散直到變稠並起泡泡。拌入檸檬汁、芥末和胡椒，並將鍋子離火。在一個大的混合

碗中，混合瀝乾的通心粉、醬料、豌豆和綠花椰。倒入一個大的砂鍋或小烤盅裡。將配料食材打散並撒在上頭，烤20分鐘 （製作砂鍋）或15分鐘 （製作個人式小烤盅），直到表面呈現黃色並變硬。靜置放涼10分鐘再上桌。

每份營養 熱量372大卡；蛋白質30公克；碳水化合物50公克；糖3公克；總脂肪5公克；飽和脂肪0.6公克；鈉203毫克；纖維17.5公克；β-胡蘿蔔素649微克；維生素C 59毫克；鈣209毫克；鐵8毫克；葉酸79微克；鎂72毫克；鉀287毫克；鋅8.1毫克；硒3.1微克

4 人份 墨西哥捲餅碗
Mexican Burrito Bowls

材料 1杯 乾藜麥，以水沖洗乾淨 （參見提醒）
2又1/2杯 未加鹽的或低鈉蔬菜高湯，分批使用
4大匙 切碎的香菜，分批使用
4大匙 新鮮萊姆汁，分批使用
1/2顆 大顆洋蔥，切碎
2瓣 蒜頭，剁碎
1又1/2杯 煮熟或1罐 （450公克）未加鹽的或低鈉黑豆，瀝乾
1/4茶匙 辣椒粉
1/4茶匙 孜然
1撮 卡宴辣椒，或適量
1杯 萵苣絲
餡料食材
解凍後的冷凍玉米
切片的酪梨
生南瓜籽
未加鹽的莎莎醬
切丁的番茄
切片的墨西哥青辣椒
辣醬或是拉差香甜辣醬 （Sriracha sauce）

作法 將藜麥和2杯蔬菜高湯放入平底鍋中，煮至沸騰，把火轉小，小火煮20分鐘或直到藜麥變軟、水分收乾。將鍋子拿離爐火，用叉子弄鬆。拌入2大匙切碎的香菜和2大匙萊姆汁。在煮藜麥時，用一個炒鍋加熱2–3大匙水，水炒洋蔥直到洋蔥變軟。加入剁碎的蒜頭再炒1分鐘。

加入黑豆、剩下的1/2杯蔬菜高湯、剩下的2大匙香菜、辣椒粉、孜然，和卡宴辣椒，煮至沸騰，接著把火轉小，煮15分鐘或直到水分幾乎蒸發。拌入剩下的2大匙萊姆汁，將藜麥分到4個碗裡。

在每個碗上頭放上萵苣絲、黑豆混合物，和你喜歡的自選食材。

提醒 你可以使用其他的完整穀類，例如翡麥（freekeh）、布格麥（bulgur）或法若小麥（farro）。遵照包裝上的指示來煮它們。

每份營養 熱量346大卡；蛋白質14公克；碳水化合物56公克；糖3公克；總脂肪8.5公克；飽和脂肪1.2公克；鈉100毫克；纖維12.4公克；β-胡蘿蔔素633微克；維生素C 17毫克；鈣76毫克；鐵4.3毫克；葉酸223微克；鎂152毫克；鉀860毫克；鋅2.5毫克；硒5.1微克

墨西哥花椰菜豆子飯
Mexican Cauliflower Rice and Beans

材料
1顆 中等大小的花椰菜，切下花朵部分（大約4杯的花椰菜米）
1又1/2杯 煮熟或1罐（450公克）未加鹽的或低鈉黑豆
1杯 切碎的洋蔥
1/2杯 切碎的紅甜椒
1根 墨西哥青辣椒，去籽並切碎（參見提醒）
6瓣 蒜頭，剁碎
1/2杯 未加鹽的或低鈉蔬菜高湯，若需要可再多加一些
1又1/2杯 切丁的番茄
1/2杯 玉米粒，新鮮或解凍後的冷凍品
2茶匙 孜然粉
1茶匙 辣椒粉
1/8茶匙 黑胡椒粉
1/4杯 切碎的新鮮香菜

1顆 酪梨，切碎

作法 將花椰菜用食物調理機磨碎直到它結成米飯狀。把豆子水（稱為 aquafaba）放入炒鍋或大煎鍋中。加入洋蔥、紅甜椒，和墨西哥青辣椒，以水炒方式直到材料開始變軟，大約2分鐘。

加入花椰菜米、蒜頭和蔬菜高湯到煎鍋中。煮6分鐘或直到花椰菜變得彈牙，如果需要，可加入額外的蔬菜高湯以防沾鍋。加入香菜和酪梨之外的剩下食材，再煮1–2分鐘或直到食材完全變熱。拌入香菜，上菜前放上切碎的酪梨。

提醒 如果你喜歡吃辣，可以把墨西哥青辣椒的籽保留。

每份營養 熱量239大卡；蛋白質11公克；碳水化合物38公克；糖8公克；總脂肪6.7公克；飽和脂肪1公克；鈉84毫克；纖維13.6公克；β-胡蘿蔔素804微克；維生素C 116毫克；鈣91毫克；鐵3.5毫克；葉酸244微克；鎂100毫克；鉀1,188毫克；鋅1.8毫克；硒2.6微克

4人份 烤蘿蔔及蕪菁
Roasted Radishes and Turnips

材料 2杯 修整且切半的蘿蔔
2杯 修整且切半的蕪菁
6瓣 蒜頭、剁碎
1杯 未加鹽的或低鈉蔬菜高湯
1大匙 紅酒醋
4支 新鮮蒔蘿
適量 黑胡椒

作法 將烤箱預熱至攝氏180度（華氏350度）。將食材放入一個8 x 9吋的烤盤中混合，蓋上錫箔紙，烤25分鐘。移開錫箔紙再另外烤10分鐘。

每份營養 熱量31大卡；蛋白質1公克；碳水化合物7公克；糖3公克；總脂肪0.1公克；鈉87毫克；纖維1.6公克；β-胡蘿蔔素1微克；維生素C 18毫克；鈣37毫克；

鐵0.5毫克；葉酸16微克；鎂11毫克；鉀192毫克；鋅0.3毫克；硒1微克

櫛瓜義大利餃佐花椰菜鷹嘴豆瑞可塔醬 Zucchini Ravioli with Cauliflower Chickpea "Ricotta"

製作花椰菜鷹嘴豆「瑞可塔醬」（RICOTTA）

材料

1顆 黃洋蔥，切碎
1又1/2杯 煮熟或1罐（450公克） 未加鹽的或低鈉鷹嘴豆
360公克 冷凍花椰菜米（或 1/2顆大顆花椰菜攪打成「米粒」狀）
1/4杯 生腰果
1/4杯 大麻籽
1/4杯 營養酵母粉
6瓣 蒜頭
1/3杯 水
2大匙 檸檬汁
2大匙 洋蔥粉
1/2大匙 紅藻片
1/2杯 切碎的羅勒

包義大利餃

3根 櫛瓜
3杯 未加鹽的或低鈉義大利式紅醬（參見提醒）

作法

製作花椰菜「瑞可塔醬」，用中火將一個乾的平底鍋加熱2分鐘，然後加入切碎的洋蔥並攪拌3分鐘。加入鷹嘴豆罐頭裡的液體（稱為aquafaba）和花椰菜米，另外再炒6分鐘或直到花椰菜變軟。用食物調理機以瞬轉的方式打鷹嘴豆直到變碎（或用叉子將它搗成泥） 並放置一旁。用強馬力的蔬果機，攪打腰果、大麻籽、營養酵母粉、蒜頭、水、檸檬汁、洋蔥粉及紅藻片，直到極為滑順並呈現乳脂狀，大約1–2分鐘。把攪打完成的混合物放入一個大碗中，放入鷹嘴豆和花椰菜，並將它們充分攪拌混合。最後拌入切碎的羅勒。

製作義大利餃時，將烤箱預熱至攝氏180度（華氏350度）。將櫛瓜的兩端切掉，然後用蔬菜削皮器切成非常薄的薄片。將1杯義

大利式紅醬塗抹在9 x 11吋的烤盤底部。垂直鋪上櫛瓜片讓它們重疊，接著再放上另兩片重疊的櫛瓜片，讓它們形成十字。在中間放上1大匙的瑞可塔醬，將所有的邊摺起，以包成義大利餃。這應該可製作10–15個義大利餃 （視大小而定），接縫處朝下放在烤盤中。在上面加入剩下的醬汁，烤50分鐘。

趁熱上菜食用。

提醒 可使用罐裝的義大利式紅醬或自己做。

每份營養 熱量322大卡；蛋白質17公克；碳水化合物43公克；糖16公克；總脂肪11.2公克；飽和脂肪1.5公克；鈉77毫克；纖維11.7公克；β-胡蘿蔔素903微克；維生素C 58毫克；鈣137毫克；鐵5毫克；葉酸194微克；鎂173毫克；鉀1,347毫克；鋅4.2毫克；硒6.2微克

烤酪梨佐抱子甘藍絲
Avocado Toast with Shredded Brussels Sprouts

材料

1/4杯 切碎的核桃
4瓣 蒜頭，切碎
340公克 抱子甘藍，切成約0.3公分（1/8吋）的細絲
2大匙 葡萄乾或醋栗
1大匙 營養酵母粉
適量 黑胡椒
1顆 成熟的酪梨，壓成泥
4片 （100% 發芽全穀類）麵包，稍微烤過

作法

在一個小煎鍋中以中火將切碎的核桃稍微乾烤一下，大約2–3分鐘。在大煎鍋中加熱2大匙水，將蒜頭炒1分鐘；加入切成絲的抱子甘藍並煮2–3分鐘，直到它們變熱且稍微萎軟。如果需要，可額外加入少量的水。從爐火上移開，上頭撒上核桃、醋栗（或葡萄乾）、營養酵母粉及黑胡椒。在吐司上抹上酪梨泥，上面再放上抱子甘藍的混合物。

每份營養

熱量233大卡；蛋白質9公克；碳水化合物29公克；糖6公克；總脂肪10.7公克；飽和脂肪1.4公克；鈉172毫克；纖維7.7公克；β-胡蘿蔔素405微克；維生素C 76毫克；鈣92毫克；鐵2.8毫克；葉酸113微克；鎂58毫克；鉀625毫克；鋅1.6毫克；硒10.1微克

酥脆洋蔥圈
Crispy Onion Rings

材料

1/3杯 生杏仁醬（室溫）
1茶匙 椰子調味醬（椰子醬油）
2茶匙 巴薩米克醋
1–2顆 中型洋蔥，切片並分開成圈圈狀
1/2杯 杏仁粉（參見提醒）
1/4杯 營養酵母粉

作法

將烤箱預熱至攝氏180度（華氏350度）。在一個中型碗中，將杏仁醬（確認已處於室溫）、椰子調味醬（椰子醬油）和醋快速攪打。用手指將這個杏仁醬混合物抹平在洋蔥表面上。在淺盤中將杏仁粉和營養酵母粉混合在一起。
把每個洋蔥圈浸入杏仁粉的混合物中。把洋蔥在鋪有防油紙或不沾矽膠墊的烤盤上，然後烤20–25分鐘或直到洋蔥變脆。

提醒

你可以在多數的超市或健康食品店買到杏仁粉，或者你也可以用食物調理機自己將生杏仁打成極細的粉末。

每份營養

熱量204大卡；蛋白質12公克；碳水化合物11公克；糖2公克；總脂肪13.4公克；飽和脂肪1.1公克；鈉61毫克；纖維4.2公克；β-胡蘿蔔素1微克；維生素C 2毫克；鈣119毫克；鐵1.8毫克；葉酸21微克；鎂95毫克；鉀311毫克；鋅2.5毫克；硒0.6微克

 伍仁脆餅
Five-Seed Crackers

材料

1/2杯 亞麻籽粉
1/2杯 奇亞籽粉
1/4杯 帶殼芝麻
1/4杯 大麻籽
1/4杯 切碎的南瓜籽
1/2杯 切碎的生腰果

240公克 冷凍菠菜，先解凍，將水分擠乾，切碎
3/4杯 未加鹽的番茄醬
1/4杯 營養酵母粉
2大匙 蘋果醋
1/2茶匙 蒜頭粉
1/2茶匙 洋蔥粉
1茶匙 乾燥奧勒岡
1茶匙 辣椒粉

 作法
將所有的食材放入攪拌碗中攪拌，直到形成麵團狀，如果需要，可灑上一點水。在一個大砧板上頭鋪一張防油紙，把三分之一的麵團放上去，用沾水的手來拿麵團。將另一張防油紙弄溼，放在麵團上頭，然後將麵團桿成大約0.3公分（1/8吋）的厚度。移開上面那張防油紙，將桿好的麵團（包含下層的防油紙）移到乾燥機的架子上。剩下的麵團也如法炮製。

以攝氏50度（華氏125度）乾燥約10小時，或直到你想要的質地。大約在5小時之後，將底層的防油紙剝除。完成之後，將它剝成小片。

提醒
如果是用傳統的烤箱製作，要將麵團平攤在有防油紙或不沾矽膠墊的烤盤上。至少須烤2小時，然後關上電源並讓它放在烤箱中再2-3小時。

每份營養
熱量167大卡；蛋白質8公克；碳水化合物11公克；糖1公克；總脂肪11.5公克；飽和脂肪1.5公克；鈉25毫克；纖維6.6公克；β-胡蘿蔔素1,404微克；維生素C 2毫克；鈣127毫克；鐵2.8毫克；葉酸43微克；鎂127毫克；鉀305毫克；鋅2.2毫克；硒9.4微克

④ 人份 **鮮蔬披薩**
Green Pizza

製作腰果大麻乳酪（參見提醒）

 材料
3/4杯 生腰果，浸泡在水中至少2小時，瀝乾
1/4杯 大麻籽

2大匙 營養酵母粉

2大匙 新鮮的檸檬汁

1/4茶匙 蒜頭粉

1/4茶匙 黑胡椒

1/4杯 水，若需要可多加一些

製作青醬（參見提醒）

4瓣 蒜頭

1/2杯 核桃

1/4杯 巴薩米克醋

1/2杯 水

1/2大匙 傅爾曼醫師VegiZest 調味料（或其他未加鹽的綜合調味料，添味道用）

1/2大匙 營養酵母粉

2杯 芝麻菜

2杯 菠菜

製作披薩

4片 （100%全穀）玉米餅或口袋餅

2顆 中等大小的番茄，切成薄片

額外的芝麻菜和菠菜 作為餡料

作法　將烤箱預熱至攝氏180度（華氏350度）。製作腰果大麻乳酪時，將腰果、大麻籽、營養酵母粉、檸檬汁、蒜頭粉，和黑胡椒放入食物調理機，用瞬轉的方式直到腰果形成粗粉狀。用刮刀將它從杯壁上刮下來，馬達還在運轉時，加入水再打10秒。再度刮一下杯壁，並持續打直到混合物滑順且濃稠，約1–2分鐘，如果需要可額外再加一點水。

製作青醬時，在食物調理機加入蒜頭、核桃、醋、水、VegiZest，和營養酵母粉，以高速攪打。轉到低速，加入芝麻菜和菠菜，攪打直到質地變得厚實。直接在爐架上烤玉米餅或口袋餅約5分鐘或直到它們剛好變脆。在每一片玉米餅或口袋餅中抹上一層青醬，將切片的番茄排列在上面，加入幾小杓的腰果乳酪，另外再烤2–3分鐘或直到餡料變溫熱。從烤箱中拿出，在上頭撒上芝麻菜和菠菜。

| 提醒 | 你可以把剩下的腰果大麻乳酪和芝麻菜青醬用在其他菜餚中。將它們裝在氣密式容器中，放入冰箱冷藏可保存5天。 |

| 每份營養 | 熱量353大卡；蛋白質15公克；碳水化合物40公克；糖6公克；總脂肪16.3公克；飽和脂肪2.4公克；鈉176毫克；纖維8.8公克；β-胡蘿蔔素1,757微克；維生素C 21毫克；鈣122毫克；鐵4.9毫克；葉酸84微克；鎂105毫克；鉀507毫克；鋅2.6毫克；硒4.4微克 |

香料「起司」蔬菜捲
Herbed "Cheese" and Greens Wraps

| 材料 | 4片 （100%全穀）玉米餅
4杯 菠菜
1–2杯 嫩芝麻菜
2顆 中等大小的番茄，切片
製作香草「乳酪」
1袋（約370公克）嫩豆腐
1/2杯 生腰果
2又1/2大匙 新鮮的檸檬汁
1/2茶匙 低鈉白味噌醬
2大匙 營養酵母粉
1/4茶匙 蒜頭粉
1/2大匙 切細碎的新鮮巴西利
1/2大匙 切細碎的新鮮百里香
1/2大匙 切細碎的羅勒
1顆 紅蔥頭，剁碎 |

| 作法 | 製作香草「乳酪」時，將豆腐、腰果、檸檬汁、味噌、營養酵母粉和蒜頭粉放入食物調理機或蔬果機，處理直到滑順。將它倒入碗中，拌入香草和紅蔥頭。做成捲時，在每一片玉米餅上抹上一層「乳酪」。加入菠菜、芝麻菜和切片番茄，並將其捲起來。 |

| 每份營養 | 熱量320大卡；蛋白質19公克；碳水化合物37公克；糖4公克；總脂肪12.1公 |

克；飽和脂肪2公克；鈉271毫克；纖維8.1公克；β-胡蘿蔔素2,079微克；維生素C 23毫克；鈣135毫克；鐵5.3毫克；葉酸81微克；鎂100毫克；鉀529毫克；鋅2.3毫克；硒3.9微克

韓式蔬菜蘑菇萵苣捲
Korean Vegetable and Mushroom Lettuce Wraps

製作蔬菜

材料

1顆 中等大小的洋蔥，切片
4杯 綠花椰菜花
2根 中等大小的胡蘿蔔、垂直切成約0.8公分（1/3吋）的片狀
4顆 中等大小的紅甜椒，去籽並切成約2.5公分（1吋）見方的塊狀
2杯 青江菜，切成一口大小
3杯 新鮮蘑菇（椎茸、牛肝菌菇和／或褐色蘑菇），蒂摘除
240公克 新鮮菠菜
蘿蔓萵苣、波士頓萵苣或其他萵苣葉

製作醬料

1杯 生杏仁
1/4杯 未加糖的大豆、杏仁或大麻奶
1/4杯 水
3大匙 帶殼芝麻
2顆 棗子，去核
2瓣 蒜頭，切碎
1.3公分（1/2吋） 生薑，去皮並切碎
1撮 辣椒片或更多，調味用

作法

用一個大炒鍋加熱2大匙水，以水炒的方式炒洋蔥、綠花椰、胡蘿蔔和甜椒5分鐘，如果需要可以加入更多水以防止蔬菜燒焦。加入青江菜和蘑菇，加蓋，以小火燜煮直到蔬菜剛好軟嫩。把蓋子拿開，煮到水分差不多都收乾。加入菠菜拌炒，直到菜葉變軟。用強馬力蔬果機把所有的醬汁材料攪打成乳脂狀。如果要調整濃稠度可加多一點水。要食用時，用湯匙舀起蔬菜餡料在萵苣葉上，加上一些醬汁，捲起來吃。

每份營養	熱量383大卡；蛋白質15公克；碳水化合物37公克；糖14公克；總脂肪23.3公克；飽和脂肪2.4公克；鈉143毫克；纖維11.1公克；β-胡蘿蔔素10,393微克；維生素C 271毫克；鈣338毫克；鐵5.9毫克；葉酸338微克；鎂225毫克；鉀1,711毫克；鋅3.3毫克；硒20.8微克

6人份 扁豆核桃墨西哥捲餅佐青椒、洋蔥和莎莎醬 Lentil Walnut Burritos with Peppers, Onions, and Salsa

製作扁豆餡料

材料	1杯 核桃

1杯 核桃
1 3/4杯 煮熟的棕扁豆（參見提醒）
1又1/2茶匙 乾燥奧勒岡
1又1/2茶匙 孜然粉
1又1/2茶匙 辣椒粉
2大匙 營養酵母粉
1茶匙 椰子調味醬（椰子醬油）
2大匙 水，或需要的量

製作莎莎醬（或使用瓶裝的低鈉莎莎醬，例如傅爾曼醫師德式墨西哥莎莎醬 DR. FUHRMAN'S TEX-MEX SALSA）

2顆 新鮮番茄，切碎
1顆 小型洋蔥，切碎
1瓣 蒜頭，切碎
1/2 墨西哥青辣椒，去籽並剁碎
3大匙 新鮮萊姆汁
1大匙 切碎的香菜

組裝

1顆 大顆青椒，切成薄片
1顆 大顆洋蔥，切成薄片
6片 （100%全穀）玉米餅

作法 將核桃放入食物調理機，瞬轉數次以切碎。加入煮好的扁豆、奧勒岡、孜然、辣椒粉、營養酵母粉，和椰子調味醬（椰子醬

油），再用瞬轉的方式直到混合物完全混合並打碎。

如果需要，可加1–2大匙水以讓混合物更均勻。把莎莎醬的食材攪拌一起。用一個大煎鍋加熱2–3大匙水，水炒青椒和洋蔥直到軟嫩。組合墨西哥捲餅時，將扁豆／核桃混合物抹在玉米餅上，上面放上炒好的青椒、洋蔥和莎莎醬，接著捲起來吃。

提醒 煮乾扁豆時，可以一個大的平底鍋將1杯扁豆和2杯水煮至沸騰。把火煮小，加蓋，再煮25分鐘或直到豆子變軟。把水瀝乾。

每份營養 熱量371大卡；蛋白質16公克；碳水化合物47公克；糖5公克；總脂肪15.1公克；飽和脂肪1.7公克；鈉196毫克；纖維13.4公克；β-胡蘿蔔素371微克；維生素C 35毫克；鈣101毫克；鐵5.5毫克；葉酸139微克；鎂67毫克；鉀528毫克；鋅2毫克；硒2.9微克

波特貝拉蘑菇披薩
Portabella Pizza

材料 2 顆 大的波特貝拉（portabella）蘑菇，去除蒂頭
1/4茶匙 蒜頭粉
1/4茶匙 乾燥羅勒
1/4茶匙 乾燥奧勒岡
1/2杯 未加鹽的或低鈉義大利麵醬
1/3杯 切細絲的洋蔥
1/3杯 切細絲的青椒或紅甜椒
2–3大匙 植物營養帕瑪森起司（Nutritarian Parmesan）（參見提醒）

作法 將烤箱預熱至攝氏180度（華氏350度）。將蘑菇放在有防油紙的烤盤上，菌褶面朝上，撒上蒜頭粉、羅勒和奧勒岡，烤6分鐘。放上義大利麵醬、洋蔥和洋蔥，並撒上植物營養帕瑪森起司。額外再烤20分鐘或直到蔬菜變軟嫩。

提醒 製作植物營養帕瑪森起司時，將1/4杯核桃、杏仁或大麻籽、1/4杯營養酵母粉、1/4茶匙蒜頭粉、以及1/4茶匙洋蔥粉放入食物處理機

中，以瞬轉的方式攪打直到達到帕瑪森起司的質地。裝入氣密式容器，放在冰箱保存。

 每份營養
熱量179大卡；蛋白質11公克；碳水化合物26公克；糖14公克；總脂肪4.7公克；飽和脂肪0.6公克；鈉59毫克；纖維8公克；β-胡蘿蔔素569微克；維生素C 30毫克；鈣79毫克；鐵2.6毫克；葉酸78微克；鎂54毫克；鉀1,178毫克；鋅3毫克；硒1.6微克

 6 人份

烤花椰菜塔可餅
Roasted Cauliflower Tacos

材料
1顆 花椰菜，將花部的部分切碎
1又1/2茶匙 孜然
1茶匙 辣椒粉
1茶匙 紅椒粉
12片 玉米或小塊全穀玉米餅
2杯 高麗菜絲
1/4杯 香菜

製作醬料
1/4杯 切碎的生杏仁
1瓣 蒜頭，不去皮
1又1/2杯 切碎的番茄
1瓣 蒜頭，去皮
1顆 帝王椰棗（Medjool）（或2顆一般棗子），去核
3大匙 萊姆汁
1/4茶匙 紅椒粉
1/2茶匙 孜然
1/4茶匙 奇波雷（chipotle）辣椒粉，想要更多也行

作法
烤箱預熱至攝氏190度（華氏375度）。在一個大烤盤上塗上薄薄的油，加入花椰菜、孜然、辣椒粉以及紅椒粉，攪拌均勻。烤25分鐘或烤到稍微變棕色，在另一個小烤盤中，放上杏仁烤5分鐘，稍微烤一下就好。把杏仁從烤盤上倒出來。在烤盤上放上未去皮的蒜頭，烤15分鐘或直到蒜頭變軟。放涼，上頭切開，將軟蒜頭

擠出來。把烤過的杏仁和烤過的軟蒜頭放入強馬力蔬果機，加入番茄、1瓣去皮的生蒜頭、棗子、萊姆汁、紅椒粉、孜然，和奇波雷辣椒粉。攪打直到滑順且呈乳乳狀。用微波爐或烤箱加熱玉米餅。每片玉米餅用1~2大匙醬料，放上烤花椰菜、高麗菜絲和香菜。如果喜歡的話，可與切片的酪梨、墨西哥青辣椒片，和萊姆塊一起上菜食用。

 每份營養 熱量200大卡；蛋白質7公克；碳水化合物36公克；糖7公克；總脂肪5公克；飽和脂肪0.6公克；鈉69毫克；纖維7.6公克；β-胡蘿蔔素460微克；維生素C 65毫克；鈣108毫克；鐵2.2毫克；葉酸80微克；鎂81毫克；鉀655毫克；鋅1.3毫克；硒4.3微克

4 **人份**

豆腐日晒番茄漢堡
Tofu and Sun-Dried Tomato Burgers

材料
6顆 非硫化、未加鹽的日晒番茄，在足夠淹過番茄的水中浸泡60分鐘
1大匙 奇亞籽
270公克 菠菜
420公克 老豆腐，冷凍後解凍（參見提醒）
1/4杯 切細碎的紅洋蔥
2瓣 蒜頭，切細碎
1/2杯 全麥麵包粉或麵包丁
1/4杯 帶殼芝麻，烤過
2茶匙 椰子調味醬（椰子醬油）
1/4茶匙 黑胡椒
1撮 紅辣椒片，或適量

作法
將烤箱預熱至攝氏180度（華氏350度）。把日晒番茄瀝乾並切碎，保留浸泡的水。將3大匙浸泡的水和奇亞籽混合在一起，靜置至少10分鐘。加熱一個大炒鍋或平底鍋，放入浸泡番茄的水，將菠菜炒軟。將它切得細碎並放入一個大碗中。將解凍後的豆腐放到碗裡弄碎，混合奇亞籽、日晒番茄、紅洋蔥、蒜頭、麵包粉和烤過的芝麻、椰子調味醬（椰子醬油）、黑胡椒和紅辣椒片。將

它們做成8個漢堡排，再放入鋪有防油紙的烤盤中，烤15分鐘，小心翻面，再烤10分鐘或直到稍稍變棕色。如果想要的話，可和100%全穀口袋餅一起食用，放上萵苣、番茄、紅洋蔥以及加鹽的番茄醬或傅爾曼醫師植物番茄醬（Dr. Fuhrman's Nutritarian Ketchup）一起吃。

| 提醒 | 冷凍後再解凍的豆腐會有一種似肉的口感。解凍豆腐大約需6小時。 |

| 每份營養 | 熱量237大卡；蛋白質16公克；碳水化合物21公克；糖3公克；總脂肪12.1公克；飽和脂肪1.5公克；鈉278毫克；纖維5公克；β-胡蘿蔔素3,606微克；維生素C 21毫克；鈣375毫克；鐵6.1毫克；葉酸176微克；鎂157毫克；鉀697毫克；鋅2.5毫克；硒21.9微克 |

④ 人份 豆腐脆餅及素肉乾披薩
Tofu Crackers and Tofu Jerky Pizza

| 材料 | 450公克 老豆腐，切成非常薄的薄片，厚度不要超過0.3公分（1/8吋）
1/4杯 鷹嘴豆水，用來刷在豆腐上（參見提醒）
1/4杯 芝麻、嬰粟、大麻或亞麻籽
無鹽調味料，如果想要的話，可使用像是傅爾曼醫師MatoZest或VegiZest調味料 |

| 作法 | 將切片的豆腐放在乾燥紙上。輕輕刷上鷹嘴豆水。依你自己的喜好放上選擇的種籽及無鹽調味料。將乾燥機設定在大約攝氏50度（華氏120度），乾燥8小時或直到你想要的脆度。如果使用傳統烤箱，將刷上鷹嘴豆水的豆腐片放在鋪有防油紙的烤盤上，烤至少3-4小時或直到你想要的脆度。當它們涼了之後，會變硬像脆餅或像肉乾的質地那樣。
製作素肉乾披薩時，抹上義大利式番茄醬（Intense Marinara Sauce）或其他的低鹽番茄醬。 |

| 提醒 | 鷹嘴豆水是在煮豆子後剩下的水，在零售販賣的罐裝豆子中也會有，通常會被倒掉。 |

| 每份營養 | 熱量148大卡；蛋白質12公克；碳水化合物4公克；糖1公克；總脂肪10.7公克；飽和脂肪1.2公克；鈉9毫克；纖維1.5公克；維生素C 1毫克；鈣274毫克；鐵3.3毫克；葉酸27微克；鎂88毫克；鉀182毫克；鋅1.9毫克；硒16.9微克 |

 烤綠花椰地瓜吐司
Sweet Potato Toast with Roasted Broccoli

材料
1顆 大顆地瓜，去皮並切成約2.5公分（1吋）片狀
1/2杯 新鮮現擠柳橙汁
1杯 水
1/4茶匙 黑胡椒
1顆 綠花椰菜，花部切成大朵
1大匙 新鮮的檸檬汁
4片 （100% 全穀類）麵包，稍微烤過
1大匙 帶殼芝麻烤過

作法
將地瓜、柳橙汁和水放到小平底鍋裡混合。煮至沸騰後，把火轉小，慢慢煮直到地瓜變得非常軟且水分都蒸發，大約20分鐘。搗成泥並以黑胡椒調味。
將烤箱預熱至攝氏180度（華氏350度）。把花椰菜放到鋪有防油紙或不沾矽膠墊的烤盤上，烤到軟，大約20分鐘。粗略切一下並拌入檸檬汁。把地瓜泥抹到麵包上，上面放上烤過的綠花椰菜，並撒上芝麻籽。

每份營養
熱量184大卡；蛋白質10公克；碳水化合物34公克；糖8公克；總脂肪2.8公克；飽和脂肪0.5公克；鈉214毫克；纖維7.6公克；β-胡蘿蔔素3,325微克；維生素C 153毫克；鈣140毫克；鐵2.5毫克；葉酸125微克；鎂77毫克；鉀750毫克；鋅1.5毫克；硒18微克

4 人份

素食豆子漢堡
Veggie-Bean Burgers

材料

1大匙 亞麻籽粉

1又1/2杯 煮熟或1罐（450公克）未加鹽的或低鈉紅腰豆

1/2顆 中型洋蔥，切細碎

6瓣 蒜頭、剁碎

1根 小根的胡蘿蔔，磨碎

1茶匙 孜然

1茶匙 辣椒粉

1/2茶匙 蒜頭粉

1/4茶匙 紅椒粉

1/4茶匙 黑胡椒

1/4杯 切細碎的羽衣甘藍

1–2大匙 傳統燕麥片，用於調整稠度，如果需要的話

作法

將烤箱預熱至攝氏180度（華氏350度）。將亞麻籽和豆子罐頭裡的水（稱為aquafaba）放到小碗中，靜置10分鐘。在平底鍋中加熱2–3大匙水，炒洋蔥、蒜頭和胡蘿蔔直到洋蔥變成半透明而胡蘿蔔也開始變軟。把東西轉倒入大碗中，拌入香料。用叉子或用食物調理機將部分的豆子搗成泥，加入蔬菜和香料，拌入亞麻子和豆子水混合物以及羽衣甘藍。將它們做成4個漢堡排，放在鋪有防油紙或不沾矽膠墊的烤盤上（如果混合物太溼，可加入傳統燕麥片以調整稠度）。烤15分鐘，小心翻面，再烤10分鐘或直到它變成淺棕色。

每份營養

熱量116大卡；蛋白質7公克；碳水化合物20公克；糖2公克；總脂肪1.4公克；飽和脂肪0.2公克；鈉26毫克；纖維6.5公克；β-胡蘿蔔素1,566微克；維生素C 8毫克；鈣49毫克；鐵2.8毫克；葉酸95微克；鎂45毫克；鉀402毫克；鋅1毫克；硒2微克

甜點
DESERTS

16人份 杏仁布朗迪
Almond Blondies

材料

2大匙 亞麻籽粉
1/2杯 水
2茶匙 泡打粉
3/4杯 未加糖的杏仁奶
1/3杯 生杏仁醬
1/2杯 未添加油、鹽的花生醬
3/4杯 杏仁粉
1又1/2大匙 瑪卡粉
3根 非常熟的中型香蕉
9顆 帝王椰棗（Medjool），去核
1大匙 香草豆粉（或2茶匙無酒精香草萃取）
2杯 傳統燕麥或鋼切燕麥
1又1/2杯 全麥麵粉（或無麩質粉）
3/4杯 葡萄乾

作法

將烤箱預熱至攝氏180度（華氏350度）。將亞麻籽和水一起輕輕打散，靜置5分鐘。把亞麻籽混合物和食材裡除了燕麥、全麥麵粉和葡萄乾之外的東西加到食物調理機中，處理直到完全混合。
將它倒入一個大碗中，混入燕麥、麵粉和葡萄乾，把麵團倒入8 x 8吋的烤盤中，用一支大湯匙將它平均抹平。烤35分鐘或直到上面變成金黃色，把竹籤插入中心取出後竹籤不沾黏的程度。烘烤的時間可能會有所不同，所以35分鐘之後，每5分鐘確認一次。讓它放涼並切成方塊。

熱量269大卡；蛋白質8公克；碳水化合物41公克；糖14公克；總脂肪10.5公克；飽和脂肪1.7公克；鈉15毫克；纖維5.9公克；β-胡蘿蔔素18微克；維生素C 6毫克；鈣92毫克；鐵4毫克；葉酸24微克；鎂69毫克；鉀495毫克；鋅1毫克；硒8.2微克

6
—人份—

藍莓櫻桃酥
Blueberry Cherry Crumble

製作酥皮餡料

1/2杯 傳統燕麥
1/2杯 杏仁，稍微烤過
1/4杯 發芽扁豆粉或杏仁粉
3大匙 生杏仁醬，置於室溫
1顆 帝王椰棗（Medjool）（或2顆一般棗子），去核，在溫水中浸泡1分鐘，然後瀝乾並壓成泥
1茶匙 杏仁精
1茶匙 肉桂

製作填料

360公克 新鮮或冷凍藍莓
240公克 冷凍櫻桃
1/2茶匙 洋菜粉（參見提醒）
1/4杯 水
1大匙 新鮮的檸檬汁
1顆 帝王椰棗（Medjool）（或2顆一般棗子），去核並切碎

作法　將烤箱預熱至攝氏180度（華氏350度）。在製作餡料時，用強馬力蔬果機將燕麥和杏仁打成碎屑狀。放入中型的碗中，拌入麵粉、杏仁醬、棗子泥、杏仁精以及肉桂。攪拌直到完全混合。製作填料時，將藍莓、櫻桃、洋菜粉、水、檸檬汁和棗子放入中型平底鍋中混合，以小火煮至冒泡泡，大約 10分鐘。倒入一個8 x 8吋或1又1/2公升的烤盤上，上面放上酥皮混合物。烤15分鐘。靜置10分鐘放涼再上菜。

提醒 洋菜粉是一種用海菜做成的植物膠，可以運用在非常多食譜裡做為增稠劑。如果用洋菜膠來代種洋菜粉，那麼用量就要加倍。

每份營養 熱量284大卡；蛋白質42公克；碳水化合物137公克；糖12公克；總脂肪12.8公克；飽和脂肪1公克；鈉9毫克；纖維9.6公克；β-胡蘿蔔素225微克；維生素C 3毫克；鈣82毫克；鐵69毫克；葉酸15微克；鎂69毫克；鉀288毫克；鋅1.1毫克；硒0.6微克

 胡蘿蔔旦糕棒
Carrot Cake Bites

材料
1/2杯 切碎的鳳梨乾
1/4杯 水
1杯 美洲山核桃
1杯 核桃
1杯 去核棗子
1杯 未加糖的椰絲
1/2杯 磨碎的胡蘿蔔
1茶匙 肉桂
1/2茶匙 薑粉
1/4茶匙 肉豆蔻

作法 將切碎的鳳梨放入密封容器或塑膠袋中，加入1/4杯水，將其浸泡過夜或數小時，三不五時去混合或翻動它。美洲山核桃和核桃放入食物調理機，打至它們變得細碎。將堅果從食物處理機中取出，把棗子和浸泡過的鳳梨連同浸泡的水一起放入食物處器機中攪拌，直到它變成像麵團並開始形成球狀。將堅果以及椰子、磨碎的胡蘿蔔和香料倒回食物處理機，用瞬轉的方式直到所有材料充分混合。將它捏成球狀。可製作約20份。

每份營養 熱量131大卡；蛋白質2公克；碳水化合物11公克；糖8公克；總脂肪9.8公克；飽和脂肪3.2公克；鈉4毫克；纖維2.4公克；β-胡蘿蔔素230微克；鈣17毫克；鐵0.6毫克；葉酸9微克；鎂23毫克；鉀153毫克；鋅0.5毫克；硒1.5微克

櫻桃杏桃燕麥餅
Cherry Apricot Oatmeal Cookies

 1根 大根熟香蕉
1/2杯 生杏仁醬
1/4杯 切碎的棗子
1茶匙 純香草籽粉或無酒精香草萃取
1茶匙 杏仁精
1/2杯 切碎的未硫化的乾杏桃
1/2杯 切碎的未加糖乾櫻桃
2杯 傳統燕麥片
2大匙 亞麻籽粉

 烤箱預熱至攝氏170度（華氏 335度）。將香蕉放入中型的碗裡充分搗成泥；拌入杏仁醬；再放入棗子、香草和杏仁精直到完全混合。加入杏桃、櫻桃、燕麥和亞麻籽。將混合物分批放入輕抹了油的瑪芬烤盤中，只須使用足夠做成餅乾的麵團就好，大概2公分（3/4吋）高。烤12分鐘或直到變金黃色。用刀子將餅乾從烤盤上取下並放到架子上放涼。混合物也可以倒入不沾烤盤上。烤15分鐘或直到變金黃色，放涼並切成方塊。.

 熱量195大卡；蛋白質5公克；碳水化合物31公克；糖13公克；總脂肪7.4公克；飽和脂肪0.7公克；鈉2毫克；纖維4.5公克；β-胡蘿蔔素131微克；維生素C 2毫克；鈣50毫克；鐵4毫克；葉酸11微克；鎂45毫克；鉀269毫克；鋅0.5毫克；硒0.8微克

 巧克力杏仁布丁
Chocolate Almond Pudding

 3根 成熟的香蕉
1/2顆 中型酪梨
1/4杯 未加糖的天然可可粉
1/4杯 生杏仁醬

1顆 帝王椰棗（Medjool）（或2顆一般棗子），去核
1茶匙 純香草籽粉或無酒精香草萃取

作法 將所有食材放入強馬力蔬果機攪打直到變得滑順。放入冰箱冷藏直到要吃之前再拿出來。

每份營養 熱量233大卡；蛋白質6公克；碳水化合物32公克；糖16公克；總脂肪12.3公克；飽和脂肪1.5公克；鈉5毫克；纖維7.3公克；β-胡蘿蔔素39微克；維生素C 9毫克；鈣72毫克；鐵1.7毫克；葉酸44微克；鎂102毫克；鉀644毫克；鋅1.2毫克；硒2.1微克

柔滑南瓜奇亞籽布丁
Creamy Pumpkin Chia Pudding

材料 1杯 未加糖的大豆、大麻或杏仁奶
3顆 帝王椰棗（Medjool）（或6顆一般棗子），去核並切碎
1/4杯 奇亞籽
1茶匙 香草豆粉或無酒精香草萃取
1/2茶匙 肉桂
1/2杯 南瓜泥
2大匙 未加糖的椰絲，烤過
2大匙 切碎的美洲山核桃，烤過

作法 將植物奶和棗子放入強馬力蔬果機中攪打，直到充分混合。加入奇亞籽、香草和肉桂並攪打30秒。將南瓜泥分配到兩個要上菜的盤子，把打好的奇亞籽混合物倒在南瓜上，加上蓋子，冰過夜或至少冰4小時。要吃之前，在上頭撒上椰子和美洲山核桃。放入冰箱可保存5天。

每份營養 熱量314大卡；蛋白質10公克；碳水化合物34公克；糖17公克；總脂肪17.5公克；飽和脂肪4.9公克；鈉24毫克；纖維11.7公克；β-胡蘿蔔素1,308微克；維生素C 3毫克；鈣166毫克；鐵3.3毫克；葉酸33微克；鎂131毫克；鉀453毫克；鋅1.8毫克；硒12.7微克

黑巧克力慕斯
Dark Chocolate Mousse

材料

105公克 100%可可的巧克力，粗略切
360公克 嫩豆腐，瀝乾並置於室溫下
3顆 帝王椰棗（Medjool）（或6顆一般棗子），浸泡在溫水中直到它變軟，然後瀝乾、去核並切碎
1茶匙 純香草籽粉或無酒精香草萃取
1/2茶匙 洋菜粉（參見提醒）

選擇性餡料材料

100%可可的巧克力薄碎片
覆盆莓或黑莓
新鮮薄荷葉
生杏仁，烤過並切碎

作法

用微波爐以中火力來融化巧克力，每30秒拿出來攪拌一下，直到巧克力完全融化。在一旁放涼，同時，把嫩豆腐、棗子、香草和洋菜粉放入強馬力蔬果機並攪打直到變得滑順。加入融化的巧克力，攪打直到混合。將混合物放入3個小烤盤或小盤子中，冷藏30分鐘。以你喜歡的餡料裝飾。這可以在冰箱中存放4–5天。

提醒

洋菜粉是一種用海菜做成的植物膠。可以運用在非常多食譜裡做為增稠劑。如果用洋菜膠來代種洋菜粉，那麼用量就要加倍。

每份營養

熱量299大卡；蛋白質10公克；碳水化合物32公克；糖18公克；總脂肪20.4公克；飽和脂肪11.1公克；鈉15毫克；纖維7.3公克；β-胡蘿蔔素21微克；鈣92毫克；鐵7.2毫克；葉酸21微克；鎂164毫克；鉀661毫克；鋅4毫克；硒2.8微克

16人份 免烤布朗尼
No-Bake Brownies

 材料

1/2杯 杏仁
1/2杯 腰果
1/4杯 大麻籽
3/4杯 核桃，分批使用
2杯 帝王椰棗（Medjool），去核
1/2杯 未加糖的可可粉
1/3杯 不加油、鹽的花生醬
2大匙 可可碎豆

作法

在8 x 8吋的方型盤中鋪上防油紙。將杏仁、腰果、大麻籽和1/2杯核桃放入食物調理機，打至粉碎。加入棗子再續打，直到混合物變成糊狀並開始形成一球。加入可可粉、花生醬和可可碎豆；繼續打並將它們揉在一起直到充分混合。將混合好的材料鋪平在為子裡，將剩下的1/4杯核桃粗切一下，遍撒在布朗尼上頭。放入冰箱1小時。切成16塊。

每份營養

熱量213大卡；蛋白質6公克；碳水化合物21公克；糖13公克；總脂肪13.8公克；飽和脂肪2.2公克；鈉3毫克；纖維4公克；β-胡蘿蔔素2微克；鈣35毫克；鐵1.8毫克；葉酸24微克；鎂92毫克；鉀334毫克；鋅1.4毫克；硒3.4微克

8人份 開心果義式冰淇淋
Pistachio Gelato

 材料

3/4杯 未加鹽的去殼開心果，分批使用
2杯 水
1/2杯 生腰果
2/3杯 嫩豆腐
8顆 帝王椰棗（Medjool）（或16顆一般棗子），去核
1又1/2杯 冷凍芒果塊
1顆 小型（或1/2顆大型）酪梨

1把 生菠菜
1/4茶匙 杏仁精

作法 將1/4杯開心果粗切一下，放置一旁備用。將另外的1/2杯開心果連同剩下的食材放入強馬力蔬果機攪打直到滑順並呈現乳脂狀。拌入切碎的開心果。放入冰淇淋製造機或直接放入冷凍。

每份營養 熱量229大卡；蛋白質6公克；碳水化合物29公克；糖20公克；總脂肪12.2公克；飽和脂肪1.7公克；鈉9毫克；纖維4.7公克；β-胡蘿蔔素404微克；維生素C 11毫克；鈣55毫克；鐵1.6毫克；葉酸43微克；鎂62毫克；鉀483毫克；鋅1毫克；硒2.7微克

草莓香蕉冰淇淋
Strawberry Banana Ice Cream

材料 3根 成熟的香蕉，冷凍過（參見提醒）
1/3杯 未加糖的大豆、大麻或杏仁奶
2杯 冷凍草莓
2大匙 切碎的核桃
1大匙 亞麻籽粉
1/2茶匙 純香草籽粉或無酒精香草萃取

作法 將所有食材放入強馬力蔬果機中攪打，直至細滑呈現奶油質地。如果需要可以額外加一點植物奶以調整稠度。也可以用冷凍藍莓取代草莓，把這道變成藍莓香蕉冰淇淋。

提醒 預先將成熟的香蕉冷凍至少8小時。冷凍前先剝除香蕉皮並以塑膠袋密封起來。

每份營養 熱量146; 蛋白質3公克；碳水化合物29公克；糖15公克；總脂肪3.4公克；飽和脂肪0.4公克；鈉13毫克；纖維4.6公克；β-胡蘿蔔素44微克； 維生素C38毫克；鈣29毫克；鐵1.1毫克；葉酸39微克； 鎂49毫克；鉀479毫克；鋅0.4毫克；硒3微克

夏日水果派+簡易杏仁椰子派皮
Summer Fruit Pie with Simple Almond Coconut Pie Crust

材料

製作派皮
2/3杯 生杏仁
2/3杯 未加糖的椰子絲
2/3杯 傳統燕麥片
4顆 帝王椰棗（Medjool）（或8顆一般棗子），去核
1/4杯 水

製作餡料
2–3根 香蕉，切片
1茶匙 新鮮的檸檬汁
2顆 奇異果，去皮並切片
4杯 有機草莓，切片
2杯 藍莓和／或黑莓
1/2杯 未加糖的香草豆奶、大麻奶或杏仁奶
1 1/4杯 冷凍草莓（或額外再加1品脫新鮮有機草莓）
2顆 帝王椰棗（Medjool）（或4顆一般棗子），去核
2茶匙 切碎的新鮮薄荷葉，如果想要的話

作法

製作派皮時，將杏仁放入食物處理機或強馬力蔬果機中攪打，直到杏仁變得細碎。加入其他的食材，直到充分攪打完成。從食物處器機中倒出，揉成圓球型，接著將它壓平成9吋的派皮。

製作餡料時，將香蕉平攤在派平上，稍微輕壓一下。在香蕉上灑上檸檬汁。將奇異果、草莓和藍莓放在香蕉上。如果想要的話，可預留一些水果以便最後用來放在派上面裝飾。用強馬力的蔬果機，將植物奶、冷凍草莓、棗子和薄荷攪打至滑順。將此混合物倒在水果上，如果喜歡可以用額外的水果來裝飾。加上蓋子冷凍至少2小時再食用。

每份營養

熱量277大卡；蛋白質6公克；碳水化合物45公克；糖29公克；總脂肪10.7公克；飽和脂肪1.6公克；鈉12毫克；纖維8.8公克；β-胡蘿蔔素47微克；維生素C 91毫克；鈣90毫克；鐵1.9毫克；葉酸56微克；鎂91毫克；鉀666毫克；鋅1毫克；硒3微克

4
-人份-

無奶香草/巧克力冰淇淋
Vanilla or Chocolate Nice Cream

材料

1/4杯 核桃（或夏威夷豆）
2根 成熟的香蕉，冷凍（參見提醒）
1/3杯 未加糖的大豆、大麻或杏仁奶（預先冷凍）
1茶匙 純香草籽粉或無酒精香草萃取

作法

用強馬力的蔬果機，將核桃攪打至極細的粉狀。加入其他的材料並以高速攪打至細緻滑順的程度。可立即食用，或放入冰箱中待會再吃。如果要製作無奶巧克力冰淇淋，加入2大匙天然未加糖的可可粉以及2顆去核的帝王椰棗（Medjool）或4顆一般的棗子。

提醒

預先將成熟的香蕉冷凍至少8小時。冷凍前先剝掉香蕉皮並以塑膠袋密封起來。

每份營養

熱量138大卡；蛋白質2公克；碳水化合物25公克；糖16公克；總脂肪4.6公克；飽和脂肪0.5公克；鈉11毫克；纖維2.9公克；β-胡蘿蔔素27微克；維生素C 5毫克；鈣22毫克；鐵0.6毫克；葉酸23微克；鎂37毫克；鉀346毫克；鋅0.4毫克；硒1.9微克

結語

　　在現代世界，我們有各種選擇健康的機會。我們幾乎在每個街角都能找到被販賣的危險食品，吃下它們可能讓我們致死；但與此同時，我們也有機會購買各式各樣的健康產品，而這些是我們前幾代人無從選擇的。現在，我們一年四季都可以買到各種新鮮葉菜類、蘑菇、富含omega-3脂肪酸的種子以及莓果。現在，完美的健康選擇已真正掌握在我們手裡。

　　影響我們健康及整體生活品質的因素有很多，包括擁有豐富的生活目標、感恩、深思熟慮、關愛地球、對他人保持善意——這一切都讓我們的生命旅程提升。當我們學會欣賞周圍的美麗、當我們歡笑玩樂時，我們就會學會珍惜並珍視我們擁有的每一分鐘。

　　我們所吃的食物是決定我們健康和幸福的最關鍵因素。我們擁有珍貴的身體，必須保護、滋養和珍惜它，因為那是快樂生活的基礎。

　　祝你永遠健康、愉快、幸福；你一定可以擁有這一切。

註釋

前言　植物營養飲食法（The Nutritarian Diet）

1 Fuhrman J, Singer M. Improved cardiovascular parameter with a nutrient-dense, plant-rich diet-style: a patient survey with illustrative cases. *Am J Lifestyle Med.* 2015;11(3)264–73, doi:10.1177/1559827615611024.
2 Bertoia ML, Mukamai KJ, Cahill LE et al. Changes in intake of fruits and vegetables and weight change in United States men and women followed for up to 24 years: analysis from three prospective cohort studies. *PLOS Med.* 2015;12(9):e1001878.
3 Sartorelli DS, Franco LJ, Cardosa MA. High intake of fruits and vegetables predicts weight loss in Brazilian overweight adults. *Nutr Res.* 2008;28(4):233–38.
4 Jenkins DJ, Kendall CW, Faulkner D et al. A dietary portfolio approach to cholesterol reduction: combined effects of plant sterols, vegetable proteins, and viscous fibers in hypercholesterolemia. *Metabolism.* 2002;51(12):1596–604.
5 Fuhrman, Singer. Improved cardiovascular parameter.
6 Dunaief DM, Fuhrman J, Dunaief JL, Ying G. Glycemic and cardiovascular parameters improved in type 2 diabetes with the high nutrient density (HND) diet. *Open J Prev Med.* 2012;2(3):364–71.
7 Fuhrman J, Sarter B, Glaser D, Accocella S. Changing perceptions of hunger on a high nutrient density diet. *Nutr J.* 2010;9:51, doi:10.1186/1475-2891-9-51.
8 Fuhrman et al. https://nutritionj.biomedcentral.com/articles/10.1186/1475-2891-9-51.

第 1 章　長壽的科學

1 Sergiev PV, Dontsova OA, Berezkin GV. Theories of aging: an ever-evolving field. *Acta Naturac* 2015;7(1):9–18.
2 Jin K. Modern biological theories of aging. *Aging Dis.* 2010;1(2):72–74; Madison HE. Theories of aging. In: Lueckenotte AG, ed., *Gerontologic Nursing.* St. Louis: Mosby, 2002.
3 Barzilai N, Cuervo AM, Austad S. Aging as a biological target for prevention and therapy. *JAMA.* 2018;320(13):1321–22; Tchkonia T, Kirkland JL. Aging, cell senescence, and chronic disease: emerging therapeutic strategies. *JAMA.* 2018;320(13):1319–20.
4 Ruiz-Canela M, Bes-Rastrollo M, Martinez-Gonzalez MA. The role of dietary inflammatory index in cardiovascular disease, metabolic syndrome and mortality. *Int J Mol Sci.* 2016;17(8), E1265, doi:10.3390/ijms17081265; Federico A, Morgillo F, Tuccillo C et al. Chronic inflammation and oxidative stress in human carcinogenesis. *Int J Cancer.* 2007;121:2381–86; Fowler ME, Akinyemiju TF. Meta-analysis of the association between dietary inflammatory index (DII) and cancer outcomes. *Int J Cancer.* 2017;141:2215–27; Higashi Y, Noma K, Yoshizumi M, Kihara Y. Endothelial function and oxidative stress in cardiovascular diseases. *Circ J.* 2009;73:411–18.

5 Marcon F, Siniscalchi E, Crebelli R et al. Diet-related telomere shortening and chromosome stability. *Mutagenesis*. 2012;27:49–57; Houben JM, Moonen HJ, van Schooten FJ, Hageman GJ. Telomere length assessment: biomarker of chronic oxidative stress? *Free Radic Biol Med*. 2008;44:235–46; von Zglinicki T, Martin-Ruiz CM. Telomeres as biomarkers for ageing and age-related diseases. *Curr Mol Med*. 2005 Mar;5(2):197–203.

6 Cassidy A, De Vivo I, Liu Y et al. Associations between diet, lifestyle factors, and telomere length in women. *Am J Clin Nutr*. 2010;91:1273–80; Ludlow AT, Ludlow LW, Roth SM. Do telomeres adapt to physiological stress? Exploring the effect of exercise on telomere length and telomere-related proteins. *Biomed Res Int*. 2013; 2013:601368; Tiainen AM, Mannisto S, Blomstedt PA et al. Leukocyte telomere length and its relation to food and nutrient intake in an elderly population. *Eur J Clin Nutr*. 2012;66:1290–94; LaRocca TJ, Seals DR, Pierce GL. Leukocyte telomere length is preserved with aging in endurance exercise-trained adults and related to maximal aerobic capacity. *Mech Ageing Dev*. 2010;131:165–67; Marcon F, Siniscalchi E, Crebelli R et al. Diet-related telomere shortening and chromosome stability. *Mutagenesis*. 2012;27:49–57; Min KB, Min JY. Association between leukocyte telomere length and serum carotenoid in US adults. *Eur J Nutr*. 2017;56(3):1045–52; Cherkas LF, Hunkin JL, Kato BS et al. The association between physical activity in leisure time and leukocyte telomere length. *Arch Intern Med*. 2008;168:154–58.

7 Quach A, Levine ME, Tanaka T et al. Epigenetic clock analysis of diet, exercise, education, and lifestyle factors. *Aging* (Albany NY). 2017;9:419–46.

8 Astrup A, Gotzsche PC, van de Werken K et al. Meta-analysis of resting metabolic rate in formerly obese subjects. *Am J Clin Nutr*. 1999;69:1117–22; Ravussin E, Lillioja S, Knowler WC et al. Reduced rate of energy expenditure as a risk factor for body-weight gain. *N Engl J Med*. 1988;318:467–72.

9 Joseph JA, Denisova N, Fisher D et al. Age-related neurodegeneration and oxidative stress: putative nutritional intervention. *Neurol Clin*. 1998;16:747–55.

10 Hulbert AJ, Pamplona R, Buffenstein R et al. Life and death: metabolic rate, membrane composition, and life span of animals. *Physiol Rev*. 2007;87:1175–213; Farooqui T, Farooqui AA. Aging: an important factor for the pathogenesis of neurodegenerative diseases. *Mech Ageing Dev*. 2009;130:203–15.

11 Speakman JR, Selman C, McLaren JS et al. Living fast, dying when? The link between aging and energetics. *J Nutr*. 2002;132:1583S–97S.

12 Jumpertz R, Hanson RL, Sievers ML et al. Higher energy expenditure in humans predicts natural mortality. *J Clin Endocrinol Metab*. 2011;96(6):E972–76.

13 Bouchard C, Tremblay A, Nadeau A et al. Genetic effect in resting and exercise metabolic rates. *Metabolism*. 1989;38:364–70.

14 Martin CK, Heilbronn LK, de Jonge L et al. Effect of calorie restriction on resting metabolic rate and spontaneous physical activity. *Obesity*. 2007;15:2964–73; Roberts SB, Fuss P, Evans WJ et al. Energy expenditure, aging and body composition. *J Nutr*. 1993;123:474–80.

15 Fontana L. The scientific basis of caloric restriction leading to longer life. *Curr Opin Gastroenterol*. 2009;25:144–50.

16 Broeder CE, Burrhus KA, Svanevik LS et al. The effects of aerobic fitness on resting metabolic rate. *Am J Clin Nutr*. 1992;55:795–801.

17 Manini TM, Everhart JE, Patel KV et al. Daily activity energy expenditure and mortality among older adults. *JAMA*. 2006;296:171–79.

18 Pontzer H, Raichlen DA, Godon AD et al. Primate energy expenditure and life history. *PNAS*. 2014;111(4):1433–37. https://doi.org/10.1073/pnas.1316940111; Brown JH, Gillooly JF, Allen A et al. Toward a metabolic theory of ecology. *ESA: Ecology*, 1 July 2004. https://doi.org/10.1890/03-9000.

19 Rizzo MR, Mari D, Barbieri M et al. Resting metabolic rate and respiratory quotient in human longevity. *J Clin Endocrinol Metab*. 2005;90(1):409–13.

20 Bano A, Khana K, Chaker L et al. Association of thyroid function with life expectancy with and without cardiovascular disease: the Rotterdam Study. *JAMA Intern Med*. 2017;177(11):1650–57.

21 Chaker L, van den Berg ME, Neimeijer MN et al. Thyroid function and sudden cardiac death. *Circulation*. 2016;134:713–22.

22 Baumgartner C, de Costa BR, Collet TH et al. Thyroid function within the normal range, subclinical hypothyroidism and the risk of atrial fibrillation. *Circulation*. 2017;136:2100–116.

23 Ruggierro C, Metter EJ, Melenovsky V et al. High basal metabolic fate is a risk factor for mortality: the Baltimore Longitudinal Study of Aging. *J Gerontol A Biol Sci Med Sci*. 2008;63(7):698–706.

24 US Centers for Disease Control and Prevention. National Center for Health Statistics. Health, United States, 2017. Table 14. Life expectancy at birth and at age 65, by sex: Organisation for Economic Co-operation and Development (OECD) countries, selected years 1980–2015. https://www.cdc.gov/nchs/hus/contents2017.htm?search=Life_expectancy.

25 World Health Organization. Global Health Observatory data repository. Healthy life expectancy (HALE): Data by country. http://apps.who.int/gho/data/view.main.HALEXv?lang=en.

26 Aune D, Giovannucci E, Boffetta P et al. Fruit and vegetable intake and the risk of cardiovascular disease, total cancer and all-cause mortality: a systematic review and dose-response meta-analysis of prospective studies. *Int J Epidemiol*. 2017 Jun 1;46(3):1029–56; Kwok CS, Gulati M, Michos ED et al. Dietary components and risk of cardiovascular disease and all-cause mortality: a review of evidence from meta-analyses. *Eur J Prev Cardiol*. 2019;26(13):1415–29; Mori N, Shimazu T, Charvat H et al. JPHC Study Group. Cruciferous vegetable intake and mortality in middle-aged adults: a prospective cohort study. *Clin Nutr*. 2019 Apr;38(2):631–43; Zhang X, Shu XO, Xiang YB et al. Cruciferous vegetable consumption is associated with a reduced risk of total and cardiovascular disease mortality. *Am J Clin Nutr*. 2011 Jul;94(1):240–46.

27 Ames BN. Prolonging healthy aging: longevity vitamins and proteins. *Proc Natl Acad Sci USA*. 2018;115:10836–44.

第 2 章　荷爾蒙與健康

1 Shanmugalingam T, Bosco C, Ridley AJ, Van Hemelrijck MV. Is there a role for IGF-1 in the development of second primary cancers? *Cancer Med*. 2016;5(11):3353–67.

2 Cleary MP, Grossmann ME. Minireview: Obesity and breast cancer: the estrogen connection. *Endocrinology*. 2009;150:2537–42; Nelles JL, Hu WY, Prins GS et al. Estrogen action and prostate cancer. *Expert Rev Endocrinol Metab*. 2011;6(3):437–51.

3 Cleary MP, Grossmann ME. Obesity and breast cancer: the estrogen connection. *Endocrinology*. 2009;150(6):2537–42.

4 Iyengar NM, Hudis CA, Danenberg AJ. Obesity and inflammation: new insights into breast cancer development and progression. *Am Soc Clin Oncol Educ Book*. 2013;33:46–51; Poloz Y, Stambolic V. Obesity and cancer, a case for insulin signaling. *Cell Death Dis*. 2015;6:e2037; Rausch LK, Netzer NC, Hoegel J et al. The linkage between breast cancer, hypoxia, and adipose tissue. *Front Oncol*. 2017;7:211.

5 Gallagher EJ, LeRoith D. The proliferating role of insulin and insulin-like growth factors in cancer. *Trends Endocrinol Metab*. 2010;21(10):610–18.

6 Sluijs I, van der Schouw YT, van der A DL et al. Carbohydrate quantity and quality and risk of type 2 diabetes in the European Prospective Investigation into Cancer and Nutrition–Netherlands (EPIC-NL) study. *Am J Clin Nutr*. 2010;92(4):905–11; Barclay AW, Petocz P, McMillan-Price J et al. Glycemic index, glycemic load, and chronic disease risk: a meta-analysis of observational studies. *Am J Clin Nutr*. 2008;87(3):627–37; Gnagnarella P, Gandini S, La Vecchia C et al. Glycemic index, glycemic load, and cancer risk: a meta-analysis. *Am J Clin Nutr*. 2008;87:1793–801; Sieri S, Krogh V, Berrino F et al. Dietary glycemic load and index and risk of coronary heart disease in a large Italian cohort: the EPICOR study. *Arch Intern Med*. 2010;170:640–47; Kaushik S, Wang JJ, Flood V et al. Dietary glycemic index and the risk of age-related macular degeneration. *Am J Clin Nutr*. 2008;88(4):1104–10.

7 Gnagnarella P, Gandini S, La Vecchia C et al. Glycemic index, glycemic load, and cancer risk: a meta-analysis. *Am J Clin Nutr*. 2008;87:1793–801; Dong JY, Qin LQ. Dietary glycemic index, glycemic load, and risk of breast cancer: meta-analysis of prospective cohort studies. *Breast*

Cancer Res Treat. 2011;126(2):287–94; Sieri S, Pala V, Brighenti F et al. Dietary glycemic index, glycemic load, and the risk of breast cancer in an Italian prospective cohort study. *Am J Clin Nutr.* 2007;86(4):1160–66.

8 Yun SH, Kim K, Nam SJ et al. The association of carbohydrate intake, glycemic load, glycemic index, and selected rice foods with breast cancer risk: a case-control study in South Korea. *Asia Pac J Clin Nutr.* 2010;19(3):383–92.

9 Wolpert HA, Atakov-Castillo A, Smith SA, Steil GM. Dietary fat acutely increases glucose concentrations and insulin requirements in patients with type 1 diabetes. *Diabetes Care.* 2013;36(4):810–16; von Frankenberg AD, Marina A, Song X et al. A high-fat, high-saturated fat diet decreases insulin sensitivity without changing intra-abdominal fat in weight-stable overweight and obese adults. *Eur J Nutr.* 2017;56(1):431–43.

10 Mattes RD, Dreher ML. Nuts and healthy body weight maintenance mechanisms. *Asia Pac J Clin Nutr.* 2010;19(1):137–41.

11 Tsugane S, Inoue M. Insulin resistance and cancer: epidemiological evidence. *Cancer Sci.* 2010;101:1073–79.

12 Van Wyk H, Daniels M. The use of very low calorie diets in the management of type 2 diabetes mellitus. *South African J Clin Nutr.* 2016;29(2):96–102.

13 Gallagher EJ, LeRoith D. The proliferating role of insulin and insulin-like growth factors in cancer. *Trend Endocrinol Metab.* 2010;21(10):610–18.

14 Arcidiacono B, Iiritano S, Nocera A et al. Insulin resistance and cancer risk: an overview of the pathogenetic mechanisms. *Exp Diabetes Res.* 2012;2012:789174, doi:10.1155/2012/789174.

15 Atay K, Canbakan B, Koroglu E et al. Apoptosis and disease severity is associated with insulin resistance in non-alcoholic fatty liver disease. *Acta Gastroenterol Belg.* 2017;80:271–77; Civera M, Urios A, Garcia-Torres ML et al. Relationship between insulin resistance, inflammation and liver cell apoptosis in patients with severe obesity. *Diabetes Metab Res Rev.* 2010;26:187–92.

16 Arcidiacono B, Iiritano S, Nocera A et al. Insulin resistance and cancer risk: an overview of the pathogenetic mechanisms. *Exp Diabetes Res.* 2012;2012:789174, doi:10.1155/2012/789174; Gallagher EJ, LeRoith D. The proliferating role of insulin and insulin-like growth factors in cancer. *Trend Endocrinol Metab.* 2010;21(10):610–18.

17 Djiogue S, Kamdje AHN, Vecchio L et al. Insulin resistance and cancer: the role of IGFs in endocrine-related cancer. *Endocrinology.* 2013:20(1):R1–R17; Key TJ, Appleby PN, Reeves GK, Roddam AW. Insulin-like growth factor 1 (IGF1), IGF binding protein 3 (IGFBP3), and breast cancer risk: pooled individual data analysis of 17 prospective studies. *Lancet Oncology.* 2010;11:530–42; Rowlands MA, Gunnell D, Harris R et al. Circulating insulin-like growth factor peptides and prostate cancer risk: a systematic review and meta-analysis. *Int J Cancer.* 2009;124:2416–29.

18 Jakobson MU, Dethlefsen C, Joensen AM et al. Intake of carbohydrates compared with intake of saturated fatty acids and risk of myocardial infarction: importance of the glycemic index. *Am J Clin Nutr.* 2010;91:1764–68; Liu S, Willett WC, Stampfer MJ et al. A prospective study of dietary glycemic load, carbohydrate intake, and risk of coronary heart disease in US women. *Am J Clin Nutr.* 2000;71:1455–61; Hu FB. Are refined carbohydrates worse than saturated fat? *Am J Clin Nutr.* 2010;91:1541–42.

19 Halton TL, Willett WC, Liu S et al. Potato and French fry consumption and risk of type 2 diabetes in women. *Am J Clin Nutr.* 2006;83(2):284–90.

20 Williams CD, Satia JA, Adair LS et al. Dietary patterns, food groups, and rectal cancer risk in Whites and African-Americans. *Cancer Epidemiol Biomarkers Prev.* 2009;18(5):1552–61.

21 Mozaffarian D, Hao T, Rimm EB et al. Changes in diet and lifestyle and long-term weight gain in women and men. *N Engl J Med.* 2011;364(25):2392–404.

22 Sonnenburg ED, Sonnenburg JL. Starving our microbial self: the deleterious consequences of a diet deficient in microbiota-accessible carbohydrates. *Cell Metab.* 2014;20:779–86; Higdon J, Drake VJ. Fiber. In: *An Evidence-Based Approach to Phytochemicals and Other Dietary Factors.* New York: Thieme, 2013: 133–48.

23 Aune D, Chan DS, Greenwood DC et al. Dietary fiber and breast cancer risk: a systematic review and meta-analysis of prospective studies. *Ann Oncol.* 2012;23(6):1394–2402; Aune D,

Chan DS, Lau R et al. Dietary fibre, whole grains, and risk of colorectal cancer: systematic review and dose-response meta-analysis of prospective studies. *BMJ*. 2011;343:d6617; Sun L, Zhang Z, Xu J et al. Dietary fiber intake reduces risk for Barrett's esophagus and esophageal cancer. *Crit Rev Food Sci Nutr*. 2017;57:2749–57; Mao QQ, Lin YW, Chen H et al. Dietary fiber intake is inversely associated with risk of pancreatic cancer: a meta-analysis. *Asia Pac J Clin Nutr*. 2017;26:89–96; Ang CH, Qiao C, Wang RC, Zhou WP. Dietary fiber intake and pancreatic cancer risk: a meta-analysis of epidemiologic studies. *Sci Rep*. 2015;5:10834; Zhang Z, Xu G, Ma M et al. Dietary fiber intake reduces risk for gastric cancer: a meta-analysis. *Gastroenterology*. 2013;145:113–20; Bandera EV, Kushi LH, Moore DF et al. Association between dietary fiber and endometrial cancer: a dose-response meta-analysis. *Am J Clin Nutr*. 2007;86:1730–37; Park Y, Hunter DJ, Spiegelman D et al. Dietary fiber intake and risk of colorectal cancer: a pooled analysis of prospective cohort studies. *JAMA*. 2005;294:2849–57.

24 Aubertin-Leheudre M, Gorbach S, Woods M et al. Fat/fiber intakes and sex hormones in healthy premenopausal women in USA. *J Steroid Biochem Mol Biol*. 2008;112:32–39; Aubertin-Leheudre M, Hamalainen E, Adlercreutz H. Diets and hormonal levels in postmenopausal women with or without breast cancer. *Nutr Cancer*. 2011;63:514–24; Goldin BR, Adlercreutz H, Gorbach SL et al. Estrogen excretion patterns and plasma levels in vegetarian and omnivorous women. *N Engl J Med*. 1982;307:1542–47.

25 Reynolds A, Mann J, Cummings J et al. Carbohydrate quality and human health: a series of systemic reviews and meta-analysis. *Lancet*. 2019;393(10170):P434–45. https://doi.org/10.1016/S0140-6736(18)31809-9.

26 World Health Organization, Food and Agriculture Organization of the United Nations. *Carbohydrates in Human Nutrition*: Report of a Joint FAO/WHO Expert Consultation. FAO Food and Nutrition Paper 66. World Health Organization, 1998.

27 Jenkins DJ, Kendall CW, Augustin LS et al. Effect of legumes as part of a low glycemic index diet on glycemic control and cardiovascular risk factors in type 2 diabetes mellitus: a randomized controlled trial. *Arch Intern Med*. 2012;172(21):1653–60.

28 Mollard RC, Wong CL, Luhovyy BL et al. First and second meal effect of pulses on blood glucose appetite, and food intake at a later meal. *Appl Physio Nutr Metab*. 2011;36(5):634–42; Wolever TM, Jenkins DJ, Ocana AM et al. Second-meal effect: low-glycemic-index foods eaten at dinner improve subsequent breakfast glycemic response. *Am J Clin Nutr*. 1988;48(4):1041–47; Brighenti F, Benini L, Del Rio D et al. Colonic fermentation of indigestible carbohydrates contributes to the second-meal effect. *Am J Clin Nutr*. 2006;83(4):817–22.

29 Darmadi-Blackberry I, Wahlqvist ML, Kouris-Blazos A et al. Legumes: the most important dietary predictor of survival in older people of different ethnicities. *Asia Pac J Clin Nutr*. 2004;13(2):217–20.

30 Maffucci T, Piccolo E, Cumashi A et al. Inhibition of the phosphatidylinositol 3-kinase/Akt pathway by inositol pentakisphosphate results in antiangiogenic and antitumor effects. *Cancer Res*. 2005 Sept 15;65(18):8339–49; Singh J, Basu PS. Non-nutritive bioactive compounds in pulses and their impact on human health: an overview. *Food Nutr Sci*. 2012;3(12):1664–72; Zhang Z, Song Y, Wang XL. Inositol hexaphosphate-induced enhancement of natural killer cell activity correlates with suppression of colon carcinogenesis in rats. *World J Gastroenterol*. 2005;11(32):5044–46.

31 Mollard RC, Luhovyy BL, Panahi S et al. Regular consumption of pulses for 8 weeks reduces metabolic syndrome risk factors in overweight and obese adults. *Br J Nutr*. 2012;108(suppl 1):S111–22.

32 Thissen JP, Ketelslegers JM, Underwood LE. Nutritional regulation of the insulin-like growth factors. *Endocr Rev*. 1994;15:80–101; Clemmons DR, Seek MM, Underwood LE. Supplemental essential amino acids augment the somatomedin-C/insulin-like growth factor I response to refeeding after fasting. *Metabolism*. 1985;34:391–95; Crowe FL, Key TJ, Allen NE et al. The association between diet and serum concentrations of IGF-I, IGFBP-1, IGFBP-2, and IGFBP-3 in the European Prospective Investigation into Cancer and Nutrition. *Cancer Epidemiol Biomarkers Prev*. 2009;18:1333–40.

33 Runchey SS, Pollak MN, Valsta LM et al. Glycemic load effect on fasting and post-prandial serum glucose, insulin, IGF-1 and IGFBP-3 in a randomized, controlled feeding study. *Eur*

J Clin Nutr. 2012;66:1146–52; Brand-Miller JC, Liu V, Petocz P, Baxter RC. The glycemic index of foods influences postprandial insulin-like growth factor–binding protein responses in lean young subjects. *Am J Clin Nutr.* 2005;82:350–54; Biddinger SB, Ludwig DS. The insulin-like growth factor axis: a potential link between glycemic index and cancer. *Am J Clin Nutr.* 2005;82:277–78.

34 Kaaks R. Nutrition, insulin, IGF-1 metabolism and cancer risk: a summary of epidemiological evidence. *Novartis Found Symp.* 2004;262:247–60, discussion 260–68; Fung TT, van Dam RM, Hankinson SE et al. Low-carbohydrate diets and all-cause and cause-specific mortality: two cohort studies. *Ann Intern Med.* 2010;153(5):289–98.

35 Levine ME, Suarez JA, Brandhorst S et al. Low protein intake is associated with a major reduction in IGF-1, cancer, and overall mortality in the 65 and younger but not older population. *Cell Metab.* 2014;19(3):407–17.

36 Fung TT, van Dam RM, Hankinson SE et al. Low-carbohydrate diets and all-cause and cause-specific mortality: two cohort studies. *Ann Intern Med.* 2010;153(5):289–98; Lagiou P, Sandin S, Lof M et al. Low carbohydrate–high protein diet and incidence of cardiovascular diseases in Swedish women: prospective cohort study. *BMJ.* 2012;344:e4026; Endogenous Hormones and Breast Cancer Collaborative Group, Key TJ, Appleby PN, Reeves GK, Roddam AW. Insulin-like growth factor 1 (IGF1), IGF binding protein 3 (IGFBP3), and breast cancer risk: pooled individual data analysis of 17 prospective studies. *Lancet Oncol.* 2010;6:530–42; Grant WB. A multicountry ecological study of cancer incidence rates in 2008 with respect to various risk-modifying factors. *Nutrients.* 2013;6(1):163–89; Chitnis MM, Yuen JS, Protheroe AS et al. The type 1 insulin-like growth factor receptor pathway. *Clin Cancer Res.* 2008;14:6364–70; Werner H, Bruchim I. The insulin-like growth factor-I receptor as an oncogene. *Arch Physiol Biochem.* 2009;115:58–71; Davies M, Gupta S, Goldspink G, Winslet M. The insulin-like growth factor system and colorectal cancer: clinical and experimental evidence. *Int J Colorectal Dis.* 2006;21:201–8; Sandhu MS, Dunger DB, Giovannucci EL. Insulin, insulin-like growth factor-I (IGF-I), IGF binding proteins, their biologic interactions, and colorectal cancer. *J Natl Cancer Inst.* 2002;94:972–80; Kaaks R. Nutrition, insulin, IGF-1 metabolism and cancer risk: a summary of epidemiological evidence. *Novartis Found Symp.* 2004;262:247–60, discussion 260–68.

37 Liang Z, Diepstra A, Xu C et al. Insulin-like growth factor 1 receptor is a prognostic factor in classical Hodgkin lymphoma. *PLOS One.* 2014;9(1):e87474; Lann D, LeRoith D. The role of endocrine insulin-like growth factor-I and insulin in breast cancer. *J Mammary Gland Biol Neoplasia.* 2008;13:371–79; Allen NE, Roddam AW, Allen DS et al. A prospective study of serum insulin-like growth factor-I (IGF-I), IGF-II, IGF-binding protein-3 and breast cancer risk. *Br J Cancer.* 2005;92:1283–87; Fletcher O, Gibson L, Johnson N et al. Polymorphisms and circulating levels in the insulin-like growth factor system and risk of breast cancer: a systematic review. *Cancer Epidemiol Biomarkers Prev.* 2005;14:2–19; Renehan AG, Zwahlen M, Minder C et al. Insulin-like growth factor (IGF)-I, IGF binding protein-3, and cancer risk: systematic review and meta-regression analysis. *Lancet.* 2004;363:1346–53; Shi R, Yu H, McLarty J, Glass J. IGF-I and breast cancer: a meta-analysis. *Int J Cancer.* 2004;111:418–23; Sugumar A, Liu YC, Xia Q et al. Insulin-like growth factor (IGF)-I and IGF-binding protein 3 and the risk of premenopausal breast cancer: a meta-analysis of literature. *Int J Cancer.* 2004;111:293–97; Baglietto L, English DR, Hopper JL et al. Circulating insulin-like growth factor-I and binding protein-3 and the risk of breast cancer. *Cancer Epidemiol Biomarkers Prev.* 2007;16:763–68; Key TJ, Appleby PN, Reeves GK, Roddam AW. Insulin-like growth factor 1 (IGF1), IGF binding protein 3 (IGFBP3), and breast cancer risk: pooled individual data analysis of 17 prospective studies. *Lancet Oncol.* 2010;11:530–42; Rowlands MA, Gunnell D, Harris R et al. Circulating insulin-like growth factor peptides and prostate cancer risk: a systematic review and meta-analysis. *Int J Cancer.* 2009;124:2416–29; Davies M, Gupta S, Goldspink G, Winslet M. The insulin-like growth factor system and colorectal cancer: clinical and experimental evidence. *Int J Colorectal Dis.* 2006;21:201–8; Dziadziuszko R, Camidge DR, Hirsch FR. The insulin-like growth factor pathway in lung cancer. *J Thorac Oncol.* 2008;3:815–18.

38 Thissen JP, Ketelslegers JM, Underwood LE. Nutritional regulation of the insulin-like growth factors. *Endocr Rev.* 1994;15:80–101.

39 Aune D, Navarro Rosenblatt DA, Chan DS et al. Dairy products, calcium, and prostate cancer risk: a systematic review and meta-analysis of cohort studies. *Am J Clin Nutr*. 2015;101:87–117.

40 Abid Z, Cross AJ, Sinha R. Meat, dairy, and cancer. *Am J Clin Nutr*. 2014;100(suppl 1):386S–93S.

41 de Lorgeril M, Salen P. New insights into the health effects of dietary saturated and omega-6 and omega-3 polyunsaturated fatty acids. *BMC Med*. 2012;10:50.

42 Bastide NM, Pierre FHF, Corpet DE. Heme iron from meat and risk of colorectal cancer: a meta-analysis and a review of the mechanisms involved. *Cancer Prev Res (Phila)*. 2011;4(2):177–84, doi:10.1158/1940-6207.

43 Tang WH, Wang Z, Levison BS et al. Intestinal microbial metabolism of phosphatidylcholine and cardiovascular risk. *N Engl J Med*. 2013;368:1575–84; Wang Z, Klipfell E, Bennett BJ et al. Gut flora metabolism of phosphatidylcholine promotes cardiovascular disease. *Nature*. 2011;472:57–63; Velasquez MT, Ramezani A, Manai A, Raj DS. Trimethylamine N-oxide: the good, the bad and the unknown. *Toxins (Basel)*. 2016;8(11):326; Richman EL, Kenfield SA, Stampfer MJ et al. Choline intake and risk of lethal prostate cancer: incidence and survival. *Am J Clin Nutr*. 2012;96:855–63.

44 National Cancer Institute. "Chemicals in meat cooked at high temperatures and cancer risk." http://www.cancer.gov/cancertopics/factsheet/Risk/cooked-meats. Reviewed 11 July 2017; Thomson B. Heterocyclic amine levels in cooked meat and the implication for New Zealanders. *Eur J Cancer Prev*. 1999;8:201–6; Zheng W, Lee S-A. Well-done meat intake, heterocyclic amine exposure, and cancer risk. *Nutr Cancer*. 2009;61:437–46; Herrmann SS, Granby K, Duedahl-Olesen L. Formation and mitigation of N-nitrosamines in nitrite preserved cooked sausages. *Food Chem*. 2015;174:516–26.

45 *Red Meat and Processed Meat*. IARC Monographs on the Evaluation of Carcinogenic Risks to Humans, No. 114. Lyon: International Agency for Research on Cancer, 2018.

46 Alshahrani SM, Fraser GE, Sabate J et al. Red and processed meat and mortality in a low meat intake population. *Nutrients*. 2019;11(3):622.

47 Snowdon DA, Phillips RL, Choi W. Diet, obesity, and risk of fatal prostate cancer. *Am J Epidemiol*. 1984;120:244–50; Richman EL, Kenfield SA, Stampfer MJ et al. Egg, red meat, and poultry intake and risk of lethal prostate cancer in the prostate-specific antigen-era: incidence and survival. *Cancer Prev Res (Phila)*. 2011;4:2110–21.

48 Tse G, Eslick GD. Egg consumption and risk of GI neoplasms: dose-response meta-analysis and systematic review. *Eur J Nutr*. 2014;53(7):1581–90.

49 Johansson M, Van Guelpen B, Vollset SE et al. One-carbon metabolism and prostate cancer risk: prospective investigation of seven circulating B vitamins and metabolites. *Cancer Epidemiol Biomarkers Prev*. 2009;18:1538–43; Platz EA, Clinton SK, Giovannucci E. Association between plasma cholesterol and prostate cancer in the PSA era. *Int J Cancer*. 2008;123:1693–98; Pelton K, Freeman MR, Solomon KR. Cholesterol and prostate cancer. *Curr Opin Pharmacol*. 2012;12:751–59.

50 Cruz PM, Mo H, McConathy WJ et al. The role of cholesterol metabolism and cholesterol transport in carcinogenesis: a review of scientific findings, relevant to future cancer therapeutics. *Front Pharmacol*. 2013;4:119; Steinmetz KA, Potter JD. Egg consumption and cancer of the colon and rectum. *Eur J Cancer Prev*. 1994;3:237–45; Cruse P, Lewin M, Clark CG. Dietary cholesterol is co-carcinogenic for human colon cancer. *Lancet*. 1979;1:752–55.

51 Tang WH, Wang Z, Levison BS et al. Intestinal microbial metabolism of phosphatidylcholine and cardiovascular risk. *N Engl J Med*. 2013;368:1575–84; Wang Z, Klipfell E, Bennett BJ et al. Gut flora metabolism of phosphatidylcholine promotes cardiovascular disease. *Nature*. 2011;472:57–63; Velasquez MT, Ramezani A, Manai A, Raj DS. Trimethylamine N-oxide: the good, the bad and the unknown. *Toxins (Basel)*. 2016;8(11):326; Richman EL, Kenfield SA, Stampfer MJ et al. Choline intake and risk of lethal prostate cancer: incidence and survival. *Am J Clin Nutr*. 2012;96:855–63.

52 Schiattarella GG, Sannino A, Toscano E et al. Gut microbe–generated metabolite trimethylamine-N-oxide as cardiovascular risk biomarker: a systematic review and dose-response meta-analysis. *Eur Heart J*. 2017;38(39):2948–56.

53 European Society of Cardiology. "Low carbohydrate diets are unsafe and should be avoided, study suggests." 28 Aug 2018. https://www.escardio.org/The-ESC/Press-Office/Press-releases/Low-carbohydrate-diets-are-unsafe-and-should-be-avoided.

54 European Society of Cardiology.

55 Mazidi M, Katsiki N, Mikhailidis DP, Banach M: Low-carbohydrate diets and all-cause and cause-specific mortality: a population-based cohort study and pooling prospective studies in European Society of Cardiology Congress. *Eur Heart J.* 2018;(39S):1112–13.

56 Levine ME, Suarez JA, Brandhorst S et al. Low protein intake is associated with a major reduction in IGF-1, cancer, and overall mortality in the 65 and younger but not older population. *Cell Metab.* 2014;19:407–17.

57 Fontana L, Klein S, Holloszy JO. Long-term low-protein, low-calorie diet and endurance exercise modulate metabolic factors associated with cancer risk. *Am J Clin Nutr.* 2006;84:1456–62; Fontana L, Weiss EP, Villareal DT et al. Long-term effects of calorie or protein restriction on serum IGF-1 and IGFBP-3 concentration in humans. *Aging Cell.* 2008;7:681–87.

58 Hankinson SE, Willett WC, Colditz GA et al. Circulating concentrations of insulin-like growth factor-I and risk of breast cancer. *Lancet.* 1998;351:1393–96.

59 Chan JM, Stampfer MJ, Giovannucci E et al. Plasma insulin-like growth factor-I and prostate cancer risk: a prospective study. *Science.* 1998;279:563–66.

60 Burgers AM, Biermasz NR, Schoones JW et al. Meta-analysis and dose-response metaregression: circulating insulin-like growth factor I (IGF-I) and mortality. *J Clin Endocrinol Metab.* 2011;96:2912–20.

61 Bidlingmaier M, Friedrich N, Emeny RT et al. Reference intervals for insulin-like growth factor-1 (IGF-I) from birth to senescence: results from a multicenter study using a new automated chemiluminescence IGF-I immunoassay conforming to recent international recommendations. *J Clin Endocrinol Metab.* 2014;99:1712–21; Brabant G, von zur Muhlen A, Wuster C et al. Serum insulin-like growth factor I reference values for an automated chemiluminescence immunoassay system: results from a multicenter study. *Horm Res.* 2003;60:53–60; Ranke MB, Osterziel KJ, Schweizer R et al. Reference levels of insulin-like growth factor I in the serum of healthy adults: comparison of four immunoassays. *Clin Chem Lab Med.* 2003;41:1329–34.

62 Crowe FL, Key TJ, Allen NE et al. The association between diet and serum concentrations of IGF-I, IGFBP-1, IGFBP-2, and IGFBP-3 in the European Prospective Investigation into Cancer and Nutrition. *Cancer Epidemiol Biomarkers Prev.* 2009;18:1333–40.

63 Witard OC, McGlory C, Hamilton DL, Phillips SM. Growing older with health and vitality: a nexus of physical activity, exercise and nutrition. *Biogerontology.* 2016;17:529–46.

64 Campbell WW, Crim MC, Dallal GE et al. Increased protein requirements in elderly people: new data and retrospective reassessments. *Am J Clin Nutr.* 1994;60:501–9; Campbell WW, Trappe TA, Wolfe RR, Evans WJ. The recommended dietary allowance for protein may not be adequate for older people to maintain skeletal muscle. *J Gerontol A Biol Sci Med Sci.* 2001;56:M373–80.

65 Bauer J, Biolo G, Cederholm T et al. Evidence-based recommendations for optimal dietary protein intake in older people: a position paper from the PROT-AGE Study Group. *J Am Med Dir Assoc.* 2013;14:542–59.

66 Mustafa J, Ellison RC, Singer MR et al. Dietary protein and preservation of physical functioning among middle-aged and older adults in the Framingham Offspring Study. *Am J Epidemiol.* 2018;187:1411–19.

67 Lamberts SW, van den Beld AW, van der Lely AJ. The endocrinology of aging. *Science.* 1997;278:419–24; Doi T, Shimada H, Makizako H et al. Association of insulin-like growth factor-1 with mild cognitive impairment and slow gait speed. *Neurobiol Aging* 2015;36:942–47; Calvo D, Gunstad J, Miller LA et al. Higher serum insulin-like growth factor-1 is associated with better cognitive performance in persons with mild cognitive impairment. *Psychogeriatrics.* 2013;13:170–74.

68 Johnsen SP, Hundborg HH, Sorensen HT et al. Insulin-like growth factor (IGF) I, -II, and IGF binding protein-3 and risk of ischemic stroke. *J Clin Endocrinol Metab.* 2005;90:5937–41; Friedrich N, Haring R, Nauck M et al. Mortality and serum insulin-like growth factor (IGF)-I and IGF binding protein 3 concentrations. *J Clin Endocrinol Metab.* 2009;94:1732–39; Carlzon D, Svensson J, Petzold M et al. Both low and high serum IGF-1 levels associate with increased risk of cardiovascular events in elderly men. *J Clin Endocrinol Metab.* 2014;99:E2308–16;

Svensson J, Carlzon D, Petzold M et al. Both low and high serum IGF-I levels associate with cancer mortality in older men. *J Clin Endocrinol Metab*. 2012;97:4623–30; van Bunderen CC, van Nieuwpoort IC, van Schoor NM et al. The association of serum insulin-like growth factor-I with mortality, cardiovascular disease, and cancer in the elderly: a population-based study. *J Clin Endocrinol Metab*. 2010;95(10):4616–24; Arai Y, Takayama M, Gondo Y et al. Adipose endocrine function, insulin-like growth factor-1 axis, and exceptional survival beyond 100 years of age. *J Gerontol A Biol Sci Med Sci*. 2008;63:1209–18; Doi T, Shimada H, Makizako H et al. Association of insulin-like growth factor-1 with mild cognitive impairment and slow gait speed. *Neurobiol Aging* 2015;36:942–47.

69 Friedrich N, Haring R, Nauck M et al. Mortality and serum insulin-like growth factor (IGF)-I and IGF binding protein 3 concentrations. *J Clin Endocrinol Metab*. 2009;94:1732–39; van Bunderen CC, van Nieuwpoort IC, van Schoor NM et al. The association of serum insulin-like growth factor-I with mortality, cardiovascular disease, and cancer in the elderly: a population-based study. *J Clin Endocrinol Metab*. 2010;95(10):4616–24.

第 3 章　植物的強大力量

1 Fenech M. The Genome Health Clinic and Genome Health Nutrigenomics concepts: diagnosis and nutritional treatment of genome and epigenome damage on an individual basis. *Mutagenesis*. 2005;20(4):255–69.

2 Minnet C, Koc A, Aycicek A, Kocyigit A. Vitamin B-12 treatment reduces mononuclear DNA damage. *Pediatr Int*. 2011 Dec;53(6):1023–27.

3 Blount BC, Mack MM, Wehr CM et al. Folate deficiency causes uracil misincorporation into human DNA and chromosome breakage: implications for cancer and neuronal damage. *Proc Natl Acad Sci USA*. 1997;94(7):3290–95.

4 Ames BN. Low micronutrient intake may accelerate the degenerative diseases of aging through allocation of scarce micronutrients by triage. *Proc Natl Acad Sci USA*. 2006;103:17589–94.

5 Ames BN. Prevention of mutation, cancer, and other age-associated diseases by optimizing micronutrient intake. *J Nucleic Acids*. 2010 Sep 22;2010, doi:10.4061/2010/725071.

6 Ames BN. Prolonging healthy aging: longevity vitamins and proteins. *Proc Natl Acad Sci USA*. 2018;115(43):10836–44.

7 McCann JC, Ames BN. Vitamin K, an example of triage theory: is micronutrient inadequacy linked to diseases of aging? *Am J Clin Nutr*. 2009;90(4):889–907.

8 National Center for Health Statistics. *Health, United States, 2014. With Special Feature on Adults Aged 55–64*. Hyattsville, MD: National Center for Health Statistics, 2015. https://www.cdc.gov/nchs/data/hus/hus14.pdf.

9 Barnett JB, Hamer DH, Meydani SN. Low zinc status: a new risk factor for pneumonia in the elderly? *Nutr Rev*. 2010;68:30–37; Mocchegiani E, Romeo J, Malavolta M et al. Zinc: dietary intake and impact of supplementation on immune function in elderly. *Age (Dordr)*. 2013;35:839–60.

10 Prasad AS, Fitzgerald JT, Hess JW et al. Zinc deficiency in elderly patients. *Nutrition*. 1993;9:218–24; Pepersack T, Rotsaert P, Benoit F et al. Prevalence of zinc deficiency and its clinical relevance among hospitalised elderly. *Arch Gerontol Geriatr*. 2001;33:243–53; Briefel RR, Bialostosky K, Kennedy-Stephenson J et al. Zinc intake of the US population: findings from the Third National Health and Nutrition Examination Survey, 1988–1994. *J Nutr*. 2000;130:1367S–73S.

11 King JC. Zinc: An essential but elusive nutrient. *Am J Clin Nutr*. 2011;94:679S–84S; Prasad AS. Zinc in human health: effect of zinc on immune cells. *Mol Med*. 2008;14:353–57.

12 Prasad AS. Zinc in human health: effect of zinc on immune cells. *Mol Med*. 2008;14:353–57; Office of Dietary Supplements, National Institutes of Health. "Zinc." http://ods.od.nih.gov/factsheets/Zinc-HealthProfessional/. Updated 10 July 2019.

13 Office of Dietary Supplements, National Institutes of Health. "Zinc"; Reddy NR, Pierson MD, Sathe SK, Salunkhe DK. *Phytates in Cereals and Legumes*. CRC Press, 1989: 88–91; Foster M, Chu A, Petocz P, Samman S. Effect of vegetarian diets on zinc status: a systematic review and meta-analysis of studies in humans. *J Sci Food Agric*. 2013;93:2362–71; Hunt JR. Bioavailability of iron, zinc, and other trace minerals from vegetarian diets. *Am J Clin Nutr*.

2003;78:633S–39S; Frassinetti S, Bronzetti G, Caltavuturo L et al. The role of zinc in life: a review. *J Environ Pathol Toxicol Oncol.* 2006;25:597–610; Miller LV, Krebs NF, Hambidge KM. A mathematical model of zinc absorption in humans as a function of dietary zinc and phytate. *J Nutr.* 2007;137:135–41.

14 Madej D, Borowska K, Bylinowska J et al. Dietary intakes of iron and zinc assessed in a selected group of the elderly: are they adequate? *Rocz Panstw Zakl Hig.* 2013;64(2):97–104.

15 Meydani SN, Barnett JB, Dallal GE et al. Serum zinc and pneumonia in nursing home elderly. *Am J Clin Nutr.* 2007;86:1167–73.

16 Prasad AS, Beck FW, Bao B et al. Zinc supplementation decreases incidence of infections in the elderly: effect of zinc on generation of cytokines and oxidative stress. *Am J Clin Nutr.* 2007;85:837–44.

17 Swardfager W, Herrmann N, Mazereeuw G et al. Zinc in depression: a meta-analysis. *Biol Psychiatry.* 2013;74(12):872–78; Maserejian NN, Hall SA, McKinlay JB. Low dietary or supplemental zinc is associated with depression symptoms among women, but not men, in a population-based epidemiological survey. *J Affect Disord.* 2012 Feb;136(3):781–88; Nowak G, Siwek M, Dudek D et al. Effect of zinc supplementation on antidepressant therapy in unipolar depression: a preliminary placebo-controlled study. *Pol J Pharmacol.* 2003;55(6):1143–47.

18 Lai HTM, de Oliveira Otto MC, Lemaitre RN et al. Serial circulating omega 3 polyunsaturated fatty acids and healthy ageing among older adults in the Cardiovascular Health Study: prospective cohort study. *BMJ.* 2018;363:k4067.

19 Rizos EC, Ntzani EE, Bika E et al. Association between omega-3 fatty acid supplementation and risk of major cardiovascular disease events: a systematic review and meta-analysis. *JAMA.* 2012;308(10):1024–33.

20 Aung T, Halsey J, Kromhout D et al. Associations of omega-3 fatty acid supplement use with cardiovascular disease risks: meta-analysis of 10 trials involving 77,917 individuals. *JAMA Cardiol.* 2018;3(3):225–33.

21 Manson JE, Cook NR, Lee IM et al., on behalf of the VITAL Research Group. Vitamin D supplements and prevention of cancer and cardiovascular disease. *N Engl J Med.* 2019;380:33–44; Manson JE, Cook NR, Lee IM et al., on behalf of the VITAL Research Group. Marine n-3 fatty acids and prevention of cardiovascular disease and cancer. *N Engl J Med.* 2019;380:23–32.

22 Burr ML, Ashfield-Watt PA, Dunstan FD et al. Lack of benefit of dietary advice to men with angina: results of a controlled trial. *Eur J Clin Nutr.* 2003;57(2):193–200.

23 Mozaffarian D, Lemaitre RN, King IB et al. Plasma phospholipid long-chain omega-3 fatty acids and total and cause-specific mortality in older adults: the Cardiovascular Health Study. *Ann Intern Med.* 2013;158(7):515–25.

24 de Oliveira Otto MC, Wu JH, Baylin A et al. Circulating and dietary omega-3 and omega-6 polyunsaturated fatty acids and incidence of CVD in the Multi-Ethnic Study of Atherosclerosis. *J Am Heart Assoc.* 2013;2(6):e000506, doi:10.1161/JAHA.113.000506.

25 Grosso G, Galvano F, Marventano S et al. Omega-3 fatty acids and depression: scientific evidence and biological mechanisms. *Oxid Med Cell Longev.* 2014;2014:313570.

26 Baydoun MA, Kaufman JS, Satia JA et al. Plasma n-3 fatty acids and the risk of cognitive decline in older adults: the Atherosclerosis Risk in Communities Study. *Am J Clin Nutr.* 2007;85(4):1103–11; Connor WE, Connor SL. The importance of fish and docosahexaenoic acid in Alzheimer disease. *Am J Clin Nutr.* 2007;85(4):929–30; Cole GM, Ma QL, Frautschy SA et al. Omega-3 fatty acids and dementia. *Prostaglandins Leukot Essent Fatty Acids.* 2009;81(2–3):213–21; van Gelder BM, Tijhuis M, Kalmijn S, Kromhout D. Fish consumption, n-3 fatty acids, and subsequent 5-y cognitive decline in elderly men: the Zutphen Elderly Study. *Am J Clin Nutr.* 2007;85(4):1142–47.

27 Pottala JV, Yaff K, Robinson JG et al. Higher RBC EPA + DHA corresponds with larger total brain and hippocampal volumes. *Neurology.* 2014;82(5):435–42.

28 Sarter B, Kelsey KS, Schwartz TA, Harris WS. Blood docosahexaenoic acid and eicosapentaenoic acid in vegans: associations with age and gender and effects of an algal-derived omega-3 fatty acid supplement. *Clin Nutr.* 2015;34(2):212–18.

29 McNamara RK, Strawn JR. Role of long-chain omega-3 fatty acids in psychiatric practice. *PharmaNutrition.* 2013 Apr;1(2):41–49; Grosso G, Galvano F, Marventano S et al. Omega-3 fatty acids and depression: scientific evidence and biological mechanisms. *Oxid Med Cellular Longev.* 2014;2014:313570, doi:10.1155/2014/313570; Grosso G, Pajak A, Marventano S et al. Role of omega-3 fatty acids in the treatment of depressive disorders: a comprehensive meta-analysis of randomized clinical trials. *PLOS One.* 2014;9(5):e96905, doi:10.1371/journal .pone.0096905.

30 Kiecolt-Glaser JK, Belury MA, Porter K et al. Depressive symptoms, omega-6:omega-3 fatty acids, and inflammation in older adults. *Psychosom Med.* 2007;69(3):217–24; Mazza M, Pomponi M, Janiri L et al. Omega-3 fatty acids and antioxidants in neurological and psychiatric diseases: an overview. *Prog Neuropsychopharmacol Biol Psychiatry.* 2007;31(1):12–26.

31 McNamara RK, Strimpfel J, Jandacek R, Rider T et al. Detection and treatment of long-chain omega-3 fatty acid deficiency in adolescents with SSRI-resistant major depressive disorder. *PharmaNutrition.* 2014;2(2):38–46; Kraguljac NV, Montori VM, Pavuluri M et al. Efficacy of omega-3 fatty acids in mood disorders: a systematic review and meta analysis. *Psychopharmacol Bull.* 2009;42(3):39–54; Lin PY, Su KP. A meta-analytic review of double-blind, placebo-controlled trials of antidepressant efficacy of omega-3 fatty acids. *J Clin Psychiatry.* 2007;68(7):1056–61; Frangou S, Lewis M, McCrone P. Efficacy of ethyl-eicosapentaenoic acid in bipolar depression: randomised double-blind placebo-controlled study. *Br J Psychiatry.* 2006;188:46–50.

32 Wilson VK, Houston DK, Kilpatrick L et al. Relationship between 25-hydroxyvitamin D and cognitive function in older adults: the Health, Aging and Body Composition Study. *J Am Geriatr Soc.* 2014;62(4):636–41; Toffanello ED, Coin A, Egle Perissinotto E et al. Vitamin D deficiency predicts cognitive decline in older men and women: the Pro.V.A. Study. *Neurology.* 2014;83(24):2292–98.

第 4 章　健康掌握在你的手中

1 Niedernhofer LJ, Daniels JS, Rouzer CA et al. Malondialdehyde, a product of lipid peroxidase is mutagenetic in human cells. *J Biol Chem.* 2003;278(33):31426–33; National Cancer Institute. "Chemicals in Meat Cooked at High Temperature and Cancer Risk." https://www.cancer.gov/about-cancer/causes-prevention/risk/diet/cooked-meats-fact -sheet. Reviewed 11 July 2017.

2 US Food and Drug Administration. "Survey Data on Acrylamide in Food: Individual Food Products." http://www.fda.gov/Food/FoodborneIllnessContaminants/ChemicalContaminants /ucm053549.htm. Last updated July 2006; current as of 25 Jan 2018.

3 Michalak J, Gujska E, Klepacka J. The effect of domestic preparation of some potato products on acrylamide content. *Plant Foods Hum Nutr.* 2011;66:307–12.

4 Je Y. Dietary acrylamide intake and risk of endometrial cancer in prospective cohort studies. *Arch Gynecol Obstet.* 2015;291:1395–401; Pelucchi C, Bosetti C, Galeone C, La Vecchia C. Dietary acrylamide and cancer risk: an updated meta-analysis. *Int J Cancer.* 2015;136:2912– 22; Virk-Baker MK, Nagy TR, Barnes S, Groopman J. Dietary acrylamide and human cancer: a systematic review of literature. *Nutr Cancer.* 2014;66:774–90.

5 Di Marco E, Gray SP, Jandeileit-Dahm K. Diabetes alters activation and repression of pro- and anti-inflammatory signaling pathways in the vasculature. *Front Endocrinol (Lausanne).* 2013;4:68; Nowotny K, Jung T, Höhn A et al. Advanced glycation end products and oxidative stress in type 2 diabetes mellitus. *Biomolecules.* 2015 Mar 16;5(1):194–222; Del Turco S, Basta G. An update on advanced glycation endproducts and atherosclerosis. *Biofactors.* 2012 July– Aug;38(4):266–74.

6 Goldberg T, Cai W, Peppa M et al. Advanced glycoxidation end products in commonly consumed foods. *J Am Diet Assoc.* 2004;104:1287–91; Uribarri J, Woodruff S, Goodman S et al. Advanced glycation end products in foods and a practical guide to their reduction in the diet. *J Am Diet Assoc.* 2010;110:911–16.

7 Hirose A, Tanikawa T, Mori H et al. Advanced glycation end products increase endothelial permeability through the RAGE/Rho signaling pathway. *FEBS Lett.* 2010;584(1):61–66.

8 Di Pino A, Currenti W, Urbano F et al. High intake of dietary advanced glycation end-products is associated with increased arterial stiffness and inflammation in subjects with type 2 diabetes. *Nutr Metab Cardiovasc Dis.* 2017;27(11):978–84; McNulty M, Mahmud A, Feely J. Advanced glycation end-products and arterial stiffness in hypertension. *Am J Hypertens.* 2007;20(3):242–47.

9 Sobal G, Menzel J, Sinzinger H. Why is glycated LDL more sensitive to oxidation than native LDL? A comparative study. *Prostaglandins Leukot Essent Fatty Acids.* 2000;63(4):177–86; Del Turco S, Basta G. An update on advanced glycation endproducts and atherosclerosis. *Biofactors.* 2012;38(4):266–74.

10 Nowotny K, Jung T, Höhn A et al. Advanced glycation end products and oxidative stress in type 2 diabetes mellitus. *Biomolecules.* 2015;5(1):194–222.

11 Peppa M, Raptis SA. Glycoxidation and wound healing in diabetes: an interesting relationship. *Curr Diabetes Rev.* 2011;7(6):416–25; Peppa M, Stavroulakis P, Raptis SA. Advanced glycoxidation products and impaired diabetic wound healing. *Wound Repair Regen.* 2009;17:461–72; Goldin A, Beckman JA, Schmidt AM, Creager MA. Advanced glycation end products: sparking the development of diabetic vascular injury. *Circulation.* 2006;114:597–605; Yamagishi S, Matsui T. Advanced glycation end products, oxidative stress and diabetic nephropathy. *Oxid Med Cell Longev.* 2010;3:101–8.

12 Crinnion WJ. Polychlorinated biphenyls: persistent pollutants with immunological, neurological, and endocrinological consequences. *Altern Med Rev.* 2011;16:5–13; Carpenter DO. Polychlorinated biphenyls (PCBs): routes of exposure and effects on human health. *Rev Environ Health.* 2006;21:1–23.

13 Environmental Working Group. "PCBs in Farmed Salmon." 31 July 2003. http://www.ewg.org/research/pcbs-farmed-salmon.

14 Karagas MR, Choi AL, Oken E et al. Evidence on the human health effects of low-level methylmercury exposure. *Environ Health Perspect.* 2012;120:799–806.

15 US Food and Drug Administration, US Environmental Protection Agency. "Advice About Eating Fish: For Women Who Are or Might Become Pregnant, Breastfeeding Mothers, and Young Children." Content current as of 2 July 2019. https://www.fda.gov/food/consumers/advice-about-eating-fish.

16 Fisher DJ, Yonkos LT, Staver KW. Environmental concerns of roxarsone in broiler poultry feed and litter in Maryland, USA. *Environ Sci Technol.* 2015;49:1999–2012.

17 Rao CV, Pal S, Mohammed A et al. Biological effects and epidemiological consequences of arsenic exposure, and reagents that can ameliorate arsenic damage in vivo. *Oncotarget.* 2017;8:57605–21.

18 US Food and Drug Administration. "Questions & Answers: Apple Juice and Arsenic." 15 July 2013. http://wayback.archive-it.org/7993/20170111224422/http:/www.fda.gov/Food/FoodborneIllnessContaminants/Metals/ucm271595.htm; "Arsenic in Your Food." *Consumer Reports.* Nov 2012. https://www.consumerreports.org/cro/magazine/2012/11/arsenic-in-your-food/index.htm.

19 Tchounwou PB, Yedjou CG, Patlolla AK, Sutton DJ. Heavy metal toxicity and the environment. *Exp Suppl.* 2012;101:133–64; US Environmental Protection Agency. "Lead." https://www.epa.gov/lead. Last updated 9 July 2019.

20 US Environmental Protection Agency. "What Are the Health Effects of Lead?" In: "Learn About Lead." https://www.epa.gov/lead/learn-about-lead#effects. Last updated 12 Aug 2019.

21 Codex Alimentarius Commission. Joint FAO/WHO Food Standards Programme. Codex Committee on Contaminants in Foods, 9th session, New Delhi, India, 16–20 March 2015. Proposed draft maximum levels for cadmium in chocolate and cocoa-derived products, 2014.

22 Satarug S, Garrett SH, Sens MA, Sens DA. Cadmium, environmental exposure, and health outcomes. *Environ Health Perspect.* 2010;118:182–90.

23 Kim K, Melough MM, Vance TM et al. Dietary cadmium intake and sources in the US. *Nutrients.* 2019 Jan;11(1):2.

24 Satarug S, Garrett SH, Sens MA, Sens DA. Cadmium, environmental exposure, and health outcomes. *Environ Health Perspect.* 2010;118:182–90.

25 Abt E, Fong SJ, Gray P et al. Cadmium and lead in cocoa powder and chocolate products in the US market. *Food Addit Contam Part B Surveill*. 2018;11:92–102.

26 US Environmental Protection Agency. Office of Pollution Prevention and Toxics. "Fight Lead Poisoning with a Healthy Diet." EPA-747-F-01-004, Nov 2001. https://www.epa.gov/sites /production/files/2014-02/documents/fight_lead_poisoning_with_a_healthy_diet.pdf.

27 Boonprasert K, Kongiam P, Limpatanachote P et al. Urinary and blood cadmium levels in relation to types of food and water intake and smoking status in a Thai population residing in cadmium-contaminated areas in Mae Sot. *Southeast Asian J Trop Med Public Health*. 2011;42(6):1521–30; Zhai Q, Narbad A, Chen W. Dietary strategies for the treatment of cadmium and lead toxicity. *Nutrients*. 2015;7(1):552–71.

28 Bai SH, Ogbourne SM. Glyphosate: environmental contamination, toxicity and potential risks to human health via food contamination. *Environ Sci Pollut Res Int*. 2016;23:18988– 9001; Vandenberg LN, Blumberg B, Antoniou MN et al. Is it time to reassess current safety standards for glyphosate-based herbicides? *J Epidemiol Community Health*. 2017;71:613–18.

29 Schinasi L, Leon ME. Non-Hodgkin lymphoma and occupational exposure to agricultural pesticide chemical groups and active ingredients: a systematic review and meta-analysis. *Int J Environ Res Public Health*. 2014;11:4449–4527; Bohn T, Cuhra M, Traavik T et al. Compositional differences in soybeans on the market: glyphosate accumulates in Roundup Ready GM soybeans. *Food Chem*. 2014;153:207–15.

30 Guyton KZ, Loomis D, Grosse Y et al. Carcinogenicity of tetrachlorvinphos, parathion, malathion, diazinon, and glyphosate. *Lancet Oncol*. 2015;16:490–91.

31 IARC Director. IARC response to criticisms of the *Monographs* and the glyphosate evaluation. Jan 2018. https://www.iarc.fr/wp-content/uploads/2018/07/IARC_response_to_criticisms _of_the_Monographs_and_the_glyphosate_evaluation.pdf.

32 United States Department of Agriculture. 2012 agricultural chemical use survey: Wheat. *NASS Highlights*. May 2013, no. 2013-2. http://www.nass.usda.gov/Surveys/Guide_to_NASS _Surveys/Chemical_Use/ChemUseHighlights-Wheat-2012.pdf.

33 Herrmann SS, Granby K, Duedahl-Olesen L. Formation and mitigation of N-nitrosamines in nitrite preserved cooked sausages. *Food Chem*. 2015;174:516–26; Santarelli R, Pierre F, Corpet D. Processed meat and colorectal cancer: a review of epidemiologic and experimental evidence. *Nutr Cancer*, 2008;60:131–44; Chan DS, Lau R, Aune D et al. Red and processed meat and colorectal cancer incidence: meta-analysis of prospective studies. *PLOS One*. 2011;6:e20456; Hu J, La Vecchia C, Morrison H et al. Salt, processed meat and the risk of cancer. *Eur J Cancer Prev*. 2011;20:132–39; International Agency for Research on Cancer, World Health Organization. IARC Monographs evaluate consumption of red meat and processed meat. 26 Oct 2015, press release no. 240. http://www.iarc.fr/en/media-centre /pr/2015/pdfs/pr240_E.pdf.

34 Dubrow R, Darefsky AS, Park Y et al. Dietary components related to N-nitroso compound formation: a prospective study of adult glioma. *Cancer Epidemiol Biomarkers Prev*. 2010;19:1709–22; Hord NG, Tang Y, Bryan NS. Food sources of nitrates and nitrites: the physiologic context for potential health benefits. *Am J Clin Nutr*. 2009;90:1–10.

35 Puangsombat K, Gadgil P, Houser TA et al. Occurrence of heterocyclic amines in cooked meat products. *Meat Sci*. 2012;90:739–46; Zheng W, Lee S-A. Well-done meat intake, heterocyclic amine exposure, and cancer risk. *Nutr Cancer*. 2009;61:437–46; Chan DS, Lau R, Aune D et al. Red and processed meat and colorectal cancer incidence: meta-analysis of prospective studies. *PLOS One*. 2011;6:e20456; International Agency for Research on Cancer, World Health Organization. IARC Monographs evaluate consumption of red meat and processed meat. 26 Oct 2015, press release no. 240. http://www.iarc.fr/en/media-centre/pr/2015/pdfs/pr240_E.pdf.

36 Byrne C, Sinha R, Platz EA et al. Predictors of dietary heterocyclic amine intake in three prospective cohorts. *Cancer Epidemiol Biomarkers Prev*. 1998;7:523–29; Sullivan KM, Erickson MA, Sandusky CB, Barnard ND. Detection of PhIP in grilled chicken entrees at popular chain restaurants throughout California. *Nutr Cancer*. 2008;60:592–602; Thomson B. Heterocyclic amine levels in cooked meat and the implication for New Zealanders. *Eur J Cancer Prev*. 1999;8:201–6.

37 Abid Z, Cross AJ, Sinha R. Meat, dairy, and cancer. *Am J Clin Nutr*. 2014;100(suppl 1):386S–93S; National Cancer Institute. "Chemicals in Meat Cooked at High Temperatures and Cancer Risk." http://www.cancer.gov/cancertopics/factsheet/Risk/cooked-meats. Reviewed 11 July 2017.

38 Viegas O, Amaro LF, Ferreira IM, Pinho O. Inhibitory effect of antioxidant-rich marinades on the formation of heterocyclic aromatic amines in pan-fried beef. *J Agric Food Chem*. 2012;60:6235–40; Smith JS, Ameri F, Gadgil P. Effect of marinades on the formation of heterocyclic amines in grilled beef steaks. *J Food Sci*. 2008;73:T100–105; Sugimura T. Nutrition and dietary carcinogens. *Carcinogenesis*. 2000;21:387–95; Murray S, Lake BG, Gray S et al. Effect of cruciferous vegetable consumption on heterocyclic aromatic amine metabolism in man. *Carcinogenesis*, 2001;22:1413–20.

39 Ranciere F, Lyons JG, Loh VH et al. Bisphenol A and the risk of cardiometabolic disorders: a systematic review with meta-analysis of the epidemiological evidence. *Environ Health*. 2015;14:46.

40 Bittner GD, Yang CZ, Stoner MA. Estrogenic chemicals often leach from BPA-free plastic products that are replacements for BPA-containing polycarbonate products. *Environ Health*. 2014;13:41; Yang CZ, Yaniger SI, Jordan VC et al. Most plastic products release estrogenic chemicals: a potential health problem that can be solved. *Environ Health Perspect*. 2011;119:989–96.

41 Centers for Disease Control and Prevention. Environmental Health. "Phthalates." Nov 2009. http://www.cdc.gov/biomonitoring/pdf/Phthalates_FactSheet.pdf; Rudel RA, Gray JM, Engel CL et al. Food packaging and bisphenol A and bis(2-ethyhexyl) phthalate exposure: findings from a dietary intervention. *Environ Health Perspect*. 2011;119:914–20.

42 Diamanti-Kandarakis E, Bourguignon JP, Giudice LC et al. Endocrine-disrupting chemicals: an Endocrine Society scientific statement. *Endocrine Rev*. 2009;30:293–342; Grindler NM, Allsworth JE, Macones GA et al. Persistent organic pollutants and early menopause in US women. *PLOS One*. 2015;10:e0116057.

43 Steingraber S. "The Falling Age of Puberty in US Girls: What We Know, What We Need to Know." Breast Cancer Fund, Aug 2007. http://gaylesulik.com/wp-content/uploads/2010/07/falling-age-of-puberty.pdf; Natural Resources Defense Council. "Smarter living: Chemical Index. Phthalates." http://www.nrdc.org/living/chemicalindex/phthalates.asp; Breast Cancer Fund. "Phthalates." http://www.breastcancerfund.org/clear-science/radiation-chemicals-and-breast-cancer/phthalates.html.

44 Sharma S, Chatterjee S. Microplastic pollution, a threat to marine ecosystem and human health: a short review. *Environ Sci Pollut Res Int*. 2017;24(27):21530–47.

45 Baudry J, Assmann A, Touvier M. Association of frequency of organic food consumption with cancer risk: findings from the NutriNet-Santé Prospective Cohort Study. *JAMA Intern Med*. 2018;178(12):1597–606.

46 Mie A, Andersen HR, Gunnarsson S et al. Human health implications of organic food and organic agriculture: a comprehensive review. *Environ Health*. 2017;16:111; Baudry J, Assmann A, Touvier M. Association of frequency of organic food consumption with cancer risk: findings from the NutriNet-Santé Prospective Cohort Study. *JAMA Intern Med*. 2018;178(12):1597–606.

47 Bradbury KE, Balkwill A, Spencer EA et al. Organic food consumption and the incidence of cancer in a large prospective study of women in the United Kingdom. *Br J Cancer*. 2014;110:2321–26.

48 Baudry J, Lelong H, Adriouch S et al. Association between organic food consumption and metabolic syndrome: cross-sectional results from the NutriNet-Sante study. *Eur J Nutr*. 2018;57:2477–88; Kesse-Guyot E, Baudry J, Assmann KE et al. Prospective association between consumption frequency of organic food and body weight change, risk of overweight or obesity: results from the NutriNet-Sante Study. *Br J Nutr*. 2017;117:325–34.

49 Torjusen H, Brantsaeter AL, Haugen M et al. Reduced risk of pre-eclampsia with organic vegetable consumption: results from the prospective Norwegian Mother and Child Cohort Study. *BMJ Open*. 2014;4:e006143.

50 International Agency for Research on Cancer. IARC Monographs volume 112: evaluation of five organophosphate insecticides and herbicides, 20 Mar 2015. https://www.iarc .fr/en/media-centre/iarcnews/pdf/MonographVolume112.pdf; Hemler EC, Chavarro JE, Hu FB. Organic foods for cancer prevention—worth the investment? *JAMA Intern Med.* 2018;178(12):1606–7.

51 Brown TP, Rumsby PC, Capleton AC et al. Pesticides and Parkinson's disease—is there a link? *Environ Health Perspect.* 2006;114:156–64; Sanderson WT, Talaska G, Zaebst D et al. Pesticide prioritization for a brain cancer case-control study. *Environ Res.* 1997;74:133–44; Zahm SH, Blair A. Cancer among migrant and seasonal farmworkers: an epidemiologic review and research agenda. *Am J Ind Med.* 1993;24:753–66; Lewis-Mikhael AM, Bueno-Cavanillas A, Ofir Guiron T et al. Occupational exposure to pesticides and prostate cancer: a systematic review and meta-analysis. *Occup Environ Med.* 2016;73:134–44; Schinasi L, Leon ME. Non-Hodgkin lymphoma and occupational exposure to agricultural pesticide chemical groups and active ingredients: a systematic review and meta-analysis. *Int J Environ Res Public Health.* 2014;11:4449–4527.

52 Curl CL, Beresford SA, Fenske RA et al. Estimating pesticide exposure from dietary intake and organic food choices: the Multi-Ethnic Study of Atherosclerosis (MESA). *Environ Health Perspect.* 2015;123:475–83; Brantsaeter AL, Ydersbond TA, Hoppin JA et al. Organic food in the diet: exposure and health implications. *Annu Rev Public Health.* 2017;38:295–313; Oates L, Cohen M. Assessing diet as a modifiable risk factor for pesticide exposure. *Int J Environ Res Public Health.* 2011;8:1792–804; Oates L, Cohen M, Braun L et al. Reduction in urinary organophosphate pesticide metabolites in adults after a week-long organic diet. *Environ Res.* 2014;132:105–11; Bradman A, Quiros-Alcala L, Castorina R et al. Effect of organic diet intervention on pesticide exposures in young children living in low-income urban and agricultural communities. *Environ Health Perspect.* 2015;123:1086–93.

53 Munoz-Quezada MT, Lucero BA, Barr DB et al. Neurodevelopmental effects in children associated with exposure to organophosphate pesticides: a systematic review. *Neurotoxicology.* 2013;39:158–68.

54 Winter CK, Katz JM. Dietary exposure to pesticide residues from commodities alleged to contain the highest contamination levels. *J Toxicol.* 2011;2011:589674, doi: 10.1155/2011/589674.

55 Baudry J, Assmann A, Touvier M. Association of frequency of organic food consumption with cancer risk: findings from the NutriNet-Santé Prospective Cohort Study. *JAMA Intern Med.* 2018;178(12):1597–606.

56 Reganold JP, Wachter JM. Organic agriculture in the twenty-first century. *Nat Plants.* 2016;2:15221; Costa C, Garcia-Leston J, Costa S et al. Is organic farming safer to farmers' health? A comparison between organic and traditional farming. *Toxicol Lett.* 2014;230:166–76; Baranski M, Srednicka-Tober D, Volakakis N et al. Higher antioxidant and lower cadmium concentrations and lower incidence of pesticide residues in organically grown crops: a systematic literature review and meta-analyses. *Br J Nutr.* 2014:1–18.

57 Benz CC, Yau C. Ageing, oxidative stress and cancer: paradigms in parallax. *Nat Rev Cancer.* 2008;8:875–79.

58 Nowotny K, Jung T, Hohn A et al. Advanced glycation end products and oxidative stress in type 2 diabetes mellitus. *Biomolecules.* 2015;5:194–222.

59 Betteridge DJ. What is oxidative stress? *Metabolism.* 2000;49:3–8.

60 Gordon MH. Significance of dietary antioxidants for health. *Int J Mol Sci.* 2012;13:173–79; Reuter S, Gupta SC, Chaturvedi MM, Aggarwal BB. Oxidative stress, inflammation, and cancer: how are they linked? *Free Radic Biol Med.* 2010;49:1603–16.

61 Vallejo MJ, Salazar L, Grijalva M. Oxidative stress modulation and ROS-mediated toxicity in cancer: a review on in vitro models for plant-derived compounds. *Oxid Med Cell Longev.* 2017;2017:4586068; Saha SK, Lee SB, Won J et al. Correlation between oxidative stress, nutrition, and cancer initiation. *Int J Mol Sci.* 2017 July 17;18(7), doi:10.3390/ijms18071544.

62 Himbert C, Thompson H, Ulrich CM. Effects of intentional weight loss on markers of oxidative stress, DNA repair and telomere length: a systematic review. *Obes Facts.* 2017;10:648–65.

63 Goldberg T, Cai W, Peppa M et al. Advanced glycoxidation end products in commonly consumed foods. *J Am Diet Assoc.* 2004;104:1287–91; Pruser KN, Flynn NE. Acrylamide in

health and disease. *Front Biosci (Schol Ed)*. 2011;3:41–51; Uribarri J, Woodruff S, Goodman S et al. Advanced glycation end products in foods and a practical guide to their reduction in the diet. *J Am Diet Assoc*. 2010;110:911–16.

64 Nowotny K, Jung T, Hohn A et al. Advanced glycation end products and oxidative stress in type 2 diabetes mellitus. *Biomolecules*. 2015;5:194–222; Peppa M, Raptis SA. Glycoxidation and wound healing in diabetes: an interesting relationship. *Curr Diabetes Rev*. 2011;7(6):416–25; Peppa M, Stavroulakis P, Raptis SA. Advanced glycoxidation products and impaired diabetic wound healing. *Wound Repair Regen*. 2009;17:461–72; Goldin A, Beckman JA, Schmidt AM, Creager MA. Advanced glycation end products: sparking the development of diabetic vascular injury. *Circulation*. 2006;114:597–605; Yamagishi S, Matsui T. Advanced glycation end products, oxidative stress and diabetic nephropathy. *Oxid Med Cell Longev*. 2010;3:101–8.

65 Saha SK, Lee SB, Won J et al. Correlation between oxidative stress, nutrition, and cancer initiation. *Int J Mol Sci*. 2017 July 17;18(7), doi:10.3390/ijms18071544.

66 Reuter S, Gupta SC, Chaturvedi MM, Aggarwal BB. Oxidative stress, inflammation, and cancer: how are they linked? *Free Radic Biol Med*. 2010;49:1603–16.

67 Vallejo MJ, Salazar L, Grijalva M. Oxidative stress modulation and ROS-mediated toxicity in cancer: a review on in vitro models for plant-derived compounds. *Oxid Med Cell Longev*. 2017;2017:4586068.

68 Tsai WC, Li YH, Lin CC et al. Effects of oxidative stress on endothelial function after a high-fat meal. *Clin Sci (Lond)*. 2004;106:315–19; Lacroix S, Rosiers CD, Tardif JC, Nigam A. The role of oxidative stress in postprandial endothelial dysfunction. *Nutr Res Rev*. 2012;25:288–301.

69 Le NA. Lipoprotein-associated oxidative stress: a new twist to the postprandial hypothesis. *Int J Mol Sci*. 2014;16:401–19; Betteridge DJ. What is oxidative stress? *Metabolism*. 2000;49:3–8.

70 Kudryavtseva AV, Krasnov GS, Dmitriev AA et al. Mitochondrial dysfunction and oxidative stress in aging and cancer. *Oncotarget*. 2016;7:44879–905; Liu Z, Zhou T, Ziegler AC et al. Oxidative stress in neurodegenerative diseases: from molecular mechanisms to clinical applications. *Oxid Med Cell Longev*. 2017;2017:2525967.

71 "Carotenoids." Oregon State University, Linus Pauling Institute. Micronutrient Information Center. http://lpi.oregonstate.edu/mic/dietary-factors/phytochemicals/carotenoids. Last updated July 2016; "Vitamin A." Oregon State University, Linus Pauling Institute, Micronutrient Information Center. http://lpi.oregonstate.edu/infocenter/vitamins/vitaminA/. Last updated January 2015.

72 Shardell MD, Alley DE, Hicks GE et al. Low-serum carotenoid concentrations and carotenoid interactions predict mortality in US adults: the Third National Health and Nutrition Examination Survey. *Nutr Res*. 2011;31:178–89.

73 Li C, Ford ES, Zhao G et al. Serum α-carotene concentrations and risk of death among US adults: the Third National Health and Nutrition Examination Survey Follow-up Study. *Arch Intern Med*. 2011;171(6):507–15.

74 Shardell MD, Alley DE, Hicks GE et al. Low-serum carotenoid concentrations and carotenoid interactions predict mortality in US adults: the Third National Health and Nutrition Examination Survey. *Nutr Res*. 2011;31:178–89.

75 Min KB, Min JY. Association between leukocyte telomere length and serum carotenoid in US adults. *Eur J Nutr*. 2017;56(3):1045–52.

76 "Carotenoids." Oregon State University, Linus Pauling Institute, Micronutrient Information Center. http://lpi.oregonstate.edu/mic/dietary-factors/phytochemicals/carotenoids. Last updated July 2016.

77 Stringham JM, Bovier ER, Wong JC, Hammond BR Jr. The influence of dietary lutein and zeaxanthin on visual performance. *J Food Sci*. 2010;75:R24–29; Abdel-Aal el SM, Akhtar H, Zaheer K, Ali R. Dietary sources of lutein and zeaxanthin carotenoids and their role in eye health. *Nutrients*. 2013;5:1169–85; Koushan K, Rusovici R, Li W et al. The role of lutein in eye-related disease. *Nutrients*. 2013;5:1823–39; Widomska J, Subczynski WK. Why has nature chosen lutein and zeaxanthin to protect the retina? *J Clin Exp Ophthalmol*. 2014;5:326.

78 Koushan K, Rusovici R, Li W et al. The role of lutein in eye-related disease. *Nutrients*. 2013;5:1823–39; Schleicher M, Weikel K, Garber C, Taylor A. Diminishing risk for age-

related macular degeneration with nutrition: a current view. *Nutrients*. 2013;5:2405–56; Seddon JM, Ajani UA, Sperduto RD et al. Dietary carotenoids, vitamins A, C, and E, and advanced age-related macular degeneration. Eye Disease Case-Control Study Group. *JAMA*. 1994;272:1413–20; Ma L, Dou HL, Wu YQ et al. Lutein and zeaxanthin intake and the risk of age-related macular degeneration: a systematic review and meta-analysis. *Br J Nutr*. 2012;107:350–59.

79 Age-Related Eye Disease Study 2 Research Group; Chew EY, Clemons TE et al. Secondary analyses of the effects of lutein/zeaxanthin on age-related macular degeneration progression: AREDS2 report No. 3. *JAMA Ophthalmol*. 2014;132:142–49.

80 USDA Agricultural Research Service. "USDA Food Composition Databases." https://ndb.nal .usda.gov/ndb/search/list.

81 Rizwan M, Rodriguez-Blanco I, Harbottle A et al. Tomato paste rich in lycopene protects against cutaneous photodamage in humans in vivo: a randomized controlled trial. *Br J Dermatol*. 2011;164(1):154–62; Evans JA, Johnson EJ. The role of phytonutrients in skin health. *Nutrients*. 2010;2:903–28; Kopcke W, Krutmann J. Protection from sunburn with beta-carotene—a meta-analysis. *Photochem Photobiol*. 2008;84:284–88.

82 Voutilainen S, Nurmi T, Mursu J, Rissanen TH. Carotenoids and cardiovascular health. *Am J Clin Nutr*. 2006;83:1265–71.

83 Xaplanteris P, Vlachopoulos C, Pietri P et al. Tomato paste supplementation improves endothelial dynamics and reduces plasma total oxidative status in healthy subjects. *Nutr Res*. 2012;32:390–94.

84 Lycopene. Monograph. *Altern Med Rev*. 2003;8(3):336–42.

85 Ried K, Fakler P. Protective effect of lycopene on serum cholesterol and blood pressure: meta-analyses of intervention trials. *Maturitas*. 2011;68:299–310.

86 Palozza P, Parrone N, Catalano A, Simone R. Tomato lycopene and inflammatory cascade: basic interactions and clinical implications. *Curr Med Chem*. 2010;17:2547–63; Palozza P, Parrone N, Simone RE, Catalano A. Lycopene in atherosclerosis prevention: an integrated scheme of the potential mechanisms of action from cell culture studies. *Arch Biochem Biophys*. 2010;504:26–33.

87 Voutilainen S, Nurmi T, Mursu J, Rissanen TH. Carotenoids and cardiovascular health. *Am J Clin Nutr*. 2006;83:1265–71.

88 Mansuri ML, Parihar P, Solanki I, Parihar MS. Flavonoids in modulation of cell survival signalling pathways. *Genes Nutr*. 2014;9:400.

89 Wang LS, Arnold M, Huang YW et al. Modulation of genetic and epigenetic biomarkers of colorectal cancer in humans by black raspberries: a phase I pilot study. *Clin Cancer Res*. 2011;17:598–610; Wang LS, Burke CA, Hasson H et al. A phase Ib study of the effects of black raspberries on rectal polyps in patients with familial adenomatous polyposis. *Cancer Prev Res (Phila)*. 2014;7:666–74; Chen T, Yan F, Qian J et al. Randomized phase II trial of lyophilized strawberries in patients with dysplastic precancerous lesions of the esophagus. *Cancer Prev Res (Phila)*. 2012;5:41–50; Mallery SR, Tong M, Shumway BS et al. Topical application of a mucoadhesive freeze-dried black raspberry gel induces clinical and histologic regression and reduces loss of heterozygosity events in premalignant oral intraepithelial lesions: results from a multicentered, placebo-controlled clinical trial. *Clin Cancer Res*. 2014;20:1910–24.

90 Mladenka P, Zatloukalova L, Filipsky T, Hrdina R. Cardiovascular effects of flavonoids are not caused only by direct antioxidant activity. *Free Radic Biol Med*. 2010;49:963–75; Reis JF, Monteiro VV, de Souza Gomes R et al. Action mechanism and cardiovascular effect of anthocyanins: a systematic review of animal and human studies. *J Transl Med*. 2016;14:315.

91 Cassidy A, O'Reilly EJ, Kay C et al. Habitual intake of flavonoid subclasses and incident hypertension in adults. *Am J Clin Nutr*. 2011;93:338–47; Wang X, Ouyang YY, Liu J, Zhao G. Flavonoid intake and risk of CVD: a systematic review and meta-analysis of prospective cohort studies. *Br J Nutr*. 2014;111:1–11; Kim Y, Je Y. Flavonoid intake and mortality from cardiovascular disease and all causes: a meta-analysis of prospective cohort studies. *Clin Nutr ESPEN*. 2017;20:68–77.

92 Kawser Hossain M, Abdal Dayem A, Han J et al. Molecular mechanisms of the anti-obesity and anti-diabetic properties of flavonoids. *Int J Mol Sci*. 2016;17:569.

93 Flanagan E, Muller M, Hornberger M, Vauzour D. Impact of flavonoids on cellular and molecular mechanisms underlying age-related cognitive decline and neurodegeneration. *Curr Nutr Rep*. 2018;7:49–57; Shukitt-Hale B. Blueberries and neuronal aging. *Gerontology*. 2012;58:518–23; Devore EE, Kang JH, Breteler MM, Grodstein F. Dietary intakes of berries and flavonoids in relation to cognitive decline. *Ann Neurol*. 2012;72(1):135–43.

94 Krikorian R, Shidler MD, Nash TA et al. Blueberry supplementation improves memory in older adults. *J Agric Food Chem*. 2010;58:3996–4000.

95 Boespflug EL, Eliassen JC, Dudley JA et al. Enhanced neural activation with blueberry supplementation in mild cognitive impairment. *Nutr Neurosci*. 2018;21:297–305.

96 Socci V, Tempesta D, Desideri G et al. Enhancing human cognition with cocoa flavonoids. *Front Nutr*. 2017;4:19.

97 "Flavonoids." Oregon State University, Linus Pauling Institute, Micronutrient Information Center. https://lpi.oregonstate.edu/mic/dietary-factors/phytochemicals/flavonoids. Last updated Nov 2015.

98 "Vitamin C." Oregon State University, Linus Pauling Institute, Micronutrient Information Center. http://lpi.oregonstate.edu/infocenter/vitamins/vitaminC/index.html. Last updated July 2018.

99 "Vitamin E." Oregon State University, Linus Pauling Institute, Micronutrient Information Center. https://lpi.oregonstate.edu/mic/vitamins/vitamin-E. Last updated May 2015.

100 van Het Hof KH, West CE, Weststrate JA, Hautvast JG. Dietary factors that affect the bioavailability of carotenoids. *J Nutr*. 2000;130:503–6.

101 Brown MJ, Ferruzzi MG, Nguyen ML et al. Carotenoid bioavailability is higher from salads ingested with full-fat than with fat-reduced salad dressings as measured with electrochemical detection. *Am J Clin Nutr*. 2004;80:396–403.

102 Stefanson AL, Bakovic M. Dietary regulation of Keap1/Nrf2/ARE pathway: focus on plant-derived compounds and trace minerals. Nutrients 2014, 6:3777–801.

103 Khan F, Niaz K, Maqbool F et al. Molecular targets underlying the anticancer effects of quercetin: an update. *Nutrients*. 2016 Aug 29;8(9), doi:10.3390/nu8090529; Done AJ, Traustadottir T. Nrf2 mediates redox adaptations to exercise. *Redox Biol*. 2016;10:191–99; Erdman JW Jr., Balentine D, Arab L et al. Flavonoids and heart health: proceedings of the ILSI North America Flavonoids Workshop, May 31 – June 1, 2005, Washington, DC. *J Nutr*. 2007;137:718S–37S; Higdon J. Flavonoids. In: *An Evidence-Based Approach to Dietary Phytochemicals*. New York: Thieme, 2006: 114–26; Kang SY, Seeram NP, Nair MG, Bourquin LD. Tart cherry anthocyanins inhibit tumor development in Apc(Min) mice and reduce proliferation of human colon cancer cells. *Cancer Lett*. 2003;194:13–19; Stoner GD, Wang LS, Casto BC. Laboratory and clinical studies of cancer chemoprevention by antioxidants in berries. *Carcinogenesis*. 2008;29:1665–74.

104 Hybertson BM, Gao B, Bose SK, McCord JM. Oxidative stress in health and disease: the therapeutic potential of Nrf2 activation. *Mol Aspects Med*. 2011;32(4–6):234–46; Zhang Q, Pi J, Woods CG, Andersen ME. A systems biology perspective on Nrf2-mediated antioxidant response. *Toxicol Appl Pharmacol*. 2010;244:84–97.

105 Stefanson AL, Bakovic M. Dietary regulation of Keap1/Nrf2/ARE pathway: focus on plant-derived compounds and trace minerals. *Nutrients*. 2014;6:3777–801; Huang Y, Li W, Su ZY, Kong AN. The complexity of the Nrf2 pathway: beyond the antioxidant response. *J Nutr Biochem*. 2015;26:1401–13.

106 Scapagnini G, Vasto S, Abraham NG et al. Modulation of Nrf2/ARE pathway by food polyphenols: a nutritional neuroprotective strategy for cognitive and neurodegenerative disorders. *Mol Neurobiol*. 2011;44:192–201.

107 Smith RE, Tran K, Smith CC et al. The role of the Nrf2/ARE antioxidant system in preventing cardiovascular diseases. Diseases 2016 Dec;4(4):34, doi:10.3390/diseases4040034.

108 Bat-Chen W, Golan T, Peri I et al. Allicin purified from fresh garlic cloves induces apoptosis in colon cancer cells via Nrf2. *Nutr Cancer*. 2010;62:947–57; Kelsey NA, Wilkins HM, Linseman DA. Nutraceutical antioxidants as novel neuroprotective agents. *Molecules*. 2010;15:7792–814; Stefanson AL, Bakovic M. Dietary regulation of Keap1/Nrf2/ARE pathway: focus on plant-

derived compounds and trace minerals. *Nutrients.* 2014;6:3777–801; Ho CY, Weng CJ, Jhang JJ et al. Diallyl sulfide as a potential dietary agent to reduce TNF-alpha- and histamine-induced proinflammatory responses in A7r5 cells. *Mol Nutr Food Res.* 2014;58:1069–78.

109 Cimino F, Speciale A, Anwar S et al. Anthocyanins protect human endothelial cells from mild hyperoxia damage through modulation of Nrf2 pathway. *Genes Nutr.* 2013;8:391–99.

110 Kavitha K, Thiyagarajan P, Rathna Nandhini J et al. Chemopreventive effects of diverse dietary phytochemicals against DMBA-induced hamster buccal pouch carcinogenesis via the induction of Nrf2-mediated cytoprotective antioxidant, detoxification, and DNA repair enzymes. *Biochimie.* 2013;95:1629–39.

111 Yang Y, Li W, Li Y et al. Dietary *Lycium barbarum* polysaccharide induces Nrf2/ARE pathway and ameliorates insulin resistance induced by high-fat via activation of PI3K/AKT signaling. *Oxid Med Cell Longev.* 2014;2014. http://dx.doi.org/10.1155/2014/145641.

112 Leonardo CC, Dore S. Dietary flavonoids are neuroprotective through Nrf2-coordinated induction of endogenous cytoprotective proteins. *Nutri Neurosci.* 2011;14:226–36; Mann GE, Rowlands DJ, Li FY et al. Activation of endothelial nitric oxide synthase by dietary isoflavones: role of NO in Nrf2-mediated antioxidant gene expression. *Cardiovasc Res.* 2007;75:261–74.

113 Song Y, Huang L, Yu J. Effects of blueberry anthocyanins on retinal oxidative stress and inflammation in diabetes through Nrf2/HO-1 signaling. *J Neuroimmunol.* 2016;301:1–6; Lee SG, Kim B, Yang Y et al. Berry anthocyanins suppress the expression and secretion of proinflammatory mediators in macrophages by inhibiting nuclear translocation of NF-κB independent of NRF2-mediated mechanism. *J Nutr Biochem.* 2014;25:404–11.

114 Granado-Serrano AB, Martin MA, Bravo L et al. Quercetin modulates Nrf2 and glutathione-related defenses in HepG2 cells: involvement of p38. *Chem Biol Interact.* 2012 Jan 25;195(2):154–64.

115 Han SG, Han SS, Toborek M, Hennig B. EGCG protects endothelial cells against PCB 126-induced inflammation through inhibition of AhR and induction of Nrf2-regulated genes. *Toxicol Appl Pharmacol.* 2012;261:181–88.

116 Zhao J, Moore AN, Redell JB, Dash PK. Enhancing expression of Nrf2-driven genes protects the blood brain barrier after brain injury. *J Neurosci.* 2007;27:10240–48; Kelsey NA, Wilkins HM, Linseman DA. Nutraceutical antioxidants as novel neuroprotective agents. *Molecules.* 2010;15:7792–814; Stefanson AL, Bakovic M. Dietary regulation of Keap1/Nrf2/ARE pathway: focus on plant-derived compounds and trace minerals. *Nutrients.* 2014;6:3777–801.

117 Huang CS, Lin AH, Liu CT et al. Isothiocyanates protect against oxidized LDL-induced endothelial dysfunction by upregulating Nrf2-dependent antioxidation and suppressing NFκB activation. *Mol Nutr Food Res.* 2013;57:1918–30; Saw CL, Cintron M, Wu TY et al. Pharmacodynamics of dietary phytochemical indoles I3C and DIM: induction of Nrf2-mediated phase II drug metabolizing and antioxidant genes and synergism with isothiocyanates. *Biopharm Drug Dispos.* 2011 Jul;32(5):289–300; Stefanson AL, Bakovic M. Dietary regulation of Keap1/Nrf2/ARE pathway: focus on plant-derived compounds and trace minerals. *Nutrients.* 2014;6:3777–801.

118 Ungvari Z, Bagi Z, Feher A et al. Resveratrol confers endothelial protection via activation of the antioxidant transcription factor Nrf2. *Am J Physiol Heart Circ Physiol.* 2010;299:H18–24; Stefanson AL, Bakovic M. Dietary regulation of Keap1/Nrf2/ARE pathway: focus on plant-derived compounds and trace minerals. *Nutrients.* 2014;6:3777–801.

119 Stefanson AL, Bakovic M. Dietary regulation of Keap1/Nrf2/ARE pathway: focus on plant-derived compounds and trace minerals. *Nutrients.* 2014;6:3777–801.

120 Shehzad A, Lee YS. Molecular mechanisms of curcumin action: signal transduction. *Biofactors.* 2013;39:27–36.

121 Li S, Ding Y, Niu Q et al. Lutein has a protective effect on hepatotoxicity induced by arsenic via Nrf2 signaling. *Biomed Res Int.* 2015;2015:315205.

122 Pandurangan AK, Saadatdoust Z, Mohd Esa N et al. Dietary cocoa protects against colitis-associated cancer by activating the Nrf2/Keap1 pathway. *Biofactors.* 2015;41:1–14.

123 Stefanson AL, Bakovic M. Dietary regulation of Keap1/Nrf2/ARE pathway: focus on plant-derived compounds and trace minerals. *Nutrients.* 2014;6:3777–801; Ben-Dor A, Steiner

M, Gheber L et al. Carotenoids activate the antioxidant response element transcription system. *Mol Cancer Ther.* 2005;4:177–86.

124 Stefanson AL, Bakovic M. Dietary regulation of Keap1/Nrf2/ARE pathway: focus on plant-derived compounds and trace minerals. *Nutrients.* 2014;6:3777–801.

125 Ibid.; Bishayee A, Bhatia D, Thoppil RJ et al. Pomegranate-mediated chemoprevention of experimental hepatocarcinogenesis involves Nrf2-regulated antioxidant mechanisms. *Carcinogenesis.* 2011;32:888–96.

126 Stefanson AL, Bakovic M. Dietary regulation of Keap1/Nrf2/ARE pathway: focus on plant-derived compounds and trace minerals. *Nutrients.* 2014;6:3777–801; Zou X, Feng Z, Li Y et al. Stimulation of GSH synthesis to prevent oxidative stress–induced apoptosis by hydroxytyrosol in human retinal pigment epithelial cells: activation of Nrf2 and JNK-p62/SQSTM1 pathways. *J Nutr Biochem.* 2012;23:994–1006.

127 Stefanson AL, Bakovic M. Dietary regulation of Keap1/Nrf2/ARE pathway: focus on plant-derived compounds and trace minerals. *Nutrients.* 2014;6:3777–801.

128 Stefanson, Bakovic.

129 Paredes-Gonzalez X, Fuentes F, Su ZY, Kong AN. Apigenin reactivates Nrf2 anti-oxidative stress signaling in mouse skin epidermal JB6 P + cells through epigenetics modifications. *AAPS J.* 2014;16:727–35.

130 Lou H, Jing X, Wei X et al. Naringenin protects against 6-OHDA–induced neurotoxicity via activation of the Nrf2/ARE signaling pathway. *Neuropharmacology.* 2014;79:380–88.

131 Tang X, Wang H, Fan L et al. Luteolin inhibits Nrf2 leading to negative regulation of the Nrf2/ARE pathway and sensitization of human lung carcinoma A549 cells to therapeutic drugs. *Free Radic Biol Med.* 2011;50:1599–609.

132 Zhang M, Wang S, Mao L et al. Omega-3 fatty acids protect the brain against ischemic injury by activating Nrf2 and upregulating heme oxygenase 1. *J Neurosci.* 2014;34:1903–15.

133 Mann GE, Bonacasa B, Ishii T, Siow RC. Targeting the redox sensitive Nrf2-Keap1 defense pathway in cardiovascular disease: protection afforded by dietary isoflavones. *Curr Opin Pharmacol.* 2009;9:139–45.

134 Thoppil RJ, Bhatia D, Barnes KF et al. Black currant anthocyanins abrogate oxidative stress through Nrf2-mediated antioxidant mechanisms in a rat model of hepatocellular carcinoma. *Curr Cancer Drug Targets.* 2012;12:1244–57.

135 Yaku K, Enami Y, Kurajyo C et al. The enhancement of phase 2 enzyme activities by sodium butyrate in normal intestinal epithelial cells is associated with Nrf2 and p53. *Mol Cell Biochem.* 2012;370:7–14; Vaziri ND, Liu SM, Lau WL et al. High amylose resistant starch diet ameliorates oxidative stress, inflammation, and progression of chronic kidney disease. *PLOS One.* 2014;9:e114881.

136 Huang Y, Khor TO, Shu L et al. A γ-tocopherol-rich mixture of tocopherols maintains Nrf2 expression in prostate tumors of TRAMP mice via epigenetic inhibition of CpG methylation. *J Nutr.* 2012;142:818–23.

137 Wondrak GT, Villeneuve NF, Lamore SD et al. The cinnamon-derived dietary factor cinnamic aldehyde activates the Nrf2-dependent antioxidant response in human epithelial colon cells. *Molecules.* 2010;15:3338–55.

138 Martin D, Rojo AI, Salinas M et al. Regulation of heme oxygenase-1 expression through the phosphatidylinositol 3-kinase/Akt pathway and the Nrf2 transcription factor in response to the antioxidant phytochemical carnosol. *J Biol Chem.* 2004;279:8919–29.

139 Nakamura Y, Yoshida C, Murakami A et al. Zerumbone, a tropical ginger sesquiterpene, activates phase II drug metabolizing enzymes. *FEBS Lett.* 2004;572:245–50.

140 Ma JQ, Ding J, Zhang L, Liu CM. Protective effects of ursolic acid in an experimental model of liver fibrosis through Nrf2/ARE pathway. *Clin Res Hepatol Gastroenterol.* 2015;39:188–97.

141 Wei M, Zheng Z, Shi L et al. Natural polyphenol chlorogenic acid protects against acetaminophen-induced hepatotoxicity by activating ERK/Nrf2 antioxidative pathway. *Toxicol Sci.* 2018;162:99–112.

142 Donovan EL, McCord JM, Reuland DJ et al. Phytochemical activation of Nrf2 protects human coronary artery endothelial cells against an oxidative challenge. *Oxid Med Cell Longev.* 2012;2012:132931.

143 Zakkar M, van der Heiden K, Luong le A et al. Activation of Nrf2 in endothelial cells protects arteries from exhibiting a proinflammatory state. *Arterioscler Thromb Vasc Biol.* 2009;29:1851–57.

144 Huang CS, Lin AH, Liu CT et al. Isothiocyanates protect against oxidized LDL-induced endothelial dysfunction by upregulating Nrf2-dependent antioxidation and suppressing NFkappaB activation. *Mol Nutr Food Res.* 2013;57:1918–30; Chen XL, Dodd G, Kunsch C. Sulforaphane inhibits TNF-alpha-induced activation of p38 MAP kinase and VCAM-1 and MCP-1 expression in endothelial cells. *Inflamm Res.* 2009;58:513–21; Bai Y, Wang X, Zhao S et al. Sulforaphane protects against cardiovascular disease via Nrf2 activation. *Oxid Med Cell Longev.* 2015;2015:407580; Huang CS, Lin AH, Liu CT et al. Isothiocyanates protect against oxidized LDL-induced endothelial dysfunction by upregulating Nrf2-dependent antioxidation and suppressing NFkappaB activation. *Mol Nutr Food Res.* 2013;57:1918–30.

145 Zhao J, Moore AN, Redell JB, Dash PK. Enhancing expression of Nrf2-driven genes protects the blood brain barrier after brain injury. *J Neurosci.* 2007;27:10240–48.

146 Bai Y, Wang X, Zhao S et al. Sulforaphane protects against cardiovascular disease via Nrf2 activation. *Oxid Med Cell Longev.* 2015;2015:407580.

第 5 章　我們能預防癌症

1 National Cancer Institute. Surveillance, Epidemiology, and End Results (SEER) Program. https://www.seer.cancer.gov.

2 Grant WB. A multicountry ecological study of cancer incidence rates in 2008 with respect to various risk-modifying factors. *Nutrients.* 2013;6(1):163–89; Buettner D, Skemp S. Blue Zones: lessons from the world's longest lived. *Am J Lifestyle Med.* 2016;10(5):318–21; Willcox DC, Scapagnini G, Willcox BJ. Healthy aging diets other than the Mediterranean: a focus on the Okinawan diet. *Mech Ageing Dev.* 2014 Mar–Apr;136–37:148–62; Campbell TC, Parpia B, Chen J. Diet, lifestyle, and the etiology of coronary artery disease: the Cornell China study. *Am J Cardiol.* 1998;82(10B):18T–21T; Vardavas CI, Linardakis MK, Hatzis CM et al. Cardiovascular disease risk factors and dietary habits of farmers from Crete 45 years after the first description of the Mediterranean diet. *Eur J Cardiovasc Prev Rehabil.* 2010;17(4):440–46.

3 Inoue-Choi M, Robien K, Lazovich D. Adherence to the WCRF/AICR guidelines for cancer prevention is associated with lower mortality among older female cancer survivors. *Cancer Epidemiol Biomarkers Prev.* 2013;22(5):792–802; Frattaroli J, Weidner G, Dnistrian AM et al. Clinical events in prostate cancer lifestyle trial: results from two years of follow-up. *Urology.* 2008;72:1319–23; Sansbury LB, Wanke K, Albert PS et al. The effect of strict adherence to a high-fiber, high-fruit and -vegetable, and low-fat eating pattern on adenoma recurrence. *Am J Epidemiol.* 2009;170:576–84; Lanza E, Hartman TJ, Albert PS et al. High dry bean intake and reduced risk of advanced colorectal adenoma recurrence among participants in the polyp prevention trial. *J Nutr.* 2006;136:1896–903; Bobe G, Sansbury LB, Albert PS et al. Dietary flavonoids and colorectal adenoma recurrence in the Polyp Prevention Trial. *Cancer Epidemiol Biomarkers Prev.* 2008;17:1344–53; Gold EB, Pierce JP, Natarajan L et al. Dietary pattern influences breast cancer prognosis in women without hot flashes: the women's healthy eating and living trial. *J Clin Oncol.* 2009;27:352–59; Thomson CA, Rock CL, Thompson PA et al. Vegetable intake is associated with reduced breast cancer recurrence in tamoxifen users: a secondary analysis from the Women's Healthy Eating and Living Study. *Breast Cancer Res Treat.* 2011;125:519–27; Pierce JP, Natarajan L, Caan BJ et al. Dietary change and reduced breast cancer events among women without hot flashes after treatment of early-stage breast cancer: subgroup analysis of the Women's Healthy Eating and Living Study. *Am J Clin Nutr.* 2009;89:1565S–71S; Traka M, Gasper AV, Melchini A et al. Broccoli consumption interacts with GSTM1 to perturb oncogenic signalling pathways in the prostate. *PLOS One.* 2008;3:e2568; Twardowski P, Kanaya N, Frankel P et al. A phase I trial of mushroom powder in patients with biochemically recurrent prostate cancer: roles of cytokines and myeloid-derived suppressor cells for Agaricus bisporus-induced prostate-specific antigen responses. *Cancer.* 2015;121:2942–50; Wang LS, Arnold M, Huang YW et al. Modulation of genetic and epigenetic biomarkers of colorectal cancer in humans by black raspberries: a phase I pilot study. *Clin Cancer Res.* 2011;17:598–610; Chen T, Yan F, Qian J et al. Randomized phase II trial of lyophilized strawberries in patients with dysplastic precancerous lesions of the

esophagus. *Cancer Prev Res (Phila)*. 2012;5:41–50; Pantuck AJ, Leppert JT, Zomorodian N et al. Phase II study of pomegranate juice for men with rising prostate-specific antigen following surgery or radiation for prostate cancer. *Clin Cancer Res*. 2006;12:4018–26; Thompson LU, Chen JM, Li T et al. Dietary flaxseed alters tumor biological markers in postmenopausal breast cancer. *Clin Cancer Res*. 2005;11:3828–35.

4　American Institute for Cancer Research. "Take Control of Your Cancer Risk: Nearly Fifty Percent of Common Cancers Are Preventable." February 2018. http://www.aicr.org/press/press-releases/2018/nearly-fifty-percent-of-common-cancers-are-preventable.html.

5　David AR, Zimmerman, MR. Cancer: an old disease, a new disease or something in between? *Nature Rev Cancer*. 2010;10:728–33.

6　Boffetta P, Couto E, Wichmann J et al. Fruit and vegetable intake and overall cancer risk in the European Prospective Investigation into Cancer and Nutrition (EPIC). *J Natl Cancer Inst*. 2010;102:529–37; Vieira AR, Abar L, Vingeliene S et al. Fruits, vegetables and lung cancer risk: a systematic review and meta-analysis. *Ann Oncol*. 2016;27:81–96; Liu H, Wang XC, Hu GH et al. Fruit and vegetable consumption and risk of bladder cancer: an updated meta-analysis of observational studies. *Eur J Cancer Prev*. 2015;24:508–16; Liu J, Wang J, Leng Y, Lv C. Intake of fruit and vegetables and risk of esophageal squamous cell carcinoma: a meta-analysis of observational studies. *Int J Cancer*. 2013;133:473–85; Zhou Y, Zhuang W, Hu W et al. Consumption of large amounts of Allium vegetables reduces risk for gastric cancer in a meta-analysis. *Gastroenterology*. 2011;141:80–89; Li B, Jiang G, Zhang G et al. Intake of vegetables and fruit and risk of esophageal adenocarcinoma: a meta-analysis of observational studies. *Eur J Nutr*. 2014;53:1511–21.

7　Heron M. Deaths: leading causes for 2014. *Natl Vital Stat Rep*. 2016;65:1–96.

8　Cronin KA, Lake AJ, Scott S et al. Annual Report to the Nation on the Status of Cancer, part I: National cancer statistics. *Cancer*. 2018;124(13):2785–800.

9　Mariotto AB, Etzioni R, Hurlbert M et al. Estimation of the number of women living with metastatic breast cancer in the United States. *Cancer Epidemiol Biomarkers Prev*. 2017;26:809–15.

10　Higdon J, Drake VJ. Cruciferous vegetables. In: *An Evidence-based Approach to Phytochemicals and Other Dietary Factors*. 2nd ed. New York: Thieme, 2013.

11　"Chlorophyll and Chlorophyllin." Oregon State University, Linus Pauling Institute, Micronutrient Information Center. https://lpi.oregonstate.edu/mic/dietary-factors/phytochemicals/chlorophyll-chlorophyllin. Last updated June 2009.

12　Cavell BE, Syed Alwi SS, Donlevy A, Packham G. Anti-angiogenic effects of dietary isothiocyanates: mechanisms of action and implications for human health. *Biochem Pharmacol*. 2011;81:327–36; Kunimasa K, Kobayashi T, Kaji K, Ohta T. Antiangiogenic effects of indole-3-carbinol and 3,3'-diindolylmethane are associated with their differential regulation of ERK1/2 and Akt in tube-forming HUVEC. *J Nutr*. 2010;140:1–6; Davis R, Singh KP, Kurzrock R, Shankar S. Sulforaphane inhibits angiogenesis through activation of FOXO transcription factors. *Oncol Rep*. 2009;22:1473–78; Kumar A, D'Souza SS, Tickoo S et al. Antiangiogenic and proapoptotic activities of allyl isothiocyanate inhibit ascites tumor growth in vivo. *Int Cancer Ther*. 2009;8:75–87; Higdon J, Delage B, Williams D, Dashwood R. Cruciferous vegetables and human cancer risk: epidemiologic evidence and mechanistic basis. *Pharmacol Res*. 2007;55:224–36; Higdon J, Drake VJ. Cruciferous vegetables. In: *An Evidence-Based Approach to Phytochemicals and Other Dietary Factors*. 2nd ed. New York: Thieme, 2013; Clarke JD, Dashwood RH, Ho E. Multi-targeted prevention of cancer by sulforaphane. *Cancer Lett*. 2008;269:291–304; Weng JR, Tsai CH, Kulp SK, Chen CS. Indole-3-carbinol as a chemopreventive and anti-cancer agent. *Cancer Lett*. 2008;262:153–63.

13　Yuan F, Chen DZ, Liu K et al. Anti-estrogenic activities of indole-3-carbinol in cervical cells: implication for prevention of cervical cancer. *Anticancer Res*. 1999;19:1673–80; Meng Q, Yuan F, Goldberg ID et al. Indole-3-carbinol is a negative regulator of estrogen receptor-alpha signaling in human tumor cells. *J Nutr*. 2000;130:2927–31; Ramirez MC, Singletary K. Regulation of estrogen receptor alpha expression in human breast cancer cells by sulforaphane. *J Nutr Biochem*. 2009;20:195–201.

14 Wu QJ, Yang Y, Vogtmann E et al. Cruciferous vegetables intake and the risk of colorectal cancer: a meta-analysis of observational studies. *Ann Oncol.* 2013;24:1079–87; Liu X, Lv K. Cruciferous vegetables intake is inversely associated with risk of breast cancer: a meta-analysis. *Breast.* 2013 June;22(3):309–13; Liu B, Mao Q, Cao M, Xie L. Cruciferous vegetables intake and risk of prostate cancer: a meta-analysis. *Int J Urol.* 2012;19:134–41.

15 Higdon J, Delage B, Williams D, Dashwood R. Cruciferous vegetables and human cancer risk: epidemiologic evidence and mechanistic basis. *Pharmacol Res.* 2007;55:224–36; "Cruciferous Vegetables." Oregon State University, Linus Pauling Institute, Micronutrient Information Center. http://lpi.oregonstate.edu/mic/food-beverages/cruciferous-vegetables. Last updated Dec 2016; Pollock RL. The effect of green leafy and cruciferous vegetable intake on the incidence of cardiovascular disease: a meta-analysis. *JRSM Cardiovasc Dis.* 2016 Aug 1;5:2048004016661435; Dufour V, Stahl M, Baysse C. The antibacterial properties of isothiocyanates. *Microbiology.* 2015;161:229–43.

16 Stefanson AL, Bakovic M. Dietary regulation of Keap1/Nrf2/ARE pathway: focus on plant-derived compounds and trace minerals. *Nutrients.* 2014;6:3777–801.

17 Zakkar M, van der Heiden K, Luong le A et al. Activation of Nrf2 in endothelial cells protects arteries from exhibiting a proinflammatory state. *Arterioscler Thromb Vasc Biol.* 2009;29:1851–57.

18 Huang CS, Lin AH, Liu CT et al. Isothiocyanates protect against oxidized LDL-induced endothelial dysfunction by upregulating Nrf2-dependent antioxidation and suppressing NFkappaB activation. *Mol Nutr Food Res.* 2013;57:1918–30.

19 Ahn J, Gammon MD, Santella RM et al. Effects of glutathione S-transferase A1 (GSTA1) genotype and potential modifiers on breast cancer risk. *Carcinogenesis.* 2006;27:1876–82; Lee SA, Fowke JH, Lu W et al. Cruciferous vegetables, the GSTP1 Ile105Val genetic polymorphism, and breast cancer risk. *Am J Clin Nutr.* 2008;87:753–60.

20 Alumkal JJ, Slottke R, Schwartzman J et al. A phase II study of sulforaphane-rich broccoli sprout extracts in men with recurrent prostate cancer. *Invest New Drugs.* 2015;33:480–89; Cipolla BG, Mandron E, Lefort JM et al. Effect of sulforaphane in men with biochemical recurrence after radical prostatectomy. *Cancer Prev Res (Phila).* 2015;8:712–19.

21 Traka M, Gasper AV, Melchini A et al. Broccoli consumption interacts with GSTM1 to perturb oncogenic signalling pathways in the prostate. *PLOS One.* 2008;3:e2568.

22 Wirth MD, Murphy EA, Hurley TG, Hebert JR. Effect of cruciferous vegetable intake on oxidative stress biomarkers: differences by breast cancer status. *Cancer Invest.* 2017;35:277–87.

23 Schlemmer U, Frolich W, Prieto RM, Grases F. Phytate in foods and significance for humans: food sources, intake, processing, bioavailability, protective role and analysis. *Mol Nutr Food Res.* 2009;53(suppl 2):S330–75.

24 Sonnenburg ED, Sonnenburg JL. Starving our microbial self: the deleterious consequences of a diet deficient in microbiota-accessible carbohydrates. *Cell Metab.* 2014;20:779–86; Fung KY, Cosgrove L, Lockett T et al. A review of the potential mechanisms for the lowering of colorectal oncogenesis by butyrate. *Br J Nutr.* 2012;108:820–31; Hamer HM, Jonkers D, Venema K et al. Review article: the role of butyrate on colonic function. *Aliment Pharmacol Ther.* 2008;27:104–19; Williams EA, Coxhead JM, Mathers JC. Anti-cancer effects of butyrate: use of micro-array technology to investigate mechanisms. *Proc Nutr Soc.* 2003;62:107–15; Faris MA, Takruri HR, Shomaf MS, Bustanji YK. Chemopreventive effect of raw and cooked lentils (*Lens culinaris L*) and soybeans (*Glycine max*) against azoxymethane-induced aberrant crypt foci. *Nutr Res.* 2009;29:355–62.

25 Zhu B, Sun Y, Qi L et al. Dietary legume consumption reduces risk of colorectal cancer: evidence from a meta-analysis of cohort studies. *Sci Rep.* 2015;5:8797.

26 Li J, Mao QQ. Legume intake and risk of prostate cancer: a meta-analysis of prospective cohort studies. *Oncotarget.* 2017;8:44776–84.

27 USPSTF, Grossman DC, Curry SJ et al. Screening for prostate cancer: US Preventive Services Task Force recommendation statement. *JAMA.* 2018;319:1901–13; Zhang GQ, Chen JL, Liu Q et al. Soy intake is associated with lower endometrial cancer risk: a systematic review and meta-analysis of observational studies. *Medicine (Baltimore)* 2015;94:e2281; Yan L, Spitznagel

EL. Soy consumption and prostate cancer risk in men: a revisit of a meta-analysis. *Am J Clin Nutr.* 2009;89:1155–63; Applegate CC, Rowles JL, Ranard KM et al. Soy consumption and the risk of prostate cancer: an updated systematic review and meta-analysis. *Nutrients.* 2018;10(1), doi:10.3390/nu10010040; Messina M. Soy and health update: evaluation of the clinical and epidemiologic literature. *Nutrients.* 2016 Nov 24;8(12), doi:10.3390/nu8120754.

28 Messina M. Soy foods, isoflavones, and the health of postmenopausal women. *Am J Clin Nutr.* 2014;100(suppl 1):423S–30S; Oseni T, Patel R, Pyle J, Jordan VC. Selective estrogen receptor modulators and phytoestrogens. *Planta Med.* 2008;74:1656–65.

29 Higdon J, Drake VJ. Soy isoflavones. In: *An Evidence-Based Approach to Dietary Phytochemicals and Other Dietary Factors,* 2nd ed. New York: Thieme, 2013, 96–108.

30 Yang WS, Va P, Wong MY et al. Soy intake is associated with lower lung cancer risk: results from a meta-analysis of epidemiologic studies. *Am J Clin Nutr.* 2011;94:1575–83; Kim J, Kang M, Lee JS et al. Fermented and non-fermented soy food consumption and gastric cancer in Japanese and Korean populations: a meta-analysis of observational studies. *Cancer Sci.* 2011;102:231–44; Yan L, Spitznagel EL, Bosland MC. Soy consumption and colorectal cancer risk in humans: a meta-analysis. *Cancer Epidemiol Biomarkers Prev.* 2010;19:148–58.

31 Young VR, Pellett PL. Plant proteins in relation to human protein and amino acid nutrition. *Am J Clin Nutr.* 1994;59:1203S–12S.

32 Zhou XF, Ding ZS, Liu NB. Allium vegetables and risk of prostate cancer: evidence from 132,192 subjects. *Asian Pac J Cancer Prev.* 2013;14:4131–34; Turati F, Pelucchi C, Guercio V et al. Allium vegetable intake and gastric cancer: a case-control study and meta-analysis. *Mol Nutr Food Res.* 2015;59:171–79; Galeone C, Pelucchi C, Dal Maso L et al. Allium vegetables intake and endometrial cancer risk. *Public Health Nutr.* 2009;12:1576–79; Galeone C, Pelucchi C, Levi F et al. Onion and garlic use and human cancer. *Am J Clin Nutr.* 2006;84:1027–32; Galeone C, Turati F, Zhang ZF et al. Relation of allium vegetables intake with head and neck cancers: evidence from the INHANCE consortium. *Mol Nutr Food Res.* 2015;59:1641–50.

33 Galeone C, Pelucchi C, Levi F et al. Onion and garlic use and human cancer. *Am J Clin Nutr.* 2006;84:1027–32.

34 Khan F, Niaz K, Maqbool F et al. Molecular targets underlying the anticancer effects of quercetin: an update. *Nutrients.* 2016;8(9), doi:10.3390/nu8090529.

35 Higdon J, Drake VJ. Organosulfur compounds from garlic. In: *An Evidence-Based Approach to Dietary Phytochemicals and Other Dietary Factors,* 2nd ed. New York: Thieme, 2012, 149–61.

36 Powolny A, Singh S. Multitargeted prevention and therapy of cancer by diallyl trisulfide and related Allium vegetable-derived organosulfur compounds. *Cancer Lett.* 2008;269:305–14; Modem S, Dicarlo SE, Reddy TR. Fresh garlic extract induces growth arrest and morphological differentiation of MCF7 breast cancer cells. *Genes Cancer.* 2012;3:177–86; Na HK, Kim EH, Choi MA et al. Diallyl trisulfide induces apoptosis in human breast cancer cells through ROS-mediated activation of JNK and AP-1. *Biochem Pharmacol.* 2012;84(10):1241–50; Malki A, El-Saadani M, Sultan AS. Garlic constituent diallyl trisulfide induced apoptosis in MCF7 human breast cancer cells. *Cancer Biol Ther.* 2009;8:2175–85.

37 Higdon J, Drake VJ. Organosulfur compounds from garlic. In: *An Evidence-Based Approach to Dietary Phytochemicals and Other Dietary Factors,* 2nd ed. New York: Thieme, 2012, 149–61; Galeone C, Tavani A, Pelucchi C et al. Allium vegetable intake and risk of acute myocardial infarction in Italy. *Eur J Nutr.* 2009;48:120–23; Rahman K, Lowe GM. Garlic and cardiovascular disease: a critical review. *J Nutr.* 2006;136:736S–40S; Bradley JM, Organ CL, Lefer DJ. Garlic-derived organic polysulfides and myocardial protection. *J Nutr.* 2016;146:403S–9S; Makheja AN, Bailey JM. Antiplatelet constituents of garlic and onion. *Agents Actions.* 1990;29:360–63.

38 Ried K. Garlic lowers blood pressure in hypertensive individuals, regulates serum cholesterol, and stimulates immunity: an updated meta-analysis and review. *J Nutr.* 2016;146:389S–96S.

39 Chan GC, Chan WK, Sze DM. The effects of beta-glucan on human immune and cancer cells. *J Hematol Oncol.* 2009;2:25.

40 Hara M, Hanaoka T, Kobayashi M et al. Cruciferous vegetables, mushrooms, and gastrointestinal cancer risks in a multicenter, hospital-based case-control study in Japan. *Nutr Cancer.* 2003;46:138–47; Zhang CX, Ho SC, Chen YM et al.: Greater vegetable and

fruit intake is associated with a lower risk of breast cancer among Chinese women. *Int J Cancer.* 2009;125:181–88; Martin KR, Brophy SK. Commonly consumed and specialty dietary mushrooms reduce cellular proliferation in MCF-7 human breast cancer cells. *Exp Biol Med.* 2010;235:1306–14; Fang N, Li Q, Yu S et al. Inhibition of growth and induction of apoptosis in human cancer cell lines by an ethyl acetate fraction from shiitake mushrooms. *J Altern Complement Med.* 2006;12:125–32; Ng ML, Yap AT. Inhibition of human colon carcinoma development by lentinan from shiitake mushrooms (*Lentinus edodes*). *J Altern Complement Med.* 2002;8:581–89; Adams LS, Phung S, Wu X et al. White button mushroom (*Agaricus bisporus*) exhibits antiproliferative and proapoptotic properties and inhibits prostate tumor growth in athymic mice. *Nutr Cancer.* 2008;60:744–56; Lakshmi B, Ajith TA, Sheena N et al. Antiperoxidative, anti-inflammatory, and antimutagenic activities of ethanol extract of the mycelium of *Ganoderma lucidum* occurring in South India. *Teratog Carcinog Mutagen.* 2003;suppl 1:85–97; Cao QZ, Lin ZB. Antitumor and anti-angiogenic activity of *Ganoderma lucidum* polysaccharides peptide. *Acta Pharmacol Sinica.* 2004;25:833–38; Lin ZB, Zhang HN. Anti-tumor and immunoregulatory activities of *Ganoderma lucidum* and its possible mechanisms. *Acta Pharmacol Sinica.* 2004;25:1387–95; Patel S, Goyal A. Recent developments in mushrooms as anti-cancer therapeutics: a review. 3 Biotech. 2012 Mar;2(1):1–15.

41 Lee JS, Park BC, Ko YJ et al. *Grifola frondosa* (maitake mushroom) water extract inhibits vascular endothelial growth factor-induced angiogenesis through inhibition of reactive oxygen species and extracellular signal-regulated kinase phosphorylation. *J Med Food.* 2008;11:643–51; Xu H, Zou S, Xu X, Zhang L. Anti-tumor effect of beta-glucan from *Lentinus edodes* and the underlying mechanism. *Sci Rep.* 2016;6:28802; Chen S, Yong T, Zhang Y et al. Anti-tumor and anti-angiogenic ergosterols from *Ganoderma lucidum*. *Front Chem.* 2017;5:85; Cao QZ, Lin ZB. Antitumor and anti-angiogenic activity of *Ganoderma lucidum* polysaccharides peptide. *Acta Pharmacol Sinica.* 2004;25:833–38; Chang HC, Yang HL, Pan JH et al. *Hericium erinaceus* inhibits TNF-alpha-induced angiogenesis and ROS generation through suppression of MMP-9/NF-kappaB signaling and activation of Nrf2-mediated antioxidant genes in human EA.hy926 endothelial cells. *Oxid Med Cell Longev.* 2016;2016:8257238; Chang HH, Hsieh KY, Yeh CH et al. Oral administration of an Enoki mushroom protein FVE activates innate and adaptive immunity and induces anti-tumor activity against murine hepatocellular carcinoma. *Int Immunopharmacol.* 2010;10:239–46; Ho JC, Konerding MA, Gaumann A et al. Fungal polysaccharopeptide inhibits tumor angiogenesis and tumor growth in mice. *Life Sci.* 2004;75:1343–56; Sliva D, Jedinak A, Kawasaki J et al. *Phellinus linteus* suppresses growth, angiogenesis and invasive behaviour of breast cancer cells through the inhibition of AKT signalling. *Br J Cancer.* 2008 Apr 22;98(8):1348–56.

42 Feeney M, Miller A, Roupas P. Mushrooms—biologically distinct and nutritionally unique: exploring a "third food kingdom." *Nutr Today.* 2014;49:301–7

43 Jin X, Ruiz Beguerie J, Sze DM, Chan GC. *Ganoderma lucidum* (Reishi mushroom) for cancer treatment. *Cochrane Database Syst Rev.* 2016;4:CD007731; Ina K, Kataoka T, Ando T. The use of lentinan for treating gastric cancer. *Anticancer Agents Med Chem.* 2013;13:681–88; Standish LJ, Wenner CA, Sweet ES et al. Trametes versicolor mushroom immune therapy in breast cancer. *J Soc Integr Oncol.* 2008;6:122–28.

44 Yu L, Fernig DG, Smith JA et al. Reversible inhibition of proliferation of epithelial cell lines by *Agaricus bisporus* (edible mushroom) lectin. *Cancer Res.* 1993;53:4627–32; Carrizo ME, Capaldi S, Perduca M et al. The antineoplastic lectin of the common edible mushroom (*Agaricus bisporus*) has two binding sites, each specific for a different configuration at a single epimeric hydroxyl. *J Biol Chem.* 2005;280:10614–23; Borchers AT, Krishnamurthy A, Keen CL et al. The immunobiology of mushrooms. *Exp Biol Med.* 2008;233:259–76.

45 Martin KR, Brophy SK. Commonly consumed and specialty dietary mushrooms reduce cellular proliferation in MCF-7 human breast cancer cells. *Exp Biol Med.* 2010;235:1306–14; Fang N, Li Q, Yu S et al. Inhibition of growth and induction of apoptosis in human cancer cell lines by an ethyl acetate fraction from shiitake mushrooms. *J Altern Complement Med.* 2006;12:125–32; Ng ML, Yap AT. Inhibition of human colon carcinoma development by lentinan from shiitake mushrooms (*Lentinus edodes*). *J Altern Complement Med.* 2002;8:581–

89; Adams LS, Phung S, Wu X et al. White button mushroom (*Agaricus bisporus*) exhibits antiproliferative and proapoptotic properties and inhibits prostate tumor growth in athymic mice. *Nutr Cancer.* 2008;60:744–56; Lakshmi B, Ajith TA, Sheena N et al. Antiperoxidative, anti-inflammatory, and antimutagenic activities of ethanol extract of the mycelium of *Ganoderma lucidum* occurring in South India. *Teratog Carcinog Mutagen.* 2003;suppl 1:85–97; Cao QZ, Lin ZB. Antitumor and anti-angiogenic activity of *Ganoderma lucidum* polysaccharides peptide. *Acta Pharmacol Sinica.* 2004;25:833–38; Lin ZB, Zhang HN. Anti-tumor and immunoregulatory activities of *Ganoderma lucidum* and its possible mechanisms. *Acta Pharmacol Sinica.* 2004;25:1387–95; Patel S, Goyal A. Recent developments in mushrooms as anti-cancer therapeutics: a review. *3 Biotech.* 2012;2:1–15.

46 Grube BJ, Eng ET, Kao YC et al. White button mushroom phytochemicals inhibit aromatase activity and breast cancer cell proliferation. *J Nutr.* 2001;131:3288–93.

47 Zhang M, Huang J, Xie X, Holman CD. Dietary intakes of mushrooms and green tea combine to reduce the risk of breast cancer in Chinese women. *Int J Cancer.* 2009;124:1404–8.

48 Li J, Zou L, Chen W et al. Dietary mushroom intake may reduce the risk of breast cancer: evidence from a meta-analysis of observational studies. *PLOS One.* 2014;9:e93437.

49 Twardowski P, Kanaya N, Frankel P et al. A phase I trial of mushroom powder in patients with biochemically recurrent prostate cancer: roles of cytokines and myeloid-derived suppressor cells for *Agaricus bisporus*-induced prostate-specific antigen responses. *Cancer.* 2015;121:2942–50.

50 Borchers AT, Krishnamurthy A, Keen CL et al. The immunobiology of mushrooms. *Exp Biol Med.* 2008;233:259–76; Vannucci L, Krizan J, Sima P et al. Immunostimulatory properties and antitumor activities of glucans (review). *Int J Oncol.* 2013;43:357–64; Akramiene D, Kondrotas A, Didziapetriene J, Kevelaitis E. Effects of beta-glucans on the immune system. *Medicina (Kaunas).* 2007;43:597–606.

51 Jeong SC, Koyyalamudi SR, Pang G. Dietary intake of *Agaricus bisporus* white button mushroom accelerates salivary immunoglobulin A secretion in healthy volunteers. *Nutrition.* 2012;28:527–31.

52 Toth B, Erickson J. Cancer induction in mice by feeding of the uncooked cultivated mushroom of commerce *Agaricus bisporus. Cancer Res.* 1986;46:4007–11; Schulzova V, Hajslova J, Peroutka R et al. Influence of storage and household processing on the agaritine content of the cultivated *Agaricus* mushroom. *Food Addit Contam.* 2002;19:853–62.

53 Erdman JW Jr., Balentine D, Arab L et al. Flavonoids and heart health: proceedings of the ILSI North America Flavonoids Workshop, May 31 – June 1, 2005, Washington, DC. *J Nutr.* 2007;137:718S–37S.

54 Kristo AS, Klimis-Zacas D, Sikalidis AK. Protective role of dietary berries in cancer. *Antioxidants (Basel).* 2016 Dec;5(4):37, doi:10.3390/antiox5040037.

55 Chen T, Yan F, Qian J et al. Randomized phase II trial of lyophilized strawberries in patients with dysplastic precancerous lesions of the esophagus. *Cancer Prev Res (Phila).* 2012;5:41–50.

56 Khan N, Afaq F, Kweon MH et al. Oral consumption of pomegranate fruit extract inhibits growth and progression of primary lung tumors in mice. *Cancer Res.* 2007;67:3475–82; Toi M, Bando H, Ramachandran C et al. Preliminary studies on the anti-angiogenic potential of pomegranate fractions in vitro and in vivo. *Angiogenesis.* 2003;6:121–28; Sartippour MR, Seeram NP, Rao JY et al. Ellagitannin-rich pomegranate extract inhibits angiogenesis in prostate cancer in vitro and in vivo. *Int J Oncol.* 2008;32:475–80; Adams LS, Zhang Y, Seeram NP et al. Pomegranate ellagitannin-derived compounds exhibit antiproliferative and antiaromatase activity in breast cancer cells in vitro. *Cancer Prev Res (Phila).* 2010;3:108–13.

57 Pantuck AJ, Leppert JT, Zomorodian N et al. Phase II study of pomegranate juice for men with rising prostate-specific antigen following surgery or radiation for prostate cancer. *Clin Cancer Res.* 2006;12:4018–26.

58 Paller CJ, Ye X, Wozniak PJ et al. A randomized phase II study of pomegranate extract for men with rising PSA following initial therapy for localized prostate cancer. *Prostate Cancer Prostatic Dis.* 2013;16:50–55.

59 Jayaprakasha GK, Murthy KN, Demarais R, Patil BS. Inhibition of prostate cancer (LNCaP) cell proliferation by volatile components from Nagami kumquats. *Planta Med.* 2012;78(10):974–80; Hakim IA, Harris RB, Ritenbaugh C. Citrus peel use is associated with reduced risk of squamous cell carcinoma of the skin. *Nutr Cancer.* 2000;37(2):161–68.

60 Grosso G, Yang J, Marventano S et al. Nut consumption on all-cause, cardiovascular, and cancer mortality risk: a systematic review and meta-analysis of epidemiologic studies. *Am J Clin Nutr.* 2015;101:783–93; Wu L, Wang Z, Zhu J et al. Nut consumption and risk of cancer and type 2 diabetes: a systematic review and meta-analysis. *Nutr Rev.* 2015;73:409–25.

61 Liu Y, Colditz GA, Cotterchio M et al. Adolescent dietary fiber, vegetable fat, vegetable protein, and nut intakes and breast cancer risk. *Breast Cancer Res Treat.* 2014;145:461–70.

62 Hardman WE, Primerano DA, Legenza MT et al. Dietary walnut altered gene expressions related to tumor growth, survival, and metastasis in breast cancer patients: a pilot clinical trial. *Nutr Res.* 2019;66:82–94, doi:10.1016/j.nutres.2019.03.004.

63 Yang M, Hu FB, Giovannucci EL et al. Nut consumption and risk of colorectal cancer in women. *Eur J Clin Nutr.* 2016;70:333–37; Bao Y, Hu FB, Giovannucci EL et al. Nut consumption and risk of pancreatic cancer in women. *Br J Cancer.* 2013;109:2911–16; Jenab M, Ferrari P, Slimani N et al. Association of nut and seed intake with colorectal cancer risk in the European Prospective Investigation into Cancer and Nutrition. *Cancer Epidemiol Biomarkers Prev.* 2004;13:1595–603.

64 Sabate J. Nut consumption, vegetarian diets, ischemic heart disease risk, and all-cause mortality: evidence from epidemiologic studies. *Am J Clin Nutr.* 1999;70:500S–503S; Fraser GE, Shavlik DJ. Ten years of life: is it a matter of choice? *Arch Intern Med.* 2001;161:1645–52; Tharry M, Mariotti F, Mashchak A. Patterns of plant and animal protein intake are strongly associated with cardiovascular mortality: the Adventist Health Study-2 cohort. *Int J Epidemiol.* 2018;47(5):1603–12; Baer HJ, Glynn RJ, Hu FB et al. Risk factors for mortality in the Nurses' Health Study: a competing risks analysis. *Am J Epidemiol.* 2011;173:319–29; Hshieh TT, Petrone AB, Gaziano JM, Djousse L. Nut consumption and risk of mortality in the Physicians' Health Study. *Am J Clin Nutr.* 2015;101:407–12; Bao Y, Han J, Hu FB et al. Association of nut consumption with total and cause-specific mortality. *N Engl J Med.* 2013;369:2001–11; Luu HN, Blot WJ, Xiang YB et al. Prospective evaluation of the association of nut/peanut consumption with total and cause-specific mortality. *JAMA Intern Med.* 2015 May;175(5):755–66; van den Brandt PA, Schouten LJ. Relationship of tree nut, peanut and peanut butter intake with total and cause-specific mortality: a cohort study and meta-analysis. *Int J Epidemiol.* 2015;44(3):1038–49; Grosso G, Yang J, Marventano S et al. Nut consumption on all-cause, cardiovascular, and cancer mortality risk: a systematic review and meta-analysis of epidemiologic studies. *Am J Clin Nutr.* 2015;101:783–93; Mayhew AJ, de Souza RJ, Meyre D et al. A systematic review and meta-analysis of nut consumption and incident risk of CVD and all-cause mortality. *Br J Nutr.* 2016;115:212–25.

65 Adlercreutz H, Bannwart C, Wahala K et al. Inhibition of human aromatase by mammalian lignans and isoflavonoid phytoestrogens. *J Steroid Biochem Mol Biol.* 1993;44:147–53; Brooks JD, Thompson LU. Mammalian lignans and genistein decrease the activities of aromatase and 17beta-hydroxysteroid dehydrogenase in MCF-7 cells. *J Steroid Biochem Mol Biol.* 2005;94:461–67; Adlercreutz H, Mousavi Y, Clark J et al. Dietary phytoestrogens and cancer: in vitro and in vivo studies. *J Steroid Biochem Mol Biol.* 1992;41:331–37; Adlercreutz H, Hockerstedt K, Bannwart C et al. Effect of dietary components, including lignans and phytoestrogens, on enterohepatic circulation and liver metabolism of estrogens and on sex hormone binding globulin (SHBG). *J Steroid Biochem.* 1987;27:1135–44; Low YL, Dunning AM, Dowsett M et al. Phytoestrogen exposure is associated with circulating sex hormone levels in postmenopausal women and interact with ESR1 and NR1I2 gene variants. *Cancer Epidemiol Biomarkers Prev.* 2007;16:1009–16; Flower G, Fritz H, Balneaves LG et al. Flax and breast cancer: a systematic review. *Integr Cancer Ther.* 2014;13:181–92; Thompson LU, Chen JM, Li T et al. Dietary flaxseed alters tumor biological markers in postmenopausal breast cancer. *Clin Cancer Res.* 2005;11:3828–35; Demark-Wahnefried W, Polascik TJ, George SL et al. Flaxseed supplementation (not dietary fat restriction) reduces prostate cancer proliferation rates in men presurgery. *Cancer Epidemiol Biomarkers Prev.* 2008;17:3577–87.

66 Adlercreutz H, Bannwart C, Wahala K et al. Inhibition of human aromatase by mammalian lignans and isoflavonoid phytoestrogens. *J Steroid Biochem Mol Biol.* 1993;44:147–53; Brooks JD, Thompson LU. Mammalian lignans and genistein decrease the activities of aromatase and 17beta-hydroxysteroid dehydrogenase in MCF-7 cells. *J Steroid Biochem Mol Biol.* 2005;94:461–67; Adlercreutz H, Mousavi Y, Clark J et al. Dietary phytoestrogens and cancer: in vitro and in vivo studies. *J Steroid Biochem Mol Biol.* 1992;41:331–37; Adlercreutz H, Hockerstedt K, Bannwart C et al. Effect of dietary components, including lignans and phytoestrogens, on enterohepatic circulation and liver metabolism of estrogens and on sex hormone binding globulin (SHBG). *J Steroid Biochem.* 1987;27:1135–44; Low YL, Dunning AM, Dowsett M et al. Phytoestrogen exposure is associated with circulating sex hormone levels in postmenopausal women and interact with ESR1 and NR1I2 gene variants. *Cancer Epidemiol Biomarkers Prev.* 2007;16:1009–16.

67 Nemes SM, Orstat V. Evaluation of a microwave-assisted extraction method for lignan quantification in flaxseed cultivars and selected oil seeds. *Food Analytical Methods.* 2012;5:551–63; Coulman KD, Liu Z, Hum WQ et al. Whole sesame seed is as rich a source of mammalian lignan precursors as whole flaxseed. *Nutr Cancer.* 2005;52:156–65.

68 Flower G, Fritz H, Balneaves LG et al. Flax and breast cancer: a systematic review. *Integr Cancer Ther.* 2014;13:181–92; Fabian CJ, Kimler BF, Zalles CM et al. Reduction in Ki-67 in benign breast tissue of high-risk women with the lignan secoisolariciresinol diglucoside. *Cancer Prev Res (Phila).* 2010;3:1342–50.

69 Thompson LU, Chen JM, Li T et al. Dietary flaxseed alters tumor biological markers in postmenopausal breast cancer. *Clin Cancer Res.* 2005;11:3828–35.

70 McCann SE, Thompson LU, Nie J et al. Dietary lignan intakes in relation to survival among women with breast cancer: the Western New York Exposures and Breast Cancer (WEB) Study. *Breast Cancer Res Treat.* 2010;122(1):229–35.

71 Azrad M, Vollmer RT, Madden J et al. Flaxseed-derived enterolactone is inversely associated with tumor cell proliferation in men with localized prostate cancer. *J Med Food.* 2013;16:357–60; Demark-Wahnefried W, Polascik TJ, George SL et al. Flaxseed supplementation (not dietary fat restriction) reduces prostate cancer proliferation rates in men presurgery. *Cancer Epidemiol Biomarkers Prev.* 2008;17:3577–87.

72 Peterson J, Dwyer J, Adlercreutz H et al. Dietary lignans: physiology and potential for cardiovascular disease risk reduction. *Nutr Rev.* 2010;68:571–603; Ren GY, Chen CY, Chen GC et al. Effect of flaxseed intervention on inflammatory marker C-reactive protein: a systematic review and meta-analysis of randomized controlled trials. *Nutrients.* 2016;8:136.

73 Eliassen AH, Liao X, Rosner B et al. Plasma carotenoids and risk of breast cancer over 20 y of follow-up. *Am J Clin Nutr.* 2015;101:1197–205; Wang Y, Cui R, Xiao Y et al. Effect of carotene and lycopene on the risk of prostate cancer: a systematic review and dose-response meta-analysis of observational studies. *PLOS One.* 2015;10:e0137427; Yu N, Su X, Wang Z et al. Association of dietary vitamin A and beta-carotene intake with the risk of lung cancer: a meta-analysis of 19 publications. *Nutrients.* 2015;7:9309–24; Eliassen AH, Hendrickson SJ, Brinton LA et al. Circulating carotenoids and risk of breast cancer: pooled analysis of eight prospective studies. *J Natl Cancer Inst.* 2012;104:1905–16; Etminan M, Takkouche B, Caamano-Isorna F. The role of tomato products and lycopene in the prevention of prostate cancer: a meta-analysis of observational studies. *Cancer Epidemiol Biomarkers Prev.* 2004;13:340–45; Leoncini E, Nedovic D, Panic N et al. Carotenoid intake from natural sources and head and neck cancer: a systematic review and meta-analysis of epidemiological studies. *Cancer Epidemiol Biomarkers Prev.* 2015;24:1003–11.

74 Shardell MD, Alley DE, Hicks GE et al. Low-serum carotenoid concentrations and carotenoid interactions predict mortality in US adults: the Third National Health and Nutrition Examination Survey. *Nutr Res.* 2011;31:178–89.

75 Evans JA, Johnson EJ. The role of phytonutrients in skin health. *Nutrients.* 2010;2:903–28. Stahl W, Sies H. Beta-carotene and other carotenoids in protection from sunlight. *Am J Clin Nutr.* 2012;96(5):1179S–84S.

76 van Het Hof KH, West CE, Weststrate JA, Hautvast JG. Dietary factors that affect the bioavailability of carotenoids. *J Nutr.* 2000;130:503–6.

77 Garcia AL, Koebnick C, Dagnelie PC et al. Long-term strict raw food diet is associated with favourable plasma beta-carotene and low plasma lycopene concentrations in Germans. *Br J Nutr.* 2008;99:1293–300; Brown MJ, Ferruzzi MG, Nguyen ML et al. Carotenoid bioavailability is higher from salads ingested with full-fat than with fat-reduced salad dressings as measured with electrochemical detection. *Am J Clin Nutr.* 2004;80:396–403.

78 Canene-Adams K, Campbell JK, Zaripheh S et al. The tomato as a functional food. *J Nutr.* 2005;135:1226–30.

79 van Breemen RB, Pajkovic N. Multitargeted therapy of cancer by lycopene. *Cancer Lett.* 2008;269:339–51; Holzapfel NP, Holzapfel BM, Champ S et al. The potential role of lycopene for the prevention and therapy of prostate cancer: from molecular mechanisms to clinical evidence. *Int J Mol Sci.* 2013;14:14620–46.

80 Wang Y, Cui R, Xiao Y et al. Effect of carotene and lycopene on the risk of prostate cancer: a systematic review and dose-response meta-analysis of observational studies. *PLOS One.* 2015;10:e0137427.

81 Paur I, Lilleby W, Bohn SK et al. Tomato-based randomized controlled trial in prostate cancer patients: effect on PSA. *Clin Nutr.* 2017;36:672–79; Bowen P, Chen L, Stacewicz-Sapuntzakis M et al. Tomato sauce supplementation and prostate cancer: lycopene accumulation and modulation of biomarkers of carcinogenesis. *Exp Biol Med (Maywood).* 2002;227:886–93.

82 Eliassen AH, Hendrickson SJ, Brinton LA et al. Circulating carotenoids and risk of breast cancer: pooled analysis of eight prospective studies. *J Natl Cancer Inst.* 2012;104(24):1905–16.

83 Neilson HK, Farris MS, Stone CR et al. Moderate-vigorous recreational physical activity and breast cancer risk, stratified by menopause status: a systematic review and meta-analysis. *Menopause.* 2017;24:322–44; Psaltopoulou T, Ntanasis-Stathopoulos I, Tzanninis IG et al. Physical activity and gastric cancer risk: a systematic review and meta-analysis. *Clin J Sport Med.* 2016;26:445–64; Keum N, Ju W, Lee DH et al. Leisure-time physical activity and endometrial cancer risk: dose-response meta-analysis of epidemiological studies. *Int J Cancer.* 2014;135:682–94; Singh S, Devanna S, Edakkanambeth Varayil J et al. Physical activity is associated with reduced risk of esophageal cancer, particularly esophageal adenocarcinoma: a systematic review and meta-analysis. *BMC Gastroenterol.* 2014;14:101; Keimling M, Behrens G, Schmid D et al. The association between physical activity and bladder cancer: systematic review and meta-analysis. *Br J Cancer.* 2014;110:1862–70; Robsahm TE, Aagnes B, Hjartaker A et al. Body mass index, physical activity, and colorectal cancer by anatomical subsites: a systematic review and meta-analysis of cohort studies. *Eur J Cancer Prev.* 2013;22:492–505.

84 Wu W, Guo F, Ye J et al. Pre- and post-diagnosis physical activity is associated with survival benefits of colorectal cancer patients: a systematic review and meta-analysis. *Oncotarget.* 2016;7:52095–103; Buffart LM, Kalter J, Sweegers MG et al. Effects and moderators of exercise on quality of life and physical function in patients with cancer: an individual patient data meta-analysis of 34 RCTs. *Cancer Treat Rev.* 2017;52:91–104.

85 He C, Bassik MC, Moresi V et al. Exercise-induced BCL2-regulated autophagy I required for muscle glucose homeostasis. *Nature.* 2012;481:511–19.

86 National Cancer Institute. "Obesity and Cancer." https://www.cancer.gov/about-cancer/causes-prevention/risk/obesity/obesity-fact-sheet. Reviewed 17 Jan 2017; Kolb R, Sutterwala FS, Zhang W. Obesity and cancer: inflammation bridges the two. *Curr Opin Pharmacol.* 2016;29:77–89.

87 National Cancer Institute. "Obesity and Cancer." https://www.cancer.gov/about-cancer/causes-prevention/risk/obesity/obesity-fact-sheet. Reviewed 17 Jan 2017; Lee J, Meyerhardt JA, Giovannucci E, Jeon JY. Association between body mass index and prognosis of colorectal cancer: a meta-analysis of prospective cohort studies. *PLOS One.* 2015;10:e0120706; Jiralerspong S, Goodwin PJ. Obesity and breast cancer prognosis: evidence, challenges, and opportunities. *J Clin Oncol.* 2016;34:4203–16; Hu MB, Xu H, Bai PD et al. Obesity has multifaceted impact on biochemical recurrence of prostate cancer: a dose-response meta-analysis of 36,927 patients. *Med Oncol.* 2014;31:829; Cao Y, Giovannucci E. Obesity and prostate cancer. *Recent Results Cancer Res.* 2016;208:137–53.

88 Damasceno NR, Perez-Heras A, Serra M et al. Crossover study of diets enriched with virgin olive oil, walnuts or almonds: effects on lipids and other cardiovascular risk markers. *Nutr Metab Cardiovasc Dis.* 2011;suppl 1:S14–20.

89 Stokowski LA. "No Amount of Alcohol Is Safe." Medscape Oncology, 30 Apr 2014. http://www.medscape.com/viewarticle/824237_1; Rehm J, Shield, K. Alcohol consumption. In: *World Cancer Report 2014*, chap. 2.3, 2014: 96–104. https://www.iarc.fr/en/media-centre/iarcnews/2016/WCR_2014_Chapter_2-3.pdf.

90 Baan R, Straif K, Grosse Y et al. Carcinogenicity of alcoholic beverages. *Lancet Oncol.* 2007;8:292–93; Connor J. Alcohol consumption as a cause of cancer. *Addiction.* 2017 Feb;112(2):222–28.

91 Hartman TJ, Sisti JS, Hankinson SE et al. Alcohol consumption and urinary estrogens and estrogen metabolites in premenopausal women. *Horm Cancer.* 2016;7:65–74.

92 Bagnardi V, Rota M, Botteri E et al. Alcohol consumption and site-specific cancer risk: a comprehensive dose-response meta-analysis. *Br J Cancer.* 2015;112(3):580–93; LoConte NK, Brewster AM, Kaur JS, Merrill JK, Alberg AJ. Alcohol and cancer: a statement of the American Society of Clinical Oncology. *J Clin Oncol.* 2018;36(1):83–93.

93 Metayer C, Dahl G, Wiemels J, Miller M. Childhood leukemia: a preventable disease. *Pediatrics.* 2016;138:S45–S55; Haberg SE, London SJ, Stigum H et al. Folic acid supplements in pregnancy and early childhood respiratory health. *Arch Dis Child.* 2009;94:180–84; Whitrow MJ, Moore VM, Rumbold AR, Davies MJ. Effect of supplemental folic acid in pregnancy on childhood asthma: a prospective birth cohort study. *Am J Epidemiol.* 2009;170:1486–93; Haberg SE, London SJ, Nafstad P et al. Maternal folate levels in pregnancy and asthma in children at age 3 years. *J Allergy Clin Immunol.* 2011;127:262–64; Kallen B. Congenital malformations in infants whose mothers reported the use of folic acid in early pregnancy in Sweden: a prospective population study. *Congenit Anom (Kyoto).* 2007;47:119–24.

94 Voutilainen S, Rissanen TH, Virtanen J et al. Low dietary folate intake is associated with an excess incidence of acute coronary events: the Kuopio Ischemic Heart Disease Risk Factor Study. *Circulation.* 2001;103:2674–80; Kennedy DO. B vitamins and the brain: mechanisms, dose and efficacy—a review. *Nutrients.* 2016 Jan 27;8(2):68; Higdon J. Folic acid. In: *An Evidence-Based Approach to Vitamins and Minerals: Health Benefits and Intake Recommendations.* New York: Theime, 2003, 6–14.

95 Pitkin RM. Folate and neural tube defects. *Am J Clin Nutr.* 2007;85:285S–88S.

96 Troen AM, Mitchell B, Sorensen B et al. Unmetabolized folic acid in plasma is associated with reduced natural killer cell cytotoxicity among postmenopausal women. *J Nutr.* 2006;136:189–94.

97 Mason JB, Dickstein A, Jacques PF et al. A temporal association between folic acid fortification and an increase in colorectal cancer rates may be illuminating important biological principles: a hypothesis. *Cancer Epidemiol Biomarkers Prev.* 2007;16:1325–29.

98 Baggott JE, Oster RA, Tamura T. Meta-analysis of cancer risk in folic acid supplementation trials. *Cancer Epidemiol.* 2012;36(1):78–81; Wien TN, Pike E, Wisloff T et al. Cancer risk with folic acid supplements: a systematic review and meta-analysis. *BMJ Open.* 2012;2:e000653; Smith AD, Kim YI, Refsum H. Is folic acid good for everyone? *Am J Clin Nutr.* 2008;87:517–33; Figueiredo JC, Grau MV, Haile RW et al. Folic acid and risk of prostate cancer: results from a randomized clinical trial. *J Natl Cancer Inst.* 2009;101:432–35; Kim YI. Will mandatory folic acid fortification prevent or promote cancer? *Am J Clin Nutr.* 2004;80:1123–28; Mason JB. Folate, cancer risk, and the Greek god, Proteus: a tale of two chameleons. *Nutr Rev.* 2009;67:206–12.

99 Metayer C, Dahl G, Wiemels J, Miller M. Childhood leukemia: a preventable disease. *Pediatrics.* 2016;138:S45–S55.

100 Haberg SE, London SJ, Stigum H et al. Folic acid supplements in pregnancy and early childhood respiratory health. *Arch Dis Child.* 2009;94:180–84; Whitrow MJ, Moore VM, Rumbold AR, Davies MJ. Effect of supplemental folic acid in pregnancy on childhood asthma: a prospective birth cohort study. *Am J Epidemiol.* 2009;170:1486–93; Haberg SE, London SJ, Nafstad P et al. Maternal folate levels in pregnancy and asthma in children at age 3 years. *J Allergy Clin Immunol.* 2011;127:262–64; Kallen B. Congenital malformations in infants whose mothers reported the use of folic acid in early pregnancy in Sweden: a prospective population study. *Congenit Anom (Kyoto).* 2007;47:119–24.

101 Baggott JE, Oster RA, Tamura T. Meta-analysis of cancer risk in folic acid supplementation trials. *Cancer Epidemiol*. 2012;36(1):78–81.

102 Stolzenberg-Solomon RZ, Chang SC, Leitzmann MF et al. Folate intake, alcohol use, and postmenopausal breast cancer risk in the Prostate, Lung, Colorectal, and Ovarian Cancer Screening Trial. *Am J Clin Nutr*. 2006;83:895–904; Sanjoaquin MA, Allen N, Couto E et al. Folate intake and colorectal cancer risk: a meta-analytical approach. *Int J Cancer*. 2005;113:825–28.

103 Stolzenberg-Solomon RZ, Chang SC, Leitzmann MF et al. Folate intake, alcohol use, and postmenopausal breast cancer risk in the Prostate, Lung, Colorectal, and Ovarian Cancer Screening Trial. *Am J Clin Nutr*. 2006;83:895–904; Larsson SC, Akesson A, Bergkvist L, Wolk A. Multivitamin use and breast cancer incidence in a prospective cohort of Swedish women. *Am J Clin Nutr*. 2010;91:1268–72.

104 Bjelakovic G, Nikolova D, Gluud LL et al. Antioxidant supplements for prevention of mortality in healthy participants and patients with various diseases. *Cochrane Database Syst Rev*. 2012 Mar;14(3):CD007176.

第 6 章　與減肥的戰爭

1 Santos-Lozano A, Pareja-Galeano H. Implications of obesity in exceptional longevity. *Ann Transl Med*. 2016;4(20):416.

2 Centers for Disease Control and Prevention, National Institute for Occupational Safety and Health (NIOSH). "NIOSH Facts: NFL Mortality Study." 1993. NIOSHTIC No. 00232586.

3 Loprinzi PD, Branscum A, Hanke J, Smit E. Healthy lifestyle characteristics and their joint association with cardiovascular disease biomarkers in US adults. *Mayo Clin Proc*. 2016;91(4):432–42.

4 Cavalo DN, Horino M, McCarthy WJ. Adult intake of minimally processed fruits and vegetables: associations with cardiometabolic disease risk factors. *J Acad Nutr Diet*. 2016;116(9):1387–94.

5 Wise J. Being overweight at any point increases risk for death. *BMJ*. 2017;357:j1650.

6 Fuhrman J, Sarter B, Acocella S et al. Changing perceptions of hunger on a high nutrient density diet. *Nutr J*. 2010;9:51.

7 Chobotova K. Aging and cancer: converging routes to disease prevention. *Int Cancer Ther*. 2009;8:115–22; Devaraj S, Wang-Polagruto J, Polagruto J et al. High-fat, energy-dense, fast-food-style breakfast results in an increase in oxidative stress in metabolic syndrome. *Metab Clin Exp*. 2008;57:867–70; Egger G, Dixon J. Inflammatory effects of nutritional stimuli: further support for the need for a big picture approach to tackling obesity and chronic disease. *Obesity Rev*. 2010;11(2):137–49; Esmaillzadeh A, Azadbakht L. Major dietary patterns in relation to general obesity and central adiposity among Iranian women. *J Nutr*. 2008;138:358–63.

8 Devaraj S, Mathur S, Basu A et al. A dose-response study on the effects of purified lycopene supplementation on biomarkers of oxidative stress. *J Am Coll Nutr*. 2008;27:267–73; Esmaillzadeh A, Azadbakht L. Dietary flavonoid intake and cardiovascular mortality. *Br J Nutr*. 2008;100:695–97; Esmaillzadeh A, Kimiagar M, Mehrabi Y et al. Fruit and vegetable intakes, C-reactive protein, and the metabolic syndrome. *Am J Clin Nutr*. 2006;84:1489–97; O'Keefe JH, Gheewala NM, O'Keefe JO et al. Dietary strategies for improving post-prandial glucose, lipids, inflammation, and cardiovascular health. *J Am Coll Cardiol*. 2008;51:249–55; Bose KS, Agrawal BK. Effect of lycopene from tomatoes (cooked) on plasma antioxidant enzymes, lipid peroxidation rate and lipid profile in grade-I hypertension. *Ann Nutr Metab*. 2007;51:477–81; Thompson HJ, Heimendinger J, Haegele A et al. Effect of increased vegetable and fruit consumption on markers of oxidative cellular damage. *Carcinogenesis*. 1999;20:2261–66.

9 Parylak S, Koob GT, Zorrilla, EP. The dark side of food addiction. *Physio Behav*. 2011;104(1):149–56.

10 Thompson HJ, Heimendinger J, Gillette C et al. In vivo investigation of changes in biomarkers of oxidative stress induced by plant food rich diets. *J Agric Food Chem*. 2005;53:6126–32; Peairs AT, Rankin JW. Inflammatory response to a high-fat, low-carbohydrate weight loss diet: effect of antioxidants. *Obesity*. 2008;16:1573–78; Patel C, Ghanim H, Ravishankar S et al. Prolonged reactive oxygen species generation and nuclear factor-kappaB activation after a high-fat, high-carbohydrate meal in the obese. *J Clin Endocrinol Metab*. 2007;92:4476–79.

11 Bockowski L, Sobaniec W, Kulak W et al. Serum and intraerythrocyte antioxidant enzymes and lipid peroxides in children with migraine. *Pharmacol Rep.* 2008;60:542–48; Khansari N, Shakiba Y, Mahmoudi M. Chronic inflammation and oxidative stress as a major cause of age-related diseases and cancer. *Recent Pat Inflamm Allergy Drug Discov.* 2009;3:73–80; Federico A, Morgillo F, Tuccillo C et al. Chronic inflammation and oxidative stress in human carcinogenesis. *Int J Cancer.* 2007;121:2381–86; Guo W, Kong E, Meydani M. Dietary polyphenols, inflammation, and cancer. *Nutr Cancer.* 2009;61:807–10; Schulte EM, Smeal JK, Lewis J, Gearhardt AN. Development of the highly processed food withdrawal scale. *Appetite.* 2018;131:148–54.

12 Blumenthal DM, Gold MS. Neurobiology of food addiction. *Curr Opin Clin Nutr Metab Care.* 2010;13:359–65; Cohen DA. Neurophysiological pathways to obesity: below awareness and beyond individual control. *Diabetes.* 2008;57:1768–73; Corwin RL, Grigson PS. Symposium overview. Food addiction: fact or fiction? *J Nutr.* 2009;139:617–19; Dagher A. The neurobiology of appetite: hunger as addiction. *Int J Obesity.* 2009;33(suppl 2):S30–33; Davis C, Carter JC. Compulsive overeating as an addiction disorder: a review of theory and evidence. *Appetite.* 2009;53:1–8; Del Parigi A, Chen K, Salbe AD et al. Are we addicted to food? *Obesity.* 2003;11:493–95; Gosnell BA, Levine AS. Reward systems and food intake: role of opioids. *Int J Obesity.* 2009;33(suppl 2):S54–58; Ifland JR, Preuss HG, Marcus MT et al. Refined food addiction: a classic substance use disorder. *Med Hypotheses.* 2009;72:518–26; Johnson PM, Kenny PJ. Dopamine D2 receptors in addiction-like reward dysfunction and compulsive eating in obese rats. *Nat Neurosci.* 2010;13(8):1033; Liu Y, von Deneen KM, Kobeissy FH et al. Food addiction and obesity: evidence from bench to bedside. *J Psychoactive Drugs.* 2010;42:133–45; Pelchat ML. Food addiction in humans. *J Nutr.* 2009;139:620–22; Spring B, Schneider K, Smith M et al. Abuse potential of carbohydrates for overweight carbohydrate cravers. *Psychopharmacology.* 2008;197:637–47; Yanover T, Sacco WP. Eating beyond satiety and body mass index. *Eating Weight Dis.* 2008;13:119–28; Yeomans MR. Alcohol, appetite and energy balance: is alcohol intake a risk factor for obesity? *Physiol Behav.* 2010;100:82–89.

13 Peairs AT, Rankin JW. Inflammatory response to a high-fat, low-carbohydrate weight loss diet: effect of antioxidants. *Obesity.* 2008;16:1573–78; Patel C, Ghanim H, Ravishankar S et al. Prolonged reactive oxygen species generation and nuclear factor-kappaB activation after a high-fat, high-carbohydrate meal in the obese. *J Clin Endocrinol Metab.* 2007;92:4476–79.

14 Olusi SO. Obesity is an independent risk factor for plasma lipid peroxidation and depletion of erythrocyte cytoprotectic enzymes in humans. *Int J Obesity Relat Metab Disord.* 2002;26:1159–64.

15 Bosch G, Verbrugghe A, Hesta M et al. The effects of dietary fibre type on satiety-related hormones and voluntary food intake in dogs. *Br J Nutr.* 2009;102:318–25; Lyly M, Liukkonen KH, Salmenkallio-Marttila M et al. Fibre in beverages can enhance perceived satiety. *Eur J Nutr.* 2009;48:251–58; Flood-Obbagy JE, Rolls BJ. The effect of fruit in different forms on energy intake and satiety at a meal. *Appetite.* 2009;52:416–22.

16 Major GC, Doucet E, Jacqmain M et al. Multivitamin and dietary supplements, body weight and appetite: results from a cross-sectional and a randomized double-blind placebo-controlled study. *Br J Nutr.* 2008;99:1157–67.

17 Fuhrman J, Singer M. Improved cardiovascular parameters with a nutrient-dense, plant-rich diet-style: a patient survey with illustrative cases. *Am J Lifestyle Med.* 2015;11(3):264–73. https://doi.org/10.1177/1559827615611024.

18 Ames BN. Micronutrients prevent cancer and delay aging. *Toxicol Lett.* 1998;102–3:5–18; Astley SB, Elliott RM, Archer DB et al. Increased cellular carotenoid levels reduce the persistence of DNA single-strand breaks after oxidative challenge. *Nutr Cancer.* 2002;43:202–13; Aviram M, Kaplan M, Rosenblat M, Fuhrman B. Dietary antioxidants and paraoxonases against LDL oxidation and atherosclerosis development. *Handb Exp Pharmacol.* 2005;(170):263–300; Collins AR, Harrington V, Drew J et al. Nutritional modulation of DNA repair in a human intervention study. *Carcinogenesis.* 2003;24:511–15; Ferguson LR, Philpott M, Karunasinghe N et al. Dietary cancer and prevention using antimutagens. *Toxicology.* 2004;198:147–59; Joseph JA, Denisova NA, Bielinski D et al. Oxidative stress protection and vulnerability in aging: putative

nutritional implications for intervention. *Mech Ageing Dev.* 2000;116:141–53; Martin KR, Failla ML, Smith JC Jr. Beta-carotene and lutein protect HepG2 human liver cells against oxidant-induced damage. *J Nutr.* 1996;126:2098–106; O'Brien NM, Carpenter R, O'Callaghan YC et al. Modulatory effects of resveratrol, citroflavan-3-ol, and plant-derived extracts on oxidative stress in U937 cells. *J Med Food.* 2006;9:187–95; O'Brien NM, Woods JA, Aherne SA, O'Callaghan YC. Cytotoxicity, genotoxicity and oxidative reactions in cell-culture models: modulatory effects of phytochemicals. *Biochem Soc Trans.* 2000;28:22–26; Prior RL. Fruits and vegetables in the prevention of cellular oxidative damage. *Am J Clin Nutr.* 2003;78:570S–78S; Schaefer S, Baum M, Eisenbrand G et al. Modulation of oxidative cell damage by reconstituted mixtures of phenolic apple juice extracts in human colon cell lines. *Mol Nutr Food Res.* 2006;50:413–17; Singh M, Arseneault M, Sanderson T et al. Challenges for research on polyphenols from foods in Alzheimer's disease: bioavailability, metabolism, and cellular and molecular mechanisms. *J Agric Food Chem.* 2008;56:4855–73; Sudheer AR, Muthukumaran S, Devipriya N et al. Ellagic acid, a natural polyphenol protects rat peripheral blood lymphocytes against nicotine-induced cellular and DNA damage in vitro: with the comparison of N-acetylcysteine. *Toxicology.* 2007;230:11–21; Tarozzi A, Hrelia S, Angeloni C et al. Antioxidant effectiveness of organically and non-organically grown red oranges in cell culture systems. *Eur J Nutr.* 2006;45:152–58; Willcox JK, Ash SL, Catignani GL et al. Antioxidants and prevention of chronic disease. *Crit Rev Food Sci Nutr.* 2004;44:275–95; Guo W, Kong E, Meydani M et al. Dietary polyphenols, inflammation, and cancer. *Nutr Cancer.* 2009;61:807–10.

19 Wang Y, Wang QJ. The prevalence of prehypertension and hypertension among adults according to the new joint National Committee guidelines. *Arch Intern Med.* 2004;164(19):2126–34.

20 Bakris GL. "High Blood Pressure." Merck Manual Consumer Version, Heart and Blood Vessel Disorders. https://www.merckmanuals.com/home/heart-and-blood-vessel-disorders/high -blood-pressure/high-blood-pressure. Last revised Mar 2018.

21 Frohlich ED, Varagic J. The role of sodium in hypertension is more complex than simply elevating arterial pressure. *Nat Clin Pract Cardiovasc Med.* 2004;1(1):24–30.

22 Dickenson BD, Havas S. Reducing the population burden of cardiovascular disease by reducing sodium intake: a report of the Council on Science and Public Health. *Arch Intern Med.* 2007;167(14):1460–68.

23 Karppanen H, Mervaala E. Sodium intake and hypertension. *Prog Cardiovasc Dis.* 2006;49(2):59–75; Cutler JA, Roccell E. Salt reduction for preventing hypertension and cardiovascular disease. *Hypertension.* 2006;48(5):818–19.

24 Cook N, Cutler J, Obarzanek E et al. Long term effects of dietary sodium reduction on cardiovascular disease outcomes: observational follow-up of the Trails of Hypertension Prevention (TOHP). *BMJ.* 2007;334:885.

25 Havas S, Roccella EJ, Lenfant C. Reducing the public health burden from elevated blood pressure levels in the United States by lowering intake of dietary sodium. *Am J Public Health.* 2004;94(1):19–22.

26 Prospective Studies Collaboration. Age specific relevance of usual blood pressure to vascular mortality: a meta analysis of individual data for one million adults in 61 prospective studies. *Lancet.* 2002;360:1903–13.

27 Weinberger MH. Salt sensitivity is associated with an increased mortality in both normal and hypertensive humans. *J Clin Hypertens.* 2002;4(4):274–76; Tuomilehto J, Jousilahti P, Rastenyte D et al. Urinary sodium excretion and cardiovascular mortality in Finland: a prospective study. *Lancet.* 2001;357:848–51.

28 Luke R. President's address: salt—too much of a good thing? *Trans Am Clin Climatol Assoc.* 2007;118:1–22.

29 Freis E. The role of salt in hypertension. *Blood Pressure.* 1991;1:196–200.

30 National High Blood Pressure Education Program. *The Seventh Report of the Joint National Committee on Prevention, Detection, Evaluation, and Treatment of High Blood Pressure.* Bethesda, MD: National Heart, Lung, and Blood Institute, 2004. Available at http://www.ncbi.nlm.nih .gov/books/NBK9636/.

31 Mozaffarian D, Fahimi S, Singh GM et al. Global sodium consumption and death from cardiovascular causes. *N Engl J Med*. 2014;371:624–34.

32 Havas S, Dickinson B, Wilson M. The urgent need to reduce sodium consumption. *JAMA*. 2007;298(12):1439–41.

33 Nestle M. *What to Eat*. New York: North Star, 2006, 365.

34 Stranahan AM, Norman ED, Lee K et al. Diet-induced insulin resistance impairs hippocampal synaptic plasticity and cognition in middle-aged rats. *Hippocampus*. 2008;18(11):1085–88.

35 Johnson PM, Kenny PJ. Dopamine D2 receptors in addiction-like reward dysfunction and compulsive eating in obese rats. *Nat Neurosci*. 2010:13(5):635–41.

36 Murphy C. Nutrition and chemosensory perception in the elderly. *Crit Rev Food Sci Nutr*. 1993;33(1):3–15.

37 Myers WC, Vondruska MA. Murder, minors, selective serotonin reuptake inhibitors, and the involuntary intoxication defense. *J Am Acad Psychiatry Law*. 1998;26(3):487–96; Patrick RP, Ames BN. Vitamin D and the omega-3 fatty acids control serotonin synthesis and action, part 2: relevance for ADHD, bipolar disorder, schizophrenia, and impulsive behavior. *FASEB J*. 2015;29(6):2207–22.

38 Williams E, Stewart-Knox B, Helander A et al. Associations between whole-blood serotonin and subjective mood in healthy male volunteers. *Biol Psychol*. 2006:71(2):171–74.

39 Schulte EM, Smeal JK, Lewis J, Gearhardt AN. Development of the highly processed food withdrawal scale. *Appetite* 2018;131(1):148–54.

40 Sánchez-Villegas A, Toledo E, de Irala J et al. Fast-food and commercial baked goods consumption and the risk of depression. *Pub Health Nutr*. 2011;15(3):424.

41 Grosso G, Galvano F, Marventano S et al. Omega-3 fatty acids and depression: scientific evidence and biological mechanisms. *Oxid Med Cell Longev*. 2014;2014:313570; Kennedy DO. B vitamins and the brain: mechanisms, dose and efficacy—a review. *Nutrients*. 2016;8(2):68.

42 Gardner CD, Kiazand A, Alhassan S et al. Comparison of the Atkins, Zone, Ornish, and LEARN diets for change in weight and related risk factors among overweight premenopausal women: the A TO Z Weight Loss Study: a randomized trial. *JAMA*. 2007;277(9):969–77.

43 Akbaraly TN, Brunner EJ, Ferrie JE et al. Dietary pattern and depressive symptoms in middle age. *Br J Psychiatry*. 2009;195(5):408–13.

44 Mujcic R, Oswald AJ. Evolution of well-being and happiness after increases in consumption of fruit and vegetables. *Am J Public Health*. 2016;106(8):1504–10.

45 Golden RN, Gaynes BN, Ekstrom RD et al. The efficacy of light therapy in the treatment of mood disorders: a review and meta-analysis of the evidence. *Am J Psychiatry*. 2005;162:658–62.

46 Martins JG. EPA but not DHA appears to be responsible for the efficacy of omega-3 long chain polyunsaturated fatty acid supplementation in depression: evidence from a meta-analysis of randomized controlled trials. *Am Coll Nutr*. 2009;28:525–42.

47 Dwyer AV, Whitten DL, Hawrelack JA. Herbal medicines other than St. John's Wort, in the treatment of depression: a systemic review. *Altern Med Rev*. 2011;16:40–49.

48 Mischoulon D, Fava M. Role of S-adenosyl-L-methionine in the treatment of depression: a review of the evidence. *Am J Clin Nutr*. 2002;76:1158s–61s; Williams AL, Girard C, Jui D et al. S-adenosylmethionine (SAMe) as treatment for depression: a systematic review. *Clin Invest Med*. 2005;28(3):132–39.

49 Linde K, Berner MM, Kriston I. St John's wort for major depression. *Cochrane Database Syst Rev*. 2008 Oct 8;(4):CD000448.

50 Shaw K, Turner J, Del Mar C. Tryptophan and 5-hydroxytryptophan for depression. *Cochrane Database Syst Rev*. 2002;(1):CD003198.

51 Sansone RA. Cholesterol quandaries: relationship to depression and the suicidal experience. *Psychiatry*. 2008;5(3):22–34.

52 "Fruits and veg give you the feel-good factor." Warwick, News & Events. 8 July 2016. http://www2.warwick.ac.uk/newsandevents/news/fruit_and_veg/.

53 Gangwisch JE, Hale L, Garcia L et al. High glycemic index diet as a risk factor for depression: analyses from the Women's Health Initiative. *Am J Clin Nutr*. 2015;102(2):454–63, doi:10.3945/ajcn.114.103846.

54 Kodi CT, Seaquist ER. Cognitive dysfunction and diabetes mellitus. *Endocrin Rev.* 2008;29:494–511; Sommerfield AJ, Deary IJ, Frier BM et al. Acute hyperglycemia alters mood state and impairs cognitive performance in people with type 2 diabetes. *Diabetes Care.* 2004;27:2335–40.

55 Schopf V, Fischmeister FP, Windischberger C et al. Effects of individual glucose levels on the neuronal correlates of emotions. *Front Hum Neurosci.* 2013;7:212.

56 O'Keefe SJD, Li JV, Lahti L et al. Fat, fiber and cancer risk in African Americans and rural Africans. *Nat Commun.* 2015;5:6342.

57 van Niekerk G, Hattingh SM, Engelbrecht AM. Enhanced therapeutic efficacy in cancer patients by short-term fasting: the autophagy connection. *Front Oncol.* 2016;6:242; Mattson MP, Longo VD, Harvie M. Impact of intermittent fasting on health and disease processes. *Ageing Res Rev.* 2017;39:46–58.

58 Cheng CW, Adams GB, Perin L et al. Prolonged fasting reduces IGF-1/PKA to promote hematopoietic stem cell-based regeneration and reverse immunosuppression. *Cell Stem Cell.* 2014;14(6):810–23; Mihaylova MM, Cheng CW, Cao AQ et al. Fasting activates fatty acid oxidation to enhance intestinal stem cell function during homeostasis and aging. *Cell Stem Cell.* 2018;22(5):769–78; Vera E, Bernardes de Jesus B, Foronda M et al. Telomerase reverse transcriptase synergizes with calorie restriction to increase health span and extend mouse longevity. *PLOS One.* 2013;8(1):e53760.

59 Mattson MP, Longo VD, Harvie M. Impact of intermittent fasting on health and disease processes. *Ageing Res Rev.* 2017;39:46–58; Antoni R, Johnston KL, Collins AL, Robertson MD. Effects of intermittent fasting on glucose and lipid metabolism. *Proc Nutr Soc.* 2017;76:361–68; Tinsley GM, La Bounty PM. Effects of intermittent fasting on body composition and clinical health markers in humans. *Nutr Rev.* 2015;73:661–74.

60 Longo VD, Mattson MP. Fasting: molecular mechanisms and clinical applications. *Cell Metab.* 2014;19:181–92; Cheng CW, Adams GB, Perin L et al. Prolonged fasting reduces IGF-1/PKA to promote hematopoietic-stem-cell-based regeneration and reverse immunosuppression. *Cell Stem Cell.* 2014;14:810–23.

61 Mattson MP, Allison DB, Fontana L et al. Meal frequency and timing in health and disease. *Proc Natl Acad Sci USA.* 2014;111:16647–53.

62 Nas A, Mirza N, Hagele F et al. Impact of breakfast skipping compared with dinner skipping on regulation of energy balance and metabolic risk. *Am J Clin Nutr.* 2017, 105:1351–61. Jakubowicz D, Wainstein J, Ahren B et al. Fasting until noon triggers increased postprandial hyperglycemia and impaired insulin response after lunch and dinner in individuals with type 2 diabetes: a randomized clinical trial. *Diabetes Care.* 2015, 38:1820–26. Chowdhury EA, Richardson JD, Tsintzas K et al. Carbohydrate-rich breakfast attenuates glycaemic, insulinaemic and ghrelin response to ad libitum lunch relative to morning fasting in lean adults. *Br J Nutr.* 2015, 114:98–107. Betts JA, Richardson JD, Chowdhury EA et al. The causal role of breakfast in energy balance and health: a randomized controlled trial in lean adults. *Am J Clin Nutr.* 2014, 100:539–47. Thomas EA, Higgins J, Bessesen DH et al. Usual breakfast eating habits affect response to breakfast skipping in overweight women. *Obesity* (Silver Spring). 2015, 23:750–59. Moro T, Tinsley G, Bianco A et al. Effects of eight weeks of time-restricted feeding (16/8) on basal metabolism, maximal strength, body composition, inflammation, and cardiovascular risk factors in resistance-trained males. *J Transl Med.* 2016;14:290.

63 St-Onge MP, Ard J, Baskin ML et al. Meal Timing and Frequency: Implications for Cardiovascular Disease Prevention: A Scientific Statement From the American Heart Association. *Circulation.* 2017, 135:e96–e121. Marinac CR, Sears DD, Natarajan L et al. Frequency and Circadian Timing of Eating May Influence Biomarkers of Inflammation and Insulin Resistance Associated with Breast Cancer Risk. *PLoS One.* 2015, 10:e0136240. Jakubowicz D, Barnea M, Wainstein J, Froy O. High caloric intake at breakfast vs. dinner differentially influences weight loss of overweight and obese women. *Obesity* (Silver Spring). 2013, 21:2504–12. Garaulet M, Gomez-Abellan P, Alburquerque-Bejar JJ et al. Timing of food intake predicts weight loss effectiveness. *Int J Obes* (Lond). 2013, 37:604–11. Gabel K,

Hoddy KK, Haggerty N et al. Effects of 8-hour time restricted feeding on body weight and metabolic disease risk factors in obese adults: A pilot study. *Nutrition and Healthy Aging.* 2018;4(4):345–53.

64 Marinac CR, Nelson SH, Breen CI et al. Prolonged Nightly Fasting and Breast Cancer Prognosis. *JAMA Oncol.* 2016.

65 Saad A, Dalla Man C, Nandy DK et al. Diurnal pattern to insulin secretion and insulin action in healthy individuals. *Diabetes.* 2012, 61:2691–700.

第 7 章　我們能逆轉疾病

1 Heslop CL, Frohlich JJ, Hill JS. Myeloperoxidase and C-reactive protein have combined utility for long-term prediction of cardiovascular mortality after coronary angiography. *Cardiology.* 2010;55(11):1102–9; Ames PRJ, Di Girolamo G, D'Andrea G et al. Predictive value of oxidized low-density lipoprotein/β_2-glycoprotein-I complexes (oxLDL/β_2GPI) in nonautoimmune atherothrombosis. *Clin Appl Thromb Hemost.* 2018;24(7):1050–55.

2 Mazidi M, Katsiki N, Mikhailidis DP et al. Lower carbohydrate diets and all-cause and cause-specific mortality: a population-based cohort study and pooling of prospective studies. *Eur Heart J.* 2019;40(34):2870–79.

3 Fung TT, van Dam RM, Hankinson SE et al. Low-carbohydrate diets and all-cause and cause-specific mortality: two cohort studies. *Ann Intern Med.* 2010;153:289–98.

4 Shang X, Scott D, Hodge AM et al. Dietary protein intake and risk of type 2 diabetes: results from the Melbourne Collaborative Cohort Study and a meta-analysis of prospective studies. *Am J Clin Nutr.* 2016;104:1352–65; Lagiou P, Sandin S, Weiderpass E et al. Low carbohydrate-high protein diet and mortality in a cohort of Swedish women. *J Intern Med.* 2007;261:366–74; Seidelmann SB, Claggett B, Cheng S et al. Dietary carbohydrate intake and mortality: a prospective cohort study and meta-analysis. *Lancet Pub Health.* 2018;3:e419–e28; Song M, Fung TT, Hu FB et al. Association of animal and plant protein intake with all-cause and cause-specific mortality. *JAMA Intern Med.* 2016;176(10):1453–63; Lagiou P, Sandin S, Lof M et al. Low carbohydrate-high protein diet and incidence of cardiovascular diseases in Swedish women: prospective cohort study. *BMJ.* 2012;344:e4026; Tharrey M, Mariotti F, Mashchak A et al. Patterns of plant and animal protein intake are strongly associated with cardiovascular mortality: the Adventist Health Study-2 cohort. *Int J Epidemiol.* 2018;47(5):1603–12; Li SS, Blanco Mejia S, Lytvyn L et al. Effect of plant protein on blood lipids: a systematic review and meta-analysis of randomized controlled trials. *J Am Heart Assoc.* 2017;6(12): pii:e006659; Tian S, Xu Q, Jiang R et al. Dietary protein consumption and the risk of type 2 diabetes: a systematic review and meta-analysis of cohort studies. *Nutrients.* 2017;9(9): pii:E982.

5 Song M, Fung TT, Hu FB et al. Association of animal and plant protein intake with all-cause and cause-specific mortality. *JAMA Intern Med.* 2016;176(10):1453–63.

6 Levine ME, Suarez JA, Brandhorst S et al. Low protein intake is associated with a major reduction in IGF-1, cancer, and overall mortality in the 65 and younger but not older population. *Cell Metab.* 2014;19:407–17; Key TJ, Appleby PN, Reeves GK, Roddam AW. Insulin-like growth factor 1 (IGF1), IGF binding protein 3 (IGFBP3), and breast cancer risk: pooled individual data analysis of 17 prospective studies. *Lancet Oncol.* 2010;11:530–42; Rowlands MA, Gunnell D, Harris R et al. Circulating insulin-like growth factor peptides and prostate cancer risk: a systematic review and meta-analysis. *Int J Cancer.* 2009;124:2416–29.

7 Koeth RA, Wang Z, Levison BS et al. Intestinal microbiota metabolism of L-carnitine, a nutrient in red meat, promotes atherosclerosis. *Nat Med.* 2013;19(5):576–85; Tang WH, Wang Z, Levison BS et al. Intestinal microbial metabolism of phosphatidylcholine and cardiovascular risk. *N Engl J Med.* 2013;368:1575–84.

8 Goldberg T, Cai W, Peppa M et al. Advanced glycoxidation end products in commonly consumed foods. *J Am Diet Assoc.* 2004;104:1287–91; Goldin A, Beckman JA, Schmidt AM, Creager MA. Advanced glycation end products: sparking the development of diabetic vascular injury. *Circulation.* 2006;114:597–605.

9 Brewer GJ. Iron and copper toxicity in diseases of aging, particularly atherosclerosis and Alzheimer's disease. *Exp Biol Med.* 2007;232:323–35.

10 de Lorgeril M, Salen P. New insights into the health effects of dietary saturated and omega-6 and omega-3 polyunsaturated fatty acids. *BMC Med*. 2012;10:50.

11 National Cancer Institute. "Chemicals in Meat Cooked at High Temperatures and Cancer Risk." http://www.cancer.gov/cancertopics/factsheet/Risk/cooked-meats. Reviewed 11 July 2017.

12 Nettleton JA, Brouwer IA, Gelenjinse JM, Hornstra G. Saturated fat consumption and risk of coronary heart disease and ischemic stroke: a science update. *Ann Nutr Metab*. 2017;70(1):26–33.

13 Bao Y, Han J, Hu FB et al. Association of nut consumption with total and cause-specific mortality. *N Engl J Med*. 2013;369:2001–11; Damasceno NR, Sala-Vial A, Cofan M et al. Mediterranean diet supplemented with nuts reduces waist circumference and shifts lipoprotein subfractions to a less atherogenic pattern in subjects at high cardiovascular risk. *Atherosclerosis*. 2013;230(2):347–53.

14 Pottala JV, Yaffe K, Robinson JG et al. Higher RBC EPA + DHA corresponds with larger total brain and hippocampal volumes: WHIMS-MRI study. *Neurology*. 2014;82(5):435–42.

15 Fraser GE, Sabate J, Beeson WL, Strahan TM. A possible protective effect of nut consumption on risk of coronary heart disease: the Adventist Health Study. *Arch Intern Med*. 1992;152:1416–24; Sabate J. Nut consumption, vegetarian diets, ischemic heart disease risk, and all-cause mortality: evidence from epidemiologic studies. *Am J Clin Nutr*. 1999;70:500S–503S; Fraser GE, Shavlik DJ. Ten years of life: is it a matter of choice? *Arch Intern Med*. 2001;161:1645–52; Tharrey M, Mariotti F, Mashchak A et al. Patterns of plant and animal protein intake are strongly associated with cardiovascular mortality: the Adventist Health Study-2 cohort. *Int J Epidemiol*. 2018;47(5):1603–12.

16 Ellsworth JL, Kushi LH, Folsom AR. Frequent nut intake and risk of death from coronary heart disease and all causes in postmenopausal women: the Iowa Women's Health Study. *Nutr Metab Cardiovasc Dis*. 2001;11:372–77.

17 Baer HJ, Glynn RJ, Hu FB et al. Risk factors for mortality in the Nurses' Health Study: a competing risks analysis. *Am J Epidemiol*. 2011;173:319–29; Bao Y, Han J, Hu FB et al. Association of nut consumption with total and cause-specific mortality. *N Engl J Med*. 2013;369:2001–11.

18 Bao Y, Han J, Hu FB et al. Association of nut consumption with total and cause-specific mortality. *N Engl J Med*. 2013;369:2001–11.

19 Kelly JH Jr., Sabate J. Nuts and coronary heart disease: an epidemiological perspective. *Br J Nutr*. 2006;96(suppl 2):S61–67.

20 Tharrey M, Mariotti F, Mashchak A et al. Patterns of plant and animal protein intake are strongly associated with cardiovascular mortality: the Adventist Health Study-2 cohort. *Int J Epidemiol*. 2018;47(5):1603–12.

21 Grosso G, Yang J, Marventano S et al. Nut consumption on all-cause, cardiovascular, and cancer mortality risk: a systematic review and meta-analysis of epidemiologic studies. *Am J Clin Nutr*. 2015;101(4):783–93.

22 Grosso G, Yang J, Marventano S et al. Nut consumption on all-cause, cardiovascular, and cancer mortality risk: a systematic review and meta-analysis of epidemiologic studies. *Am J Clin Nutr*. 2015;101:783–93; Aune D, Keum N, Giovannucci E et al. Nut consumption and risk of cardiovascular disease, total cancer, all-cause and cause-specific mortality: a systematic review and dose-response meta-analysis of prospective studies. *BMC Med*. 2016;14:207; van den Brandt PA, Schouten LJ. Relationship of tree nut, peanut and peanut butter intake with total and cause-specific mortality: a cohort study and meta-analysis. *Int J Epidemiol*. 2015 June;44(3):1038–49.

23 Liu G, Guasch-Ferre M, Hu Y et al. Nut consumption in relation to cardiovascular disease incidence and mortality among patients with diabetes mellitus. *Circ Res*. 2019;124:920–29.

24 Fraser GE, Shavlik DJ. Ten years of life: is it a matter of choice? *Arch Intern Med*. 2001;161:1645–52.

25 Kris-Etherton PM, Hu FB, Ros E, Sabate J. The role of tree nuts and peanuts in the prevention of coronary heart disease: multiple potential mechanisms. *J Nutr*. 2008;138:1746S–51S; Katz DL, Davidhi A, Ma Y et al. Effects of walnuts on endothelial function in overweight

adults with visceral obesity: a randomized, controlled, crossover trial. *J Am Coll Nutr.* 2012;31:415–23; Kris-Etherton PM. Walnuts decrease risk of cardiovascular disease: a summary of efficacy and biologic mechanisms. *J Nutr.* 2014;144:547S–54S; Bullo M, Juanola-Falgarona M, Hernandez-Alonso P, Salas-Salvado J. Nutrition attributes and health effects of pistachio nuts. *Br J Nutr.* 2015;113(suppl 2):S79–93; Rajaram S, Sabate J. Nuts, body weight and insulin resistance. *Br J Nutr.* 2006;96(suppl 2):S79–86; Khalesi S, Irwin C, Schubert M. Flaxseed consumption may reduce blood pressure: a systematic review and meta-analysis of controlled trials. *J Nutr.* 2015;145:758–65.

26 van Het Hof KH, West CE, Weststrate JA, Hautvast JG. Dietary factors that affect the bioavailability of carotenoids. *J Nutr.* 2000;130:503–6; Borel P, Desmarchelier C. Bioavailability of fat-soluble vitamins and phytochemicals in humans: effects of genetic variation. *Ann Rev Nutr.* 2018;38:69–96.

27 Fuhrman J, Singer M. Improved cardiovascular parameters with a nutrient-dense, plant-rich diet-style: a patient survey with illustrative cases. *Am J Lifestyle Med.* 2015;11(3):264–73. https://doi.org/10.1177/1559827615611024.

28 Janghorbani M, Dehghani M, Salehi-Marzijarani M. Systematic review and meta-analysis of insulin therapy and risk of cancer. *Horm Cancer.* 2012;3:137–46; Roumie CL, Min JY, D'Agostino McGowan L et al. Comparative safety of sulfonylurea and metformin monotherapy on the risk of heart failure: a cohort study. *J Am Heart Assoc.* 2017 Apr 19;6(4), doi:10.1161/JAHA.116.005379; Cao W, Ning J, Yang X, Liu Z. Excess exposure to insulin is the primary cause of insulin resistance and its associated atherosclerosis. *Curr Mol Pharmacol.* 2011;4:154–66.

29 Bray GA, Ryan DH. Medical therapy for the patient with obesity. *Circulation.* 2012;125:1695–703.

30 ACCORD Study Group; Gerstein HC, Miller ME, Byington RP et al. Effects of intensive glucose lowering in type 2 diabetes. *N Engl J Med.* 2008 June 12;358(24):2545–59.

31 Nissen SE, Wolski K. Effect of rosiglitazone on the risk of myocardial infarction and death from cardiovascular causes. *N Engl J Med.* 2007 June 14;356(24):2457–71.

32 Knop FK, Holst JJ, Vilsbøll T. Replacing SUs with incretin-based therapies for type 2 diabetes mellitus: challenges and feasibility. *IDrugs.* 2008 July;11(7):497–501; Takahashi A, Nagashima K, Hamasaki A et al. Sulfonylurea and glinide reduce insulin content, functional expression of K(ATP) channels, and accelerate apoptotic beta-cell death in the chronic phase. *Diabetes Res Clin Pract.* 2007 Sep;77(3):343–50; Del Prato S, Pulizzi N. The place of sulfonylureas in the therapy for type 2 diabetes mellitus. *Metabolism.* 2006 May;55(5 suppl 1):S20–7; Maedler K, Carr RD, Bosco D et al. Sulfonylurea induced beta-cell apoptosis in cultured human islets. *J Clin Endocrinol Metab.* 2005 Jan;90(1):501–6.

33 ACCORD Study Group; Gerstein HC, Miller ME, Byington RP et al. Effects of intensive glucose lowering in type 2 diabetes. *N Engl J Med.* 2008 June 12;358(24):2545–59.

34 Sunjaya AP, Sunjaya AF, Halim S, Ferdinal F. Risk and benefits of statins in glucose control management of type II diabetes. *Int J Angiol.* 2018 Sep;27(3):121–31; Casula M, Mozzanica F, Scotti L et al. Statin use and risk of new-onset diabetes: a meta-analysis of observational studies. *Nutr Metab Cardiovasc Dis.* 2017 May;27(5):396–406.

35 Dunaief DM, Fuhrman J, Dunaief JL, Ying G. Glycemic and cardiovascular parameters improved in type 2 diabetes with the high nutrient density (HND) diet. *Open Journal of Preventive Medicine.* 2012;2(3), doi:10.4236/ojpm.2012.23053.

36 Fuhrman J, Singer M. Improved cardiovascular parameter with a nutrient-dense, plant-rich diet-style: a patient survey with illustrative cases. *Am J Lifestyle Med.* 2015;11(3):264–73. https://doi.org/10.1177/1559827615611024.

37 Lagiou P, Sandin S, Lof M et al. Low carbohydrate–high protein diet and incidence of cardiovascular diseases in Swedish women: prospective cohort study. *BMJ.* 2012;344:e4026; Pan A, Sun Q, Bernstein AM et al. Red meat consumption and risk of type 2 diabetes: 3 cohorts of US adults and an updated meta-analysis. *Am J Clin Nutr.* 2011;94(4):1088–96; Vergnaud AC, Norat T, Romaguera D et al. Meat consumption and prospective weight change in participants of the EPIC-PANACEA study. *Am J Clin Nutr.* 2010;92:398–407; Brewer GJ. Iron and copper toxicity in diseases of aging, particularly atherosclerosis and Alzheimer's disease. *Exp Biol Med.* 2007;232:323–35; Barbaresko J, Koch M, Schulze MB, Nothlings U. Dietary

pattern analysis and biomarkers of low-grade inflammation: a systematic literature review. *Nutr Rev.* 2013;71:511–27.

38 Song M, Fung TT, Hu FB et al. Association of animal and plant protein intake with all-cause and cause-specific mortality. *JAMA Intern Med.* 2016;176(10):1453–63; Levine ME, Suarez JA, Brandhorst S et al. Low protein intake is associated with a major reduction in IGF-1, cancer, and overall mortality in the 65 and younger but not older population. *Cell Metab.* 2014;19:407–17.

39 Fuhrman J, Sarter B, Calabro DJ. Brief case reports of medically supervised, water-only fasting associated with remission of autoimmune disease. *Altern Ther Health Med.* 2002;8(4):112, 110–11; Maldonado-Puebla M, Price A, Gonzalez A, Fuhrman J et al. Efficacy of a plant-based anti-inflammatory diet as monotherapy in psoriasis. *International Journal of Disease Reversal and Prevention.* 2019;1(1). https://ijdrp.org/index.php/ijdrp/article/view/15.

40 Giat E, Ehrenfeld M, Shoenfeld Y. Cancer and autoimmune diseases. *Autoimmun Rev.* 2017;16(10):1049–57.

41 American Institute for Cancer Research. "Cancer Prevention Recommendations." https://www.aicr.org/reduce-your-cancer-risk/recommendations-for-cancer-prevention/.

42 Hastert TA, Beresford SA, Patterson RE et al. Adherence to WCRF/AICR cancer prevention recommendations and risk of postmenopausal breast cancer. *Cancer Epidemiol Biomarkers Prev.* 2013;22(9):1498–508.

43 Kabat GC, Matthews CE, Kamensky V et al. Adherence to cancer prevention guidelines and cancer incidence, cancer mortality, and total mortality: a prospective cohort study. *Am J Clin Nutr.* 2015;101(3):558–69.

44 Allen NE, Appleby PN, Key TJ et al. Macronutrient intake and risk of urothelial cell carcinoma in the European prospective investigation into cancer and nutrition. *Int J Cancer.* 2013;132(3):635–44.

45 Inoue-Choi M, Robien K, Lazovich D et al. Adherence to the WCRF/AICR guidelines for cancer prevention is associated with lower mortality among older female cancer survivors. *Cancer Epidemiol Biomarkers Prev.* 2013;22(5):792–802, doi:10.1158/1055-9965.

46 Ornish D, Weidner G, Fair WR et al. Intensive lifestyle changes may affect the progression of prostate cancer. *J Urol.* 2005;174:1065–69, discussion 1069–70.

47 Frattaroli J, Weidner G, Dnistrian AM et al. Clinical events in Prostate Cancer Lifestyle Trial: results from two years of follow-up. *Urology.* 2008;72:1319–23.

48 Sansbury LB, Wanke K, Albert PS et al. The effect of strict adherence to a high-fiber, high-fruit and -vegetable, and low-fat eating pattern on adenoma recurrence. *Am J Epidemiol.* 2009;170:576–84.

49 Lanza E, Hartman TJ, Albert PS et al. High dry bean intake and reduced risk of advanced colorectal adenoma recurrence among participants in the polyp prevention trial. *J Nutr.* 2006;136:1896–903.

50 Bobe G, Sansbury LB, Albert PS et al. Dietary flavonoids and colorectal adenoma recurrence in the Polyp Prevention Trial. *Cancer Epidemiol Biomarkers Prev.* 2008;17:1344–53.

51 Gold EB, Pierce JP, Natarajan L et al. Dietary pattern influences breast cancer prognosis in women without hot flashes: the women's healthy eating and living trial. *J Clin Oncol.* 2009;27:352–59; Thomson CA, Rock CL, Thompson PA et al. Vegetable intake is associated with reduced breast cancer recurrence in tamoxifen users: a secondary analysis from the Women's Healthy Eating and Living Study. *Breast Cancer Res Treat.* 2011;125:519–27; Pierce JP, Natarajan L, Caan BJ et al. Dietary change and reduced breast cancer events among women without hot flashes after treatment of early-stage breast cancer: subgroup analysis of the Women's Healthy Eating and Living Study. *Am J Clin Nutr.* 2009;89:1565S–71S.

52 Opp MR. Sleeping to fuel the immune system: mammalian sleep and resistance to parasites. *BMC Evol Biol.* 2009;9:8; Hakim F, Wang Y, Zhang SX et al. Fragmented sleep accelerates tumor growth and progression through recruitment of tumor-associated macrophages and TLR4 signaling. *Cancer Res.* 2014;74:1329–37.

53 Canaple L, Kakizawa T, Laudet V. The days and nights of cancer cells. *Cancer Res.* 2003;63:7545–52; Blask DE, Brainard GC, Dauchy RT et al. Melatonin-depleted blood from premenopausal

women exposed to light at night stimulates growth of human breast cancer xenografts in nude rats. *Cancer Res.* 2005;65:11174–84; Schernhammer ES, Schulmeister K. Melatonin and cancer risk: does light at night compromise physiologic cancer protection by lowering serum melatonin levels? *Br J Cancer.* 2004;90:941–43.

54 Yang WS, Deng Q, Fan WY et al. Light exposure at night, sleep duration, melatonin, and breast cancer: a dose-response analysis of observational studies. *Eur J Cancer Prev.* 2014;23:269–76; Stevens RG, Brainard GC, Blask DE et al. Breast cancer and circadian disruption from electric lighting in the modern world. *CA Cancer J Clin.* 2014;64:207–18.

55 Marinac CR, Nelson SH, Breen CI et al. Prolonged nightly fasting and breast cancer prognosis. *JAMA Oncol.* 2016;2(8):1049–55.

國家圖書館出版品預行編目資料

傅爾曼醫師高營養密度飲食全書／喬爾·傅爾曼（Joel Fuhrman）著；
皮海蒂譯. -- 初版. -- 臺北市：原水文化出版：英屬蓋曼群島商家庭
傳媒股份有限公司城邦分公司發行, 2021.10
面； 公分. --（悅讀健康；156）

ISBN 978-626-95175-2-7（平裝）

1. 營養 2.健康飲食 3.食療

411.3   110016371

悅讀健康 156

傅爾曼醫師高營養密度飲食全書
Eat for Life: The Breakthrough Nutrient-Rich Program for Longevity, Disease Reversal, and Sustained Weight Loss

作　　　者／喬爾·傅爾曼（Joel Fuhrman）
譯　　　者／皮海蒂
選　　　書／林小鈴
責 任 編 輯／潘玉女

行 銷 經 理／王維君
業 務 經 理／羅越華
總　 編　 輯／林小鈴
發　 行　 人／何飛鵬
出　　　版／原水文化
　　　　　　台北市民生東路二段141號8樓
　　　　　　電話：02-25007008　　傳真：02-25027676
　　　　　　E-mail：H2O@cite.com.tw　部落格：http://citeh2o.pixnet.net/blog/
　　　　　　FB粉絲專頁：https://www.facebook.com/citeh2o/
發　　　行／英屬蓋曼群島商家庭傳媒股份有限公司城邦分公司
　　　　　　台北市中山區民生東路二段 141 號 11 樓
　　　　　　書虫客服服務專線：02-25007718 · 02-25007719
　　　　　　24 小時傳真服務：02-25001990 · 02-25001991
　　　　　　服務時間：週一至週五09:30-12:00 · 13:30-17:00
　　　　　　讀者服務信箱 email：service@readingclub.com.tw
劃 撥 帳 號／19863813　戶名：書虫股份有限公司
香港發行所／城邦（香港）出版集團有限公司
　　　　　　地址：香港灣仔駱克道 193 號東超商業中心 1 樓
　　　　　　Email：hkcite@biznetvigator.com
　　　　　　電話：(852)25086231　　傳真：(852) 25789337
馬新發行所／城邦（馬新）出版集團
　　　　　　41, Jalan Radin Anum, Bandar Baru Sri Petaling,
　　　　　　57000 Kuala Lumpur, Malaysia.
　　　　　　電話：(603) 90578822　　傳真：(603) 90576622
　　　　　　電郵：cite@cite.com.my

美 術 設 計／劉麗雪
內 頁 排 版／游淑萍
製 版 印 刷／卡樂彩色製版印刷有限公司
初　　　版／2021年10月19日
定　　　價／520元

城邦讀書花園
www.cite.com.tw

Copyright© 2020 by Joel Fuhrman, M.D.
This edition arranged with DeFiore and Company Literary Management, Inc.
Through Andrew Nurnberg Associates International Limited
All rights reserved.

ISBN　978-626-95175-2-7
有著作權 · 翻印必究（缺頁或破損請寄回更換）